HATHA
YOGA

Erstmals erschienen 2004
unter dem Titel »Hatha Yoga illustrated«
bei Human Kinetics
www.humankinetics.com

Copress Verlag in der
Stiebner Verlag GmbH
Nymphenburger Straße 86
D-80636 München
www.copress.de

Übersetzung aus dem Englischen: Christa Trautner-Suder, Dr. Iris Klofat (Fachberatung)
Satz und Redaktion der deutschen Ausgabe: Verlags- und Redaktionsbüro München,
www.vrb-muenchen.de

Bibliografische Information der Deutschen Nationalbibliothek
Die Deutsche Nationalbibliothek verzeichnet diese Publikation
in der Deutschen Nationalbibliografie; detaillierte bibliografische
Daten sind im Internet über http://dnb.d-nb.de abrufbar.

ISBN 978-3-7679-1187-1

Printed in Germany

Martin Kirk • Brooke Boon • Daniel DiTuro

HATHA YOGA

Komplett illustriertes Standardwerk

COPRESS SPORT

Für meine Frau Jordan Kirk, meinen Sohn Jonathan
sowie meine Lehrer Karen Wilson und Douglas Brooks
Martin Kirk

Für meinen Mann Jarrett und meine wunderbaren
Kinder Jory, Jace und Brynn
Brooke Boon

Für Brenda und Brandy
Daniel DiTuro

Inhalt

Vorwort

»Auch die längste Reise beginnt mit einem ersten Schritt«, heißt es in einem chinesischen Sprichwort. Am Anfang dieses Buches stand für mich ein Foto, das ich im Februar 1999 aufgenommen habe. Wie so vieles im Leben war es nicht geplant. Ich praktizierte seit etwa sechs Monaten Hatha-Yoga und war von seiner therapeutischen Wirkung begeistert. Als ein Model, mit dem ich gerade arbeitete, im Schneidersitz auf dem Boden saß und ihr fließendes Kleid um sich herum drapierte, bat ich sie, die Innenflächen ihrer Hände zur Grußgeste Namaste aneinanderzulegen und die Augen zu schließen. Das Foto nannte ich dann auch gleich »Namaste«. Es gehört bis heute zu meinen liebsten Aufnahmen, und daraus entwickelte sich auch mein Yoga-Projekt, mit dem ich versuche, die geistigen, physischen und spirituellen Wohltaten des Yoga für die Menschen fotografisch umzusetzen.

Bei der weiteren Beschäftigung mit dem Thema überraschte es mich, wie viele falsche Vorstellungen über diese alte ostindische Philosophie kursieren. Einige nahmen an, es handle sich um eine Religion. Andere dachten, das sei nur etwas für Frauen. Als ich ihnen meine Fotos zeigte, um ihnen damit die die wahre Natur der Yoga-Praxis zu illustrieren, die allen Menschen unabhängig von ihrem religiösen Glauben offensteht, waren einige erstaunt, andere fasziniert; wieder andere blieben skeptisch. Da wurde mir klar, dass noch viel mehr getan werden muss, um die Menschen über die tatsächlichen seelischen und körperlichen Vorteile des Yoga aufzuklären – insbesondere über Hatha-Yoga, bei dem es vor allem darum geht, durch eine Mischung aus Körperhaltungen (Asanas), Atemübungen (Pranayamas) und Meditationen das innere Gleichgewicht zu erreichen.

Ob Sie nun selbst bereits ein Anfänger im Hatha-Yoga oder einfach nur neugierig sind – dieses Buch liefert Ihnen detaillierte Informationen für die Praxis im Alltag. In Kapitel 1 finden Sie Hintergrundinformationen zum Thema Yoga und erfahren, wie Sie den größten Nutzen aus Ihren Übungen ziehen können. In den Kapiteln 2 bis 10 stellen wir Ihnen 77 Asanas vor. Diese sind unterteilt in stehende Haltungen, Gleichgewichtshaltungen, Arm-Balance-Haltungen, Umkehrhaltungen, Rückwärtsbeugen, Drehhaltungen, Vorwärtsbeugen, Sitzhaltungen sowie Liege- und Entspannungshaltungen. Für jede Körperhaltung illustrieren Fotos die Ausgangs-, Zwischen- und Endstellungen; hinzu kommen detaillierte Schritt-für-Schritt-Anleitungen. Außerdem erfahren Sie etwas über die mentalen und physischen Vorteile, Gegenanzeigen, Gegenhaltungen und Blickrichtungen (Drishtis). Die meisten Asanas zeigen leichte Abwandlungen für Anfänger, weniger bewegliche Ausübende oder Menschen mit Handicap sowie Haltungsvarianten zur Verbesserung Ihrer Yoga-Praxis. Kapitel 11 illustriert die Hatha-Yoga-Routine – von einer sehr sanften, primär aus gestützten Haltungen bestehenden Variante bis hin zu einer kraftvolleren mit Sonnen- und Mondgruß, bei der Sie mit oder ohne Pause von einer Haltung in die nächste wechseln.

Anders als bei vielen anderen Formen der körperlichen Aktivität oder spirituellen Übung findet im Hatha-Yoga praktisch jeder seinen Stil und Schwierigkeitsgrad. Die Autoren Martin Kirk und Brooke Boon sind beide zertifizierte Yoga-Ausbilder.

In diesem Buch wird Sanskrit verwendet, jene altindische Sprache, in der die originalen Yoga-Texte geschrieben wurden. Lassen Sie sich, falls Yoga noch ganz neu für Sie ist, davon nicht abschrecken: Auf Ihrem weiteren Yoga-Weg wird Ihnen das Lernen einiger Begriffe in Sanskrit helfen. Und sollten die einzigen Sanskrit-Worte, die Sie jemals erlernen, »Asana« (Haltung) und »Namaste« (ich ehre in dir den göttlichen Geist, den ich auch in mir selbst ehre) sein, dann haben Sie zumindest den ersten wichtigen Schritt schon gemacht. Und der steht bekanntlich am Anfang selbst der längsten Reise …

Namaste,

Daniel DiTuro

Einleitung

Herzlich willkommen! Mit diesem Buch beginnen Sie eine wunderbare Entdeckungsreise in Ihren Körper wie in Ihr Innerstes. Ob es Ihnen um mehr Kraft und Beweglichkeit, um körperliche Heilung oder um ein tieferes Verständnis des Lebens geht – Yoga ist ein idealer Weg, ihr physisches, mentales, emotionales und spirituelles Potenzial voll auszuschöpfen. Vor Ihnen sind schon viele Reisende in Tausenden von Jahren den gleichen Weg nach innen gegangen, sodass er gut kartiert ist. Das heißt: Ihre persönliche Yoga-Reise wird so individuell sein wie Sie selbst, und doch werden Sie auf Ihrem Weg nie alleine unterwegs sein, sondern als Teil einer großen Karawane von Menschen, die danach streben, ihr Leben zu bereichern und die Welt zu einem besseren Ort zu machen.

Jeder kann Yoga für sich nützen, egal, wie alt er ist, aus welcher Kultur er stammt oder an welche Religion er glaubt. Einige gehen auf dem Weg nur ein kurzes Stück, andere geleitet er durch ein ganzes Leben.

Dieses Buch soll sowohl dem Anfänger als umfassende Einführung in das Thema dienen als auch dem Fortgeschrittenen als Leitfaden für die Fortsetzung seiner Yoga-Reise. Im Zentrum stehen die *Asanas* (Körperhaltungen). Bei jeder einzelnen beschreiben wir Ihnen exakt, wie Sie in die jeweilige Körperhaltung gelangen, wie Sie die korrekte Ausrichtung finden und wie Sie den größten Nutzen aus der Übung ziehen. Hinzu kommen Einführungen in weitere Themenbereiche wie *Pranayamas* (Atemübungen), *Mudras* (Symbole und Gesten mit heilender Wirkung und spirituellen Inhalten), Meditation. Jede einzelne Übung wird für Ihr Leben hilfreich sein, alles zusammen kann Ihr Leben verändern.

Denn Yoga ist vermutlich die älteste Lehre vom Leben überhaupt. Aus dem Altindischen übersetzt bedeutet das Wort »Verbindung«, »Vereinigung«. Dabei geht es um eine ausgewogene Balance aller körperlichen, geistigen und seelischen Energien. Um eine solche Harmonie zu erreichen, müssen wir mit uns selbst ins Reine kommen. Nicht zufällig sind wir immer dann am glücklichsten, wenn wir unserem Herzen folgen. Ein harmonisches Zusammenspiel von Körper, Geist und Seele bedeutet Gesundheit; Krankheit verweist auf eine Disharmonie. In einem spirituellen Sinn geht es beim Yoga auch darum, sein individuelles Selbst mit dem höchsten Selbst, dem Universum, in Einklang zu bringen.

Ihren Ursprung hat diese philosophische Lehre in Indien. Felsmalereien und Darstellungen auf Tonscherben, die Figuren in verschiedenen Yoga-Haltungen zeigen, belegen, dass dort schon seit Tausenden von Jahren Yoga praktiziert wird. Die ersten schriftlichen Zeugnisse gehen auf das 2. Jahrhundert v. Chr. zurück, als der indische Gelehrte Patanjali mit seinen Yoga-Sutras die bis heute als klassisch gültigen Yoga-Regeln formulierte. Aus diesen entwickelten sich die verschiedenen Yoga-Formen, von denen Hatha-Yoga die heute am meisten verbreitete und im Westen wohl auch bekannteste Form ist.

»Hatha« bedeutet im Altindischen wörtlich »Kraft«, die Silbe »ha« leitet sich von »Sonne«, »Sonnenatem« ab, die Silbe »tha« von »Mond«, »Mondatem«. »Hatha« umschreibt somit das vereinende Prinzip dieser gegensätzlichen Energien: Beim Hatha-Yoga geht es darum, die aufbauenden und heilenden Kräfte zu wecken, damit sich die vielfältigen Energien von Körper, Geist und Seele harmonisieren können.

Im Lauf seiner Geschichte hat sich Yoga immer weiterentwickelt, um den Bedürfnissen der Menschen und der jeweiligen Zeit gerecht zu werden. Viele der aktuell gebräuchlichen Haltungen im Hatha-Yoga sind weniger als hundert Jahre alt. Sie können bis zu Tirumalai Krishnamacharya (1888–1989) zurückverfolgt werden, einem in Muchukundapura, einem kleinen südindischen Dorf, geborenen Mann, der oft als »Vater des modernen Yoga« bezeichnet wird. Krishnamacharya war nicht nur einer der einflussreichsten Yoga-Lehrer des 20. Jahrhunderts, auch einige seiner Schüler entwickelten seine Lehre fort, etwa Bellur Krishnamachar Sundararaja Iyenga (1918–2014), zu dessen Schülern wiederum viele heute bekannte Lehrer wie Angela Farmer, Victor Van Hooten, Rodney Yee und andere gehören.

Die in diesem Buch vorgestellten Asanas verbinden das traditionelle Hatha-Yoga mit den neuesten Erkenntnissen der Biomechanik und der Bioenergetik. Sie haben bereits Tausenden von Yogis – Anfängern wie erfahrenen Schülern – geholfen, sich individuell weiterzuentwickeln und dabei die fundierte Ausrichtung von Körper, Geist und Herz zu unterstützen. Zudem wurden sie mit großem Erfolg zur Behandlung und Prävention von Verletzungen eingesetzt

Zu den dokumentierten medizinischen Verdiensten des Yoga gehören eine Steigerung von Kraft und Ausdauer, eine Entlastung von Stress und innerer Unruhe sowie eine Senkung des Blutdrucks. Die meisten Yoga-Schüler berichten, dass sie sich durch regelmäßige Yoga-Übungen besser fühlen. Ob Sie nun Ihre sportliche Leistungsfähigkeit verbessern, eine alte Verletzung heilen oder ganz allgemein Ihre Beweglichkeit erhöhen wollen – in diesem Buch werden Sie genau die richtigen Übungen für sich finden.

Und denken Sie daran, dass es dabei nicht um einen Leistungswettbewerb geht, sondern um Ihre individuelle Lebensqualität. Messen Sie Ihren Erfolg nicht daran, wie gut Sie eine spezielle Haltung einnehmen können, sondern haben Sie einfach Freude am Tun.

»Der Weg ist das Ziel«, sagt man gern, und auch beim Yoga kommt es vor allem darauf an, die Reise als solche zu genießen …

KAPITEL 1

Kunst und Ausübung des Hatha-Yoga

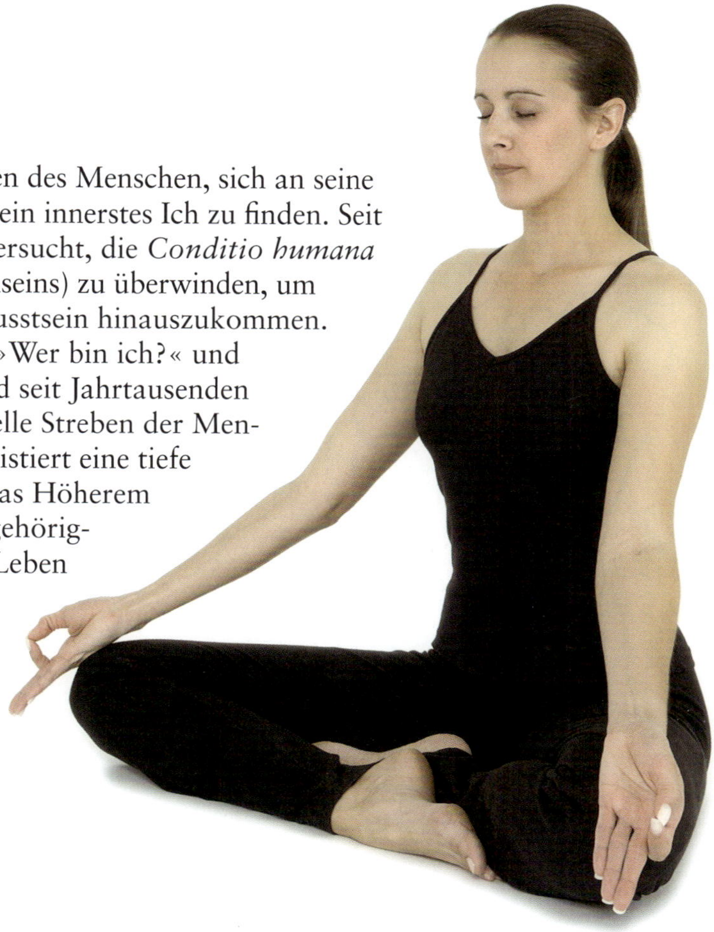

Yoga entspricht dem Streben des Menschen, sich an seine wahre Natur zu erinnern, sein innerstes Ich zu finden. Seit Urzeiten hat der Mensch versucht, die *Conditio humana* (die Bedingung des Menschseins) zu überwinden, um über das gewöhnliche Bewusstsein hinauszukommen. Grundlegende Fragen wie »Wer bin ich?« und »Warum bin ich hier?« sind seit Jahrtausenden der Antrieb für das spirituelle Streben der Menschen. In jedem von uns existiert eine tiefe Sehnsucht danach, mit etwas Höherem verbunden zu sein, ein Zugehörigkeitsgefühl, einen Sinn im Leben zu finden. Im Zentrum dieser Sehnsucht steht der grundlegende Wunsch des Menschen nach einem Glück, das Kultur und Zeit transzendiert. Jeder Mensch wünscht sich, Glück zu finden.

Nirgendwo war der Impuls, die *Conditio humana* zu überwinden, beständiger als in Indien – der Heimat einer überwältigenden Vielfalt spiritueller Glaubensrichtungen, Praktiken und Ansätze, um dem Suchenden zu helfen, höhere Bewusstseinsebenen zu erreichen. Yoga ist mit der reichen indischen Kultur eng verwoben und entwickelte sich aus denselben Wurzeln wie viele andere spirituelle Praktiken.

Auch wenn die Kunst des Yoga häufig mit dem Hinduismus assoziiert wird, ist Yoga keine Religion. Man muss nicht religiös sein, um Yoga auszuüben, ebenso wenig schließt Yoga irgendeine religiöse Ausübung aus. Die einzige Voraussetzung, um Yoga auszuüben, ist der Wunsch, mehr über sich selbst und seine Beziehung zum Universum zu erfahren.

Die im Westen bekannteste Yoga-Form wird als »Hatha-Yoga« bezeichnet. Dabei geht es um eine Vereinigung gegensätzlicher Qualitäten, wie sie zum einen mit der Sonne (Hitze, Männlichkeit, Anstrengung) und zum anderen mit dem Mond (Kühle, Weiblichkeit, Hingabe) assoziiert werden. Diese Gegensätze wurden auch als »Trittsteine auf einem Weg der Gnade« bezeichnet.

Hatha-Yoga soll uns dabei helfen, offenkundige Gegensätze in eine harmonische Verbindung zu bringen – an einem Ort der Mitte. Diese Mitte ist für die meisten von uns das Tor zu einer völlig neuen Welt. Sie ist ein Ort, an dem wir wunderbare neue Dinge über unsere Fähigkeiten und Möglichkeiten für unser Leben entdecken. Sie ist ein Tor zu unserem eigenen Herzen. Den Weg durch dieses Tor gehen wir nicht allein. Vor uns finden wir die Fußabdrücke vieler, die vor uns auf diesem Weg gegangen sind und ihn für uns erleuchtet haben. Wir könnten auch von einem breiten Fluss sprechen, dessen Strömung die Hoffnungen und Träume vieler Suchender über die Jahrhunderte hinweg mit sich trägt. Diese Strömung hat eine Kraft, die uns auf unserer eigenen spirituellen Reise helfen wird: die Kraft der Gnade. Sie hilft uns bei der Suche nach unserem individuellen Glück.

Die Wurzeln des Yoga

Erstmals erwähnt wurde Yoga in den Veden (»Veda« = »Wissen«), den ältesten heiligen Schriften des Hinduismus. Sie bestehen aus vier Samhitas (Sammlungen), deren älteste »Rigveda« heißt. Darin taucht das Wort »Yoga« in seiner anfänglichen Bedeutung als »Joch« (bzw. »Geschirr«) auf, was darauf verweist, dass damals das Individuum mit einem Reisenden verglichen wurde – der Körper als Wagen, der Verstand als Kutscher, die fünf Sinnesorgane als Pferde; auch einen »Fahrgast« gab es (die Seele) und eben das Geschirr.

Die Anfänge der vedischen Überlieferung reichen bis in das 2. Jahrtausend v. Chr. zurück und stehen wohl in Zusammenhang mit der Einwanderung arischer Gruppen in das Indusschwemmland sowie dann weiter entlang der Gangesebene. Im Wesentlichen handelt es sich dabei um Sprüche und Hymnen für den priesterlichen Gebrauch bei feierlichen Opferhandlungen. In seiner frühesten Form wurde auch Yoga im Kontext religiöser Opferhandlungen und mystischer Ekstasetechniken praktiziert.

Der Inhalt der Veden galt als göttliche Offenbarung, welche die Brahmanen (Priester und Weise der höchsten Gesellschaftskaste) in tiefer Meditation in ihrem Herzen »hörend« empfangen hatten und zunächst nur im Rahmen eines engen Lehrer-Schüler-Verhältnisses mündlich, durch Rezitation, weitergaben. Mit den Niederschriften der Veden um 1000 v. Chr. wurde das bis dahin ausschließlich von den Brahmanen gehütete Wissen erstmals auch einer kleinen lesenden Minderheit zugänglich gemacht.

An die Veden schließen sich zahlreiche Brahmanas an – Erläuterungstexte mit präzisen Anweisungen für die Ausführung der heiligen Riten und erklärenden Kommentaren zu ihrer Bedeutung. Einige dieser Brahmanas münden ihrerseits in Aranyakas – Opfermystik und priesterliche Philosophie beinhaltende »Waldtexte« (die nur in der Einsamkeit des Waldes gelehrt werden durften).

Um 800 v. Chr. fasste man quasi die Essenz der Veden in den Upanischaden zusammen, die ihrerseits im Lauf der Jahrhunderte immer wieder kommentiert und dabei zu einer entscheidenden Grundlage der späteren indischen Philosophie wurden, von denen sich auch abendländische Philosophen wie Leibnitz und Schopenhauer noch beeinflussen ließen.

Das Wort »Upanischaden« setzt sich zusammen aus den Vorsilben *upa* (»Zugang«) und *ni* (»nah«) sowie der Wortwurzel *schad* (»sitzen«). Gemeint ist eine »geheime, belehrende Sitzung«. Im Wortsinn dienten die Upanischaden als Einladung, sich neben einen Lehrer zu setzen, der dem Schüler ein tieferes Verständnis vermitteln kann. In der Diskussion über die Veden wurden alle elementaren Fragen der Menschheit und der Welt berührt. Die Upanischaden waren nach den Worten von Douglas Brooks, einem Religionsprofessor an der University of Rochester, für diejenigen bestimmt, die »nach Unterrichtsende noch bleiben«, wollen, um noch tiefer zu gehen – um nicht nur nach dem Wie zu fragen, sondern auch nach dem Warum; die also nicht nur wissen wollten, wie das Universum beschaffen ist, sondern auch, warum es so beschaffen ist; was seine eigentliche Natur ist und welchen Platz sie selbst darin einnehmen.

Aus Angst vor wem brennt das Feuer? Aus Angst vor wem scheint die Sonne? Aus Angst vor wem erfüllen Winde, Wolken und der Tod ihre Aufgaben?

Upanischaden

Mit den Upanischaden wurde der philosophische Kerngedanke entwickelt, dass letztlich alles eins (und demzufolge Gott in allem sowie alles in Gott) sei. In diesem Zusammenhang ließ sich ein Erlösungsweg für den Menschen formulieren, bei dem es um die Vereinigung Atmans (das wahre Selbst des Menschen) mit Brahman (das höchste abstrakte Eine – Brahma ist der Schöpfer) ging. Dadurch veränderte sich auch der Schwerpunkt des Yoga – weg von einer zutiefst introspektiv-meditativen, auf Opferrituale fokussierten Praktik und hin zu einer vermehrt auf die Erkennung des wahren Selbsts ausgerichteten Praktik. Diesem Wandel entsprechen auch die von dem indischen Gelehrten Patanjali zwischen 200 v. Chr. und 200 n. Chr. zusammengestellten Yoga-Sutras (sanskrit. »sutra« = »Leitfaden«), eine Sammlung von 196 aphoristisch formulierten Lehrsätzen, die bis heute als Grundpfeiler des Klassischen Yoga gelten, das im nächsten Abschnitt genauer erkundet wird.

Drei yogische Weltsichten

In Indien praktizieren viele Hindus Yoga, aber nicht alle Yogis sind Hindus. Yoga ist dort nur eine von verschiedenen philosophischen Schulen, die orthodoxe Hindus als gültige Darstellung der vedischen Wahrheit anerkennen. In der Evolution des indischen Denkens haben viele solcher Schulen eine wichtige Rolle gespielt und auch das westliche Denken beeinflusst. Im Wesentlichen bilden drei dieser Schulen den Kern des zeitgenössischen Yoga: *Klassisches Yoga*, *Advaita Vedanta* und *Tantra*.

Klassisches Yoga

Im Klassischen Yoga sind Materie und Geist unterschiedliche Realitäten, die sich nie vermischen oder verbinden. Der Geist ist absolut, unwandelbar und der Materie überlegen. Die Materie ist relativ, wandelbar und dem Geist unterlegen. Die wesentliche Natur des Menschen ist der reine Geist, während alles in der physischen Welt, einschließlich Gedanken und Gefühle, als Materie betrachtet wird. Das menschliche Leid gilt als das Ergebnis einer Konfusion zwischen der wahren Natur des Menschen und der qualitativ geringeren, materiellen Realität. Ziel des Klassischen Yoga ist es, diese beiden Realitäten zu trennen, die wahre Natur des Menschen zum Vorschein zu bringen. Es soll den Schülern helfen, ihren unsterblichen Geist zu erfahren. Ziel der Yoga-Praktik ist es, sich in seinen Körper zu versenken, um ihn verlassen zu können. Die Übungen beinhalten manchmal eine harte Disziplin, die von den Schülern verlangt, über ihren Schmerz hinauszugehen, um zu realisieren, dass es da noch mehr gibt als ihren Körper oder ihre Gefühle. Da der Körper als qualitativ nachrangig gilt, muss er bis zur Unterwerfung diszipliniert werden, damit der Geist erkennbar wird. Wenn Sie einen Yoga-Kurs besuchen, der vom Klassischen Yoga beeinflusst ist, wird wahrscheinlich sehr großer Wert auf die Kontrolle von Körper und Geist durch Disziplin gelegt. Sie werden Sätze hören wie »Überwinde den Schmerz«, wenn die Haltungen besonders anspruchsvoll werden.

Für den Klassischen Yogi stellen der Körper und das physische Leben Probleme dar, die es zu lösen gilt. Die Geburt bedeutet im Ergebnis für das vorherige Leben ein Scheitern des Versuchs, unsere wahre Natur zu erkennen – solange wir unsere wahre Natur nicht erkennen, sind wir zur Wiedergeburt gezwungen. Um den Kreislauf von Tod und Wiedergeburt zu durchbrechen, muss es dem Suchenden gelingen, den reinen Geist von den niederen Realitäten der Materie zu isolieren.

Advaita Vedanta

Vedanta ist eine aus den Upanischaden (sanskrit. »Vedanta« = »Ende der Veden«) schöpfende Philosophie, die im Gegensatz zur dualistischen Auffassung des Klassischen Yoga einen mehr oder minder strengen Monismus lehrt, nach dem es nur ein einheitliches Grundprinzip des Seins und der Wirklichkeit gibt, keine getrennten Realitäten für Materie und Geist. Im Advaita Vedanta ist nur der Geist Realität. Die Materie – inklusive Körper, Gedanken und Gefühle – hält man für eine Illusion. Für den nicht erleuchteten Geist scheint es viele Realitäten zu geben – tatsächlich gibt es aber nur eine Realität. Da diese Realität unveränderlich ist, wird im Umkehrschluss all das, was sich ändert, als nicht real betrachtet. Somit existieren auch all die Unterschiede, die wir in unserer weltlichen Erfahrung wahrnehmen, nicht wirklich – alles menschliche Leiden resultiert aus einer falschen Wahrnehmung.

Das körperliche Leben ist auch für Vedantiner ein Problem, das es zu lösen gilt. Eine der primären Strategien, um die Irrwege der Wahrnehmung zu überwinden, wird als *neti, neti* («nicht so, nicht so«) bezeichnet. Zur Praktik gehört das Wiederholen von Sätzen wie »Ich bin nicht mein Körper, denn mein Körper verändert sich«, »Ich bin nicht mein Geist, denn mein Geist verändert sich«, »ich bin nicht meine Emotionen, denn meine Emotionen verändern sich«. Die disziplinierte Anwendung dieser Praktik soll zur Erkenntnis des wahren Wissens führen. Hat ein Suchender dieses wahre Wissen erworben, wird er erleuchtet. Ein Erleuchteter kann weiterhin seinen Körper »bewohnen«, er hat aber erkannt, dass der Körper, die Gedanken und alles Sichtbare nur Illusionen sind. Wer einen Yoga-Kurs besucht, der vom Advaita Vedanta beeinflusst ist, wird dort Sätze hören wie »Du bist nicht dein Körper« oder »Du bist nicht deine Gedanken«.

Tantrismus

Um die Mitte des 1. Jahrtausends tauchte eine neue philosophische Strömung auf, deren genaues Alter und Entstehen im Dunkeln liegen. Dabei handelt es sich um eine Sammlung von Lehrtexten, mündlichen Überlieferungen und Praktiken, die unter dem Namen »Tantra« bekannt sind, was »Gewebe« bedeutet und sich auf die Vorstellung bezieht, dass der Kosmos aus den Fäden der Weiblichkeit und der Männlichkeit gewebt sei. In der Auseinandersetzung zwischen den Anhängern der Weltsicht des Klassischen Yoga und den Vedantinern gelang den Tantrikern das Kunststück, beiden Seiten »irgendwie recht« zu geben und doch beide Auffassungen, Dualismus und Monismus, so miteinander zu verknüpfen, dass daraus etwas revolutionär Neues entstand. Der entscheidende Unterschied liegt in der grundlegenden Akzeptanz jeglicher Realität, sowohl der spirituellen als auch der materiellen. Das physische Universum wird erklärt als eine vielgestaltige Erscheinungsform der einen, höchsten Realität der Göttlichkeit. Die Grundmatrix der physischen Realität ist das vedantische »höchste Selbst«. Die Welt, in der wir leben, ist eine Erscheinungsform dieses höchsten Bewusstseins in unendlich vielen Formen.

Mit dieser Auffassung musste man auch den physischen Körper nicht länger als »Problem« betrachteten, das gelöst werden muss, sondern konnte ihn in einem kühnen Gegensatz dazu als Manifestation der Göttlichkeit selbst feiern und ehren. Die physische Existenz des Menschen war somit nicht länger eine Manifestation des Scheiterns im Kreislauf von Tod und Wiedergeburt, sondern das Leben als Ganzes wurde zur göttlichen Inkarnation – zum Gottesgeschenk. Das gilt für die männliche wie die weibliche Inkarnation gleichermaßen: Mann und Frau werden im Tantrismus nicht als wirkliche Dualität betrachtet, genauso wenig wie Makro- und Mikrokosmos, Universal- und Einzelseele. Die Auf- und Erlösung solcher »dualen Erscheinungsformen« erfolgt in deren Wiedervereinigung zum ursprünglich ungeteilten Einen.

Im Westen assoziiert man den Tantrismus häufig mit vergeistigten sexuellen Praktiken. Tatsächlich betrachten Tantriker zwar den menschlichen Körper als heilig, setzen aber ihre (nur zum geringsten Teil sexuellen) körperlichen Rituale und Praktiken spirituell ein, um das kosmische Bewusstsein (Shiva) mit der kosmischen Energie (Shakti) im eigenen Körper zu vereinen.

Überflüssig zu sagen, dass die Aufhebung des Dualismus auch die Yoga-Praktik beeinflusste. Wer heute eine Yoga-Klasse besucht, die sich auf die tantrische Philosophie stützt, wird dort vermutlich Sätze hören wie »Öffne dich der Gnade«, »Dein Körper ist ein Göttertempel« oder »Leuchte aus deinem Herzen und bringe die Göttlichkeit in dir zum Ausdruck«.

Yoga-Wege

So wie es für die Schriften der Weltreligionen verschiedene Philosophien und Auslegungen gibt, haben sich auch in der Welt des Yoga unterschiedliche Strömungen oder Wege herausgebildet. Alle diese Wege führen zum selben Ziel, so wie in den Bergen unterschiedliche Wege auf ein und denselben Gipfel führen. Und niemand muss ewig auf einem einmal gewählten Weg bleiben: Im Lauf ihres Lebens stellen viele Menschen fest, dass nicht nur ein Weg ihre spirituellen Bedürfnisse anspricht. Am besten achten Sie bei der Wahl Ihres individuellen Weges darauf, was Ihr Herz Ihnen sagt.

Die folgenden sechs Hauptwege haben im Lauf der Yoga-Geschichte eine größere Bedeutung erlangt: Bhakti, Jnana, Karma, Raja, Mantra und Hatha.

Bhakti-Yoga: Der Weg der Hingabe betont die Öffnung des Herzens für die göttliche Liebe, die Vereinigung des Liebenden (des Yogi) mit dem Geliebten (dem Göttlichen). Diese hingebungsvolle Liebe wird häufig in Lieder oder Sprechchöre übertragen, wobei die Namen des Geliebten bei Zusammenkünften, sogenannten Kirtans, ekstatisch wiederholt werden. Einer der bekanntesten heutigen Kirtan-Künstler in den Vereinigten Staaten ist Krishna Das, ein praktizierender Bhakti-Yogi.

Jnana-Yoga: Der Weg der Weisheit wird mithilfe von Wissen, Verstand, Intellekt und Unterscheidungsvermögen beschritten. Es ist ein Pfad der Selbst-

Die acht Stufen des Klassischen Yoga

Patanjalis Yoga-Sutras markieren den krönenden Abschluss einer langen Entwicklung des Yoga-Wissens zu einer Praktik, die den Ausübenden zur inneren Freiheit führen soll. Quasi als »Königsweg« dazu formuliert er einen achtgliedrigen Pfad (Asthanga Marga), bei dem nicht notwendigerweise ein Schritt auf den anderen folgen muss – jedes der acht Glieder des Pfades, besonders aber die ersten fünf, ermöglicht auch für sich einen ersten Einstieg. Nicht zu verwechseln ist Ashtanga Marga mit dem Ashtanga-Yoga, einem eigenen Yoga-Stil mit bestimmten spezifischen Übungsserien.

1. **Yama** Fünf Tugenden, die unsere Beziehungen zu anderen und zur Welt regieren: *Ahimsa* (Gewaltlosigkeit), *Satya* (Wahrhaftigkeit), *Asteya* (Nicht-Stehlen), *Brahmacharya* (Enthaltsamkeit) und *Aparigraha* (Besitzlosigkeit).
2. **Niyama** Fünf Regeln zu unserer eigenen physischen Erscheinung, unseren Taten, Worten und Gedanken, die unsere Beziehung zu uns selbst regieren: *Shauca* (Reinheit oder Sauberkeit), *Santosha* (Gleichmut), *Tapas* (Hitze, brennender Wunsch der Vereinigung mit Gott), *Svadyaya* (Selbsterforschung) und *Isvara Pranidhana* (Hingabe an den Herrn, »Dein Wille geschehe«).
3. **Asana** Haltungen, um den Körper kräftigen, die Intelligenz beständig und die Geisteshaltung positiv zu erhalten. Das im Westen bekannteste Training dazu ist Hatha-Yoga.
4. **Pranayama** Eine Gruppe von Atemübungen, die darauf ausgelegt ist, dem Yogi bei der Beherrschung der Lebenskraft zu helfen.
5. **Pratyahara** Zurückziehen der Sinne, des Geistes und des Bewusstseins von der Außenwelt; Konzentration auf das eigene Innere.
6. **Dharana** Fokussierte Konzentration. Ist der Körper durch die Asanas gemäßigt, der Geist durch das Feuer von Pranayama geläutert und sind die Sinne durch den Einsatz von Pratyahara unter Kontrolle, erreicht der Schüler diese sechste Stufe.
7. **Dhyana** Meditation. Rückzug des Bewusstseins in die Seele.
8. **Samadhi** Ekstase. Versenkung in das Göttliche. Selbstwerdung. Man empfindet Bewusstsein, Wahrheit und unsagbare Freude. Um Samadhi zu verstehen, muss man es erleben, denn es übersteigt alles.

Das auf Patanjalis Yoga-Sutras basierende System des Klassischen Yoga ist das im Westen am meisten gelehrte. Es wirkt überaus anziehend auf Schüler, die sich einen genau definierten, schrittweisen Zugang zu ihrer spirituellen Entwicklung wünschen.

erkenntnis, die der Yogi zum einen durch die Suche nach Wahrheit erreicht, indem er die alten Schriften studiert und durch Selbstreflexion die Struktur des Geistes offenbart; zum anderen dringt er durch Meditation auch zu solchen Einsichten vor, die dem Intellekt verschlossen bleiben und nur intuitiv erfasst werden können.

Karma-Yoga: Der Weg des selbstlosen Handelns führt zu einem tieferen Verständnis der Verantwortung für unsere Mitmenschen und die gesamte Schöpfung. Der Yogi betrachtet jede seiner Handlungen (ob in Gedanken, Worten oder Taten) als ein Geschenk an Gott. Dabei geht es nicht um seinen persönlichen Gewinn: Durch den Dienst an anderen dient er selbstlos Gott.

Raja-Yoga: Der Königsweg soll in jedem von uns den »König« enthüllen, der üblicherweise in unserem menschlichen Alltag verborgen bleibt. Er bezieht sich auf den in Patanjalis Yoga-Sutras formulierten achtgliedrigen Pfad (Ashtanga Marga, siehe S. 7) und hilft dem Yogi, seine »Werkzeuge« (Geist, Körper, Atem) einzusetzen, um damit zur Selbsterkenntnis zu gelangen.

Mantra-Yoga: Der Weg des Klangs nutzt magische Formeln oder Sprüche (sanskrit. »Mantra« = »Spruch«), um den Zustand tiefer Meditation zu erreichen. In diesem sollen spezifische Aspekte des Göttlichen im eigenen Bewusstsein erweckt werden. Das bekannteste und wichtigste Mantra ist »OM« (siehe die Abbildung auf S. 22). Dessen Klang steht für den transzendenten Urlaut, aus dessen Vibrationen nach hinduistischem Verständnis das ganze Universum entstand. Durch sein wiederholtes Rezitieren soll sich dessen spirituelle Kraft im Diesseits manifestieren.

Hatha-Yoga: Der Weg der Körperlichkeit oder **Weg zur Harmonie** entstand unter dem Einfluss des Tantrismus und führte erstmals nicht nur über Meditation und Selbsterkenntnis zur »Begegnung mit dem Höchsten«, sondern auch verstärkt durch Körperübungen. Anders ausgedrückt: Anhand von Körperübungen wird die Fähigkeit zur Selbsterfahrung erweitert. Im Westen wurden viele Stilrichtungen des Hatha-Yoga populär, bei denen unterschiedliche Schwerpunkte gesetzt werden können – von einer heilenden Therapie über die allgemeine körperliche Fitness bis zum kraftvollen sportlichen Flow. Einige Schulen arbeiten mit einer detaillierten physischen Ausrichtung, während andere sich auf das innere Erleben konzentrieren. Grundsätzlich geht es im Hatha-Yoga immer um die »Energiearbeit« zur Lenkung des Energieflusses: Gegensätzliche Energien werden vereint, ein- und ausströmende Energien im Gleichgewicht gehalten.

Energetische Anatomie: die Chakren

Die Yoga-Praktik soll sich nicht nur auf physischer Ebene mit unserem Körper befassen. Für den Yogi ist der physische Körper eine Manifestation, eine Reflexion des Astralleibs oder Energiekörpers. Letzterer hat seine eigene Anatomie, die auf sieben wichtigen Energiezentren beruht, den *Chakren*. Das Wort »Chakra« bedeutet »Rad«, sodass man sich den Begriff wie ein Schwungrad

Die sieben Chakren als »energetischer Gesundheitsmonitor«

Da jedem Chakra bestimmte Eigenschaften zugeordnet werden, die von unten nach oben ineinandergreifen und je nach Lebensphase und -lage mehr oder weniger offen (bzw. blockiert) sind, können sie dem Yogi wie ein energetischer Gesundheitsmonitor dienen.

7. **Sahasrara-Chakra** (Kronen- oder Scheitel-Chakra). Die Fähigkeit, mit sich selbst und allem in Einklang zu sein. Stichworte: höchste Erkenntnis, Spiritualität, universelles Bewusstsein.
6. **Ajna-Chakra** (Stirn-Chakra oder Drittes Auge). Die Fähigkeit, sich selbst zu erkennen, das Leben und die Welt so zu sehen, wie sie sind. Stichworte: Erkenntnis, Intuition, Wahrnehmung, Willenskraft.
5. **Vishuddha-Chakra** (Hals- oder Kehlkopf-Chakra). Die Fähigkeit zur achtsamen Verarbeitung und zur Interpretation von Sinneseindrücken. Stichworte: Aufrichtigkeit, Authentizität, innere Haltung, Kommunikation, Offenheit.
4. **Anahata-Chakra** (Herz-Chakra). Wird verbunden mit allen emotionalen Themen. Stichworte: Freude, Hingabe, Liebe, Mitgefühl (Herzenswärme); Hass, Schmerz, Trauer, Wut.
3. **Manipura-Chakra** (Nabel- oder Solarplexus-Chakra). Die Fähigkeit zur Selbstachtung, zur Entwicklung eines Selbstvertrauens und eines Selbstwertgefühls. Stichworte: Macht, Persönlichkeit, Tatkraft, Verarbeitung (Erlebnisse, Gefühle), Wille.
2. **Svadhistana-Chakra** (Sakral- oder Sexual-Chakra; Sitz etwa eine Handbreit unter dem Bauchnabel). Fähigkeit zur Identitätsfindung. Stichworte: Dualismus, Erotik, Fortpflanzung, Gefühle, Geschlecht, Kreativität, Sexualität.
1. **Muladhara-Chakra** (Wurzel- oder Basis-Chakra). Die Fähigkeit, sich im Leben verwurzelt zu fühlen. Stichworte: Durchsetzungsfähigkeit, Familie, Gesellschaft, Instinkte, Kindheit, Konditionierungen, Stabilität, Überleben, Urvertrauen.

Durch das körperliche Training im Hatha-Yoga verbessern wir den Energiestrom in jedem Körperabschnitt. Funktioniert ein spezieller Abschnitt unseres Körpers energetisch gesehen optimal, funktioniert auch das mit diesem Abschnitt verknüpfte Chakra optimal. Daher kann das Training so angelegt werden, dass es zum Beispiel die Selbstachtung eines Schülers verbessert, indem »der Bereich der Selbstachtung« gekräftigt wird (Manipura-Chakra im Bereich des Oberbauchs).

vorstellen kann, das Energie von einer tieferen zur nächsthöheren empor transportiert. Dies Chakren befinden sich an einer zentralen Energieleitbahn *(Nadi)*, die vom unteren Ende der Wirbelsäule bis hinauf in den Kopf verläuft. Der Hauptenergiekanal heißt *Sushumna*.

Der Legende nach liegt *Kundalini* (sanskrit. »Schlange«), eine Art ätherische Kraft, eingerollt am unteren Ende der Wirbelsäule und blockiert den Energiefluss. Ziel des Klassischen Yoga ist es, diese Kraft zu wecken, damit Kundalini (im Westen auch als »innerer Schweinehund« umschrieben) sich aufmacht und den Weg freigibt für einen ungehinderten Energiefluss bis hinauf zum höchsten Energiezentrum am Scheitelpunkt (oder der Krone) des Kopfes.

Die Chakren können von der Körpervorderseite her gesehen auch als Lotusblüten visualisiert werden, deren Wurzeln sich am Rücken befinden. Wenn sich die Lebenskraft oder Lebensenergie *(Prana)* durch den Organismus bewegt, lässt sie die Chakren »wirbeln«. Ein »gesunder« – das heißt: harmonisch ausgeglichener – Zustand ist erst dann erreicht, wenn alle Chakren offen sind, um die Energie frei von unten nach oben strömen zu lassen. In der Regel ist das nicht der Fall, da körperliche und/oder geistige Blockaden, die sich in jedem Chakra manifestieren können, dem freien Energiefluss im Wege stehen. Diese Blockaden zu überwinden und ein Bewusstsein des einheitlichen Energiestroms zu erlangen, ist auch ein Ziel vieler Körperübungen im Hatha-Yoga.

Energietore: die Bandhas

Bandhas sind eine Verschlusstechnik (sanskrit. »bandha« = »Schloss«, »Siegel«, »Ventil«) des Körpers zur Optimierung des Energieflusses zwischen Muladhara-Chakra (Wurzel- oder Basis-Chakra) und Vishuddha-Chakra (Hals- oder Kehlkopf-Chakra). Sie können sich die Bandhas wie die Venenklappen Ihres Kreislaufsystems vorstellen. Wenn das Herz pumpt, lassen diese Klappen das Blut in einer Richtung fließen, verhindern jedoch einen Rückfluss und gewährleisten damit immer die richtige Fließrichtung des Blutes. Auf vergleichbare Weise halten, regulieren und steuern die Bandhas die Energie im Körper. Man unterscheidet drei Haupt-Bandhas: Mula-Bandha, Uddiyana-Bandha und Jalandhara-Bandha.

Mula-Bandha (Wurzelverschluss) befindet sich an der Wirbelsäulenbasis. Physisch ist es im Perineum lokalisiert (dem Weichgewebe zwischen Anus und Genitalbereich). Um es zu aktivieren, wird in der Einatmung der Beckenboden angespannt. Für Anfänger ist es oft schwierig, Das Bewusstsein für diesen Bereich lässt sich steigern, indem Sie die Beckenbodenmuskeln bewegen, als würden Sie beim Urinieren den Harnfluss stoppen wollen.

Uddiyana Bandha ist im Unterbauch lokalisiert. Um dieses »Tor« zu aktivieren, wird ganz ausgeatmet, dann der Unterbauch nach innen und oben gezogen und gleichzeitig das Zwerchfell gehoben. Dieses Bandha darf nicht nach dem Essen oder während einer tiefen Einatmung aktiviert werden, da es Druck auf Magen, Lunge und andere innere Organe ausübt.

Jalandhara-Bandha (Kinn- oder Kehlverschluss) ist oben im Hals lokalisiert. Aktiviert wird es, indem Sie die Nackenwirbel lang nach oben ziehen, das Kinn leicht absenken und den Kehlkopf sanft nach innen saugen.

Einige Hatha-Yoga-Schulen legen im Unterricht großen Wert auf die Aktivierung der Bandhas, andere gehen nur wenige darauf ein. Einige Schulen berücksichtigen die Bandhas bei den Ausrichtungsprinzipien ihres Übungsprogramm, ohne im Einzelnen näher darauf einzugehen. Dieser Ansatz gilt auch für dieses Buch: Mula-Bandha wird durch die folgende Anleitungssequenz berücksichtigt, die vielen der hier vorgestellten Asanas gemeinsam ist: Schieben Sie die Oberschenkel nach hinten, weiten Sie den Beckenboden, ziehen Sie dabei das Steißbein nach vorne, und führen sie eine Streckbewegung durch, die vom Unterbauch bis zum Scheitel geht. Uddiyana-Bandha wird bei der folgenden Anleitung berücksichtigt: den Unterbauch nach innen und oben ziehen (die Taille seitlich nach hinten nehmen) und vom Unterbauch bis zum Scheitel nach oben strecken. Auf die Techniken für Jalandhara-Bandha wird in diesem Buch nicht weiter eingegangen.

Mit Drishtis arbeiten

Als *Drishti* bezeichnet man die Blickrichtung bzw. den Fokus. In den Kapiteln 2 bis 10 dieses Buches werden für jede Körperhaltung die Drishtis angegeben: Damit soll vor allem der »innere« Blick während der Übung fokussiert werden, auch wenn die Anleitungen angeben, den Blick auf ein äußeres Objekt oder einen bestimmten Punkt des Körpers zu richten. Auf diese Weise konzentrieren Sie sich auf sich selbst und vermeiden Ablenkungen von außen.

So profitieren Sie am meisten von Ihrer Yoga-Praktik

Nachdem Sie nun einiges über die Geschichte und Philosophie des Yoga erfahren haben, wollen wir einige Grundelemente Ihrer Yoga-Praktik betrachten. Einfache Entscheidungen bezüglich Kleidung, Übungszeit, Übungsort und die Verwendung von Zubehör können den entscheidenden Unterschied hinsichtlich Ihrer Freude am Yoga ausmachen. Zudem nutzen Sie so die Zeit möglichst effektiv, die Sie dafür aufbringen. Äußerst wichtig ist es, den Einsatz der Atmung während der Yoga-Übungen zu lernen, um Ihr Training zu verbessern und für Sie am wirksamsten zu gestalten. Zudem werden Sie feststellen, dass Meditation nicht nur eine wunderbare Ergänzung Ihrer Yoga-Praktik ist, sondern auch eine kraftvolle eigenständige Methode, an der Sie in den kommenden Jahren viel Freude haben werden. Alle diese Grundlagen stellen wir Ihnen in den folgenden Abschnitten vor, damit Sie entsprechend vorbereitet sein können, wenn Sie mit Ihrem Hatha-Yoga-Training beginnen.

Yoga-Atmung

Unsere Atmung erfolgt in der Regel so natürlich, dass die meisten Menschen sie gar nicht bemerken, solange sie nicht in irgendeiner Weise eingeschränkt ist. Dabei begleitet sie uns durch das ganze Leben: Atem und Lebensenergie *(Prana)* sind eins. Mit dem ersten Atemzug beginnt unser Leben als – nun vom Mutterleib gelöstes – Individuum, mit dem letzten Atemzug verlässt das Leben unseren Körper wieder. Die beseelende Lebenskraft des Atems wird im Hinduismus als schöpferische Energie (oder Urkraft) der weiblichen Göttin Shakti gedeutet. Für den Yogi ist die Atmung ein Ausdruck von Prana – die physische Manifestation der durch den Körper strömenden Lebensenergie. Mit einem bewussten Einsatz der Atmung steigern wir unsere Sensibilität für den Strom der Lebensenergie, mit steigender Sensibilität nähern wir uns der eigenen göttlichen Natur. Eine natürliche Atmung entspannt den Körper; die Seele »öffnet« sich, der Geist wird klar. Bewusstes Atmen verleiht einer Yoga-Übung eine besonders achtsame Qualität. Zu den ersten Lektionen im Yoga gehört deshalb die richtige Atmung. Sie ist das Medium, das uns bei der harmonischen Vereinigung von Körper, Seele und Geist hilft. Zudem ist sie auch in einem medizinischen Sinne »überlebenswichtig«: Beim Einatmen strömt sauerstoffreiche Luft durch die oberen Atemwege, durch Nasenhöhlen, Mundhöhle und Rachen über den Kehlkopf zu den unteren Atemwegen, der Luftröhre, den Bronchien und zur Lunge mit den beiden Lungenflügeln. Das Lungengewebe besteht aus einer Vielzahl winziger Lungenbläschen, in denen der Gasaustausch stattfindet: Durch die dünnen Wände mit den feinen Blutgefäßen tritt der Sauerstoff ins Blut über, das ihn zu unseren Körperzellen transportiert. Mit seiner Hilfe findet dann dort die Umwandlung von Nährstoffen in Energie statt, die unser Organismus für alle Stoffwechselvorgänge braucht. Bei diesem Prozess fallen feste, flüssige und gasförmige Schlackenstoffe an, die der Körper nicht behalten kann: Flüssige und feste Stoffe werden zur Ausscheidung an Nieren und Darm weitergeleitet, gasförmige (etwa Kohlendioxid) werden vom Blut in die Lungenbläschen transportiert und von dort über die Atmung ausgeschieden. Mit der Yoga-Praktik verbessern wir über das Einatmen die Versorgung unseres Körpers mit Sauerstoff und helfen ihm über das Ausatmen bei der Entsorgung von Schlackenstoffen. Zugleich erhöhen wir unsere Achtsamkeit für die Atmung.

Die natürliche Atmung

Nach der Geburt ist unser Atem im Idealfall frei und ungehindert. Unser Körper und unsere Seele sind für dieses freie Durchatmen angelegt. Wir müssen nicht groß darüber nachdenken, wie wir atmen. Das Atmen geschieht ohne bewusste Anstrengung. Dafür gibt es verschiedene Schlüsselmerkmale:

1. Der Beckenboden dehnt und senkt sich beim Einatmen, beim Ausatmen zieht er sich zusammen und hebt sich.

2. Beim Einatmen hebt sich das Schlüsselbein und dreht sich leicht nach oben, beim Ausatmen senkt es sich.
3. Die Oberarme rotieren beim Einatmen leicht nach außen, beim Ausatmen leicht nach innen.

Am deutlichsten sehen Sie diesen Vorgang bei der Atmung eines Babys, dessen Bauch sich bei jeder Atmung hebt und senkt. Babys scheinen mit dem ganzen Körper zu atmen, als würde sich jeder Körperteil mit der Atembewegung dehnen und wieder zusammenziehen. Ihre eigene Zwerchfellatmung können Sie beobachten, wenn Sie sich auf den Rücken legen und auf das natürliche Heben und Senken des Bauches beim Atmen achten.

Der natürliche Atem will als umfassendster Ausdruck der schöpferischen Lebensenergie in uns fließen. Bei einem psychischen oder emotionalen Trauma gerät dieser natürliche Fluss ins Stocken. Werden wir beispielsweise bedroht oder sind verärgert, spannt sich der Bauch an und behindert die Zwerchfellatmung. Im Ergebnis führt das dann schnell zu einer flachen Brustatmung. Anhaltender emotionaler Stress kann sogar dazu führen, dass wir nur noch einen kleinen Prozentsatz unserer Atemkapazität nutzen. In solchen Fällen müssen wir erst wieder lernen, auf unseren natürlichen Atem zu achten, um unsere gesunden Atemmuster wiederzuerlangen.

Unser Rumpf wird in zwei Hohlräume unterteilt: den Brustkorb (Thorax) und den Bauchraum. Am unteren Thoraxrand haben wir eine Muskel-Sehnen-Platte, das Zwerchfell, das beide Hohlräume voneinander trennt. Wie ein Trommelfell, das über die Unterseite unseres Brustkorbs gespannt ist, entspricht der Umriss des Zwerchfells etwa dem des Brustkorbs. Befestigt ist es unten am Sternum (dem Brustbein in der vorderen Mitte des Brustkorbs, an dem die Rippen ansetzen) und folgt der untersten Rippenlinie bis nach hinten zur Lendenwirbelsäule, wo es mit Sehnengewebe ansetzt. Im Zwerchfell befinden sich drei Öffnungen, die das fließende Blut und die Nahrung durchlassen. Das Herz liegt direkt über dem Zwerchfell, die Verdauungsorgane liegen direkt darunter. Die unteren Lungenanteile grenzen an die Oberseite des Zwerchfells.

Durch seine vielfältigen Bewegungen verändert das Zwerchfell das Volumen der Brusthöhle erheblich. Die Muskeln des Brustkorbs und der oberen Brust verändern das Thoraxvolumen ebenfalls, wenn auch mit deutlich weniger Effizienz als das Zwerchfell. Wenn wir ganz natürlich atmen, bewegt sich das Zwerchfell nach unten, und sorgt für ein Vakuum in der Brusthöhle, das die Luft in die Lungen zieht. Da die Abwärtsbewegung des Zwerchfells die Bauchorgane verschiebt, dehnt sich der Bauchraum beim Einatmen ganz natürlich aus und zieht sich beim Ausatmen wieder zusammen. Sie können Ihr Bewusstsein für das Zwerchfell erhöhen, indem Sie sich ein kleines weiches Gewicht, beispielsweise ein Säckchen mit Reis oder Bohnen, zwischen Rippen und Nabel auf den Bauch legen. Achten Sie beim Einatmen darauf, wie das Zwerchfell arbeiten muss, um das zusätzliche Gewicht zu heben. Beim Ausatmen lassen Sie den Bauch unter dem Gewicht sanft sinken. Sie können bereits einen Zustand von friedlicher Entspanntheit erreichen, wenn Sie einfach nur Ihr Bewusstsein für Ihren natürlichen Atem erhöhen, ohne zu versuchen, die Atmung zu manipulieren oder zu kontrollieren.

Zwerchfellatmung

Eine Yoga-Übung, die das Zwerchfell beim Atmen bewusst einsetzt, wird als »Zwerchfallatmung« bezeichnet. Falten Sie dazu drei feste gewebte Decken der Länge nach auf eine Breite, die etwas kürzer ist als Ihre Schulterbreite, und auf eine Länge, die etwas länger ist als der Abstand zwischen Nabel und Scheitel. Legen Sie zwei so gefaltete Decken übereinander. Legen Sie die dritte Decke quer zu den beiden anderen auf ein Ende des Stapels. Setzen Sie sich vor den Stapel auf den Boden, und legen Sie sich auf den Rücken; dabei soll der Kopf auf der dritten Decke etwas erhöht liegen. Aus dieser Position können Sie leicht in die drei Regionen Ihres Rumpfes atmen.

Unterbauch: Die Hände direkt über dem Nabel auf den Unterbauch legen, die Spitzen der Mittelfinger berühren sich. Atmen Sie nun mit dem Zwerchfell, sodass sich der Bauch in Ihre Hände hebt und die Fingerspitzen sich leicht voneinander lösen. Lassen Sie den Atem auch in die seitliche und hintere Bauchregion strömen, damit sich der Bauch in alle Richtungen ausdehnen kann. Beim Ausatmen darf sich der untere Rumpf zusammenziehen, sodass sich die Finger wieder berühren. Atmen Sie auf diese Weise mehrmals in den Unterbauch hinein und wieder aus.

Mittlerer Brustraum: Die Hände seitlich an den Brustkorb legen, auf die Rippen einen leichten Druck nach innen ausüben. Beim Einatmen heben Sie nicht nur den Unterbauch, sondern dehnen bewusst die Seiten Ihres Brustkorbs aus, um dem Atem mehr Raum zu geben. Achten Sie darauf, wie sich die Rippen in Ihre Hände ausdehnen und sich dabei auch etwas voneinander entfernen. Diese Atemübung mehrmals wiederholen.

Oberer Brustraum: Die Hände auf die obere Brustregion legen, die Zeigefinger liegen auf den Schlüsselbeinen. Atmen Sie in Ihre Hände, indem Sie den oberen Brustraum mit Ihrem Atem füllen, und achten Sie darauf, wie er sich aufwärts in Ihre Hände ausdehnt. Sie werden in dieser Region die geringste Bewegung wahrnehmen, obwohl der Aufwand hier deutlich höher ist.

Vollständige Atmung (Yoga-Tiefatmung)

Der nächste Schritt beim Trainieren der Atmung ist das Erlernen der vollständigen Atmung, die auch Yoga-Tiefatmung genannt wird. Auch diese Technik umfasst alle drei Bereiche des Rumpfes, dabei gibt es aber zwei signifikante Unterschiede zur Zwerchfellatmung: beim Einatmen kräftigen Sie die Muskeln Ihres Unterbauches, sodass sich der Rumpf mit dem Atem eher zu den Seiten hin ausdehnt, als sich nach oben zu heben; beim Ausatmen halten Sie Ihre Rippen ausgedehnt (als würden Sie einatmen).

Um die vollständige Atmung im Liegen zu üben, wiederholen Sie die drei Schritte, die für die Zwerchfellatmung beschrieben wurden, innerhalb eines einzigen Atemzuges. Beim Einatmen halten Sie den Unterbauch straff, sodass sich der Bauch nicht hebt. Beim Ausatmen halten Sie die Brust ausgedehnt und füllen bzw. entleeren sie von oben nach unten. Halten Sie den Atem fließend-gleichmäßig, und versuchen Sie, Einatmung und Ausatmung gleich lang andauern zu lassen. Sobald Sie diese Technik gelernt haben, ist es nicht mehr nötig, die Hände dabei auf den Rumpf zu legen. Wenn Sie das Atmen in dieser Stellung beherrschen, können Sie es im Sitzen probieren: Dabei lassen Sie Ihr Becken schwer werden, während Sie nacheinander in alle drei Rumpfbereiche atmen. Beim Ausatmen halten Sie Ihre Rippen angehoben und ausgedehnt.

Weitere Atemtechniken

Im Lauf der Jahrhunderte wurden im Yoga bestimmte Atemtechniken *(Pranayama)* zur Kontrolle und Lenkung der Lebensenergie entwickelt. Die beiden geläufigsten, *Ujjayi* und *Nadi Shodhana*, werden im folgenden Abschnitt beschrieben. Aber gehen Sie damit vorsichtig um: Eine Fehlatmung kann zu unangenehmen Körperreaktionen, etwa zu Schwindelgefühlen, führen. Sollten Sie noch keine Erfahrungen mit Atemübungen haben, lassen Sie sich besser zuerst von einem Lehrer oder einer Lehrerin in die jeweilige Technik einweisen.

Ujjayi ist die im Yoga am weitesten verbreitete Atemtechnik. Man spricht auch von einer »siegreich verlängerten Atmung« (sanskrit. *ujjayi* = »die Siegreiche«). Die meisten Yogis setzen sie während der Asana-Praxis ein, um dabei bewusst kontrolliert und mit der Bewegung koordiniert tief durch die Nase ein- und auszuatmen. Charakteristisch dafür ist ein durch die Verengung von Kehlkopf und Stimmritze (wie beim Flüstern – hier allerdings mit geschlossenem Mund) entstehender Reibelaut, der an ein sanftes Meeresrauschen erinnert.

Um diese Atemtechnik zu trainieren, atmen Sie zunächst tief durch beide Nasenlöcher ein, während Sie die hinteren Muskeln in der Kehle leicht zusammenziehen, sodass der Reibelaut entsteht. Atmen Sie anschließend durch die Nase aus, und erzeugen Sie dabei das gleiche Geräusch.

Achten Sie auf die vier Phasen der natürlichen wie der kontrollierten Atmung: Einatmung, Pause, Ausatmung, Pause. In der Regel sind die (im Yoga auch »Atemverhaltung« genannten) Atempausen nur ganz kurz, aber bei der Ujjayi-Atmung lassen wir den Atem von Anfang bis Ende in gleicher Stärke fließen. Um den Atemfluss ausgeglichen zu erhalten, ist es erforderlich, die Pausen jeweils »siegreich zu verlängern«. Atmen Sie tief ein und aus, wie bei der Yoga-Tiefatmung; dies führt zu einem Anheben von Wirbelsäule und Rumpf. Beim Ausatmen behalten diese Hebung bei. Atmen Sie geschmeidig und gleichmäßig, das ist für Ihr Nervensystem sehr beruhigend und fördert die Seelenruhe.

Nadi Shodhana ist eine Form der Wechselatmung, bei der abwechselnd durch beide Nasenlöcher ein- und ausgeatmet wird, und soll die *Nadis* (Energiekanäle) reinigen. Im Körper gibt es neben dem bereits in Zusammenhang mit den Chakren beschriebenen zentralen Hauptkanal *(Sushumna)* für die Lebensenergie *(Prana)* noch zwei weitere Hauptkanäle: einen rechts von der Wirbelsäue *(Pingala)* und einen links davon *(Ida)*; jeweils aus der Sicht des

Yogi betrachtet. Üblicherweise besteht ein Unterschied zwischen dem Energiestrom des rechten und linken Energiekanals, der sich im Tagesablauf wie ein hin- und herschwingendes Pendel verändert. Eine Weile ist eine Seite dominant, dann kehrt sich das Muster um.

Die Atemtechnik Nadi Shodhana sorgt neben der Reinigung der Energiekanäle auch für einen Ausgleich wischen Ida und Pingala. Sie wird folgendermaßen ausgeführt:

1 Atmen Sie zunächst einige Male langsam durch beide Nasenlöcher ein und aus. Bringen Sie dann eine Hand in die hier dargestellte Form (Abbildung 1.1a). Führen Sie nun die Hand zu Ihrer Nase. Rechtshänder benutzen die rechte, Linkshänder die linke Hand; beschrieben wird hier und im Folgenden die rechtshändige Variante.

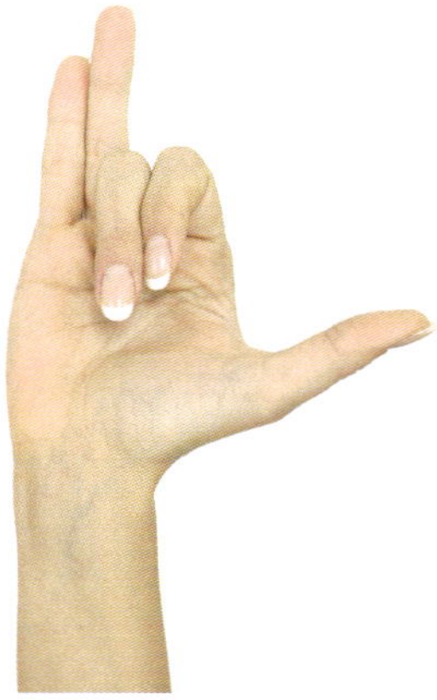

Abbildung 1.1a

2 Verschließen Sie Ihr linkes Nasenloch mit dem Ringfinger, und atmen Sie durch das rechte Nasenloch vollständig aus (Abbildung 1.1b).

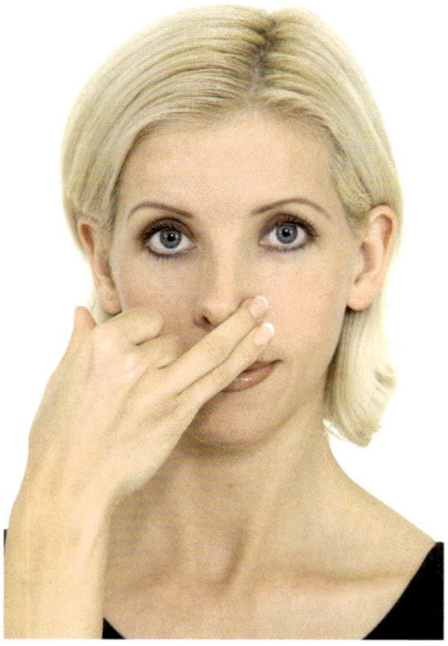

Abbildung 1.1b

3 **Atmen Sie durch das rechte Nasenloch vollständig ein, verschließen Sie auch das rechte Nasenloch (mit dem Daumen), und halten Sie die Luft an (Abbildung 1.1c).**

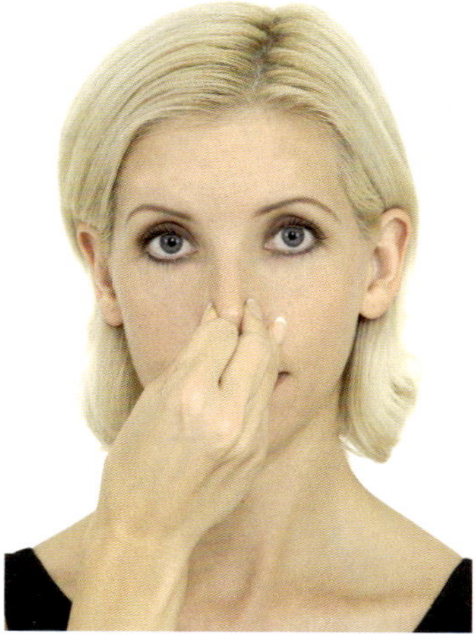

Abbildung 1.1c

4 **Öffnen Sie das linke Nasenloch, atmen Sie durch die linke Seite vollständig aus, und pausieren Sie (Abbildung 1.1d).**

5 **Atmen Sie durch das linke Nasenloch vollständig ein, verschließen Sie auch das linke Nasenloch, und halten Sie die Luft an. Öffnen Sie das rechte Nasenloch und atmen Sie durch die rechte Seite vollständig aus.**

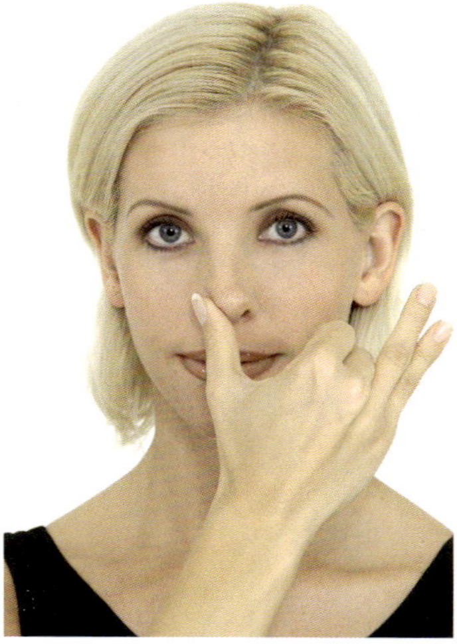

Abbildung 1.1d

6 **Wiederholen Sie dieses Muster ein paar Minuten lang, beenden Sie es dann mit einer Einatmung durch das rechte Nasenloch und einer Ausatmung durch beide Nasenlöcher. Atmen Sie anschließend ganz natürlich weiter.**

Die passende Kleidung

Ihre Kleidung sollte vor allem bequem, praktisch und auf die jeweilige Raumtemperatur abgestimmt sein. Socken und Schuhe ziehen Sie beim Yoga aus, damit Ihre Füße guten Halt haben. In Yoga-Kursen ist es wichtig, dass der Lehrer Ihre Ausrichtung kontrollieren kann. Bei langen Schlabberhosen beispielsweise kann der Lehrer nicht sehen, ob Sie Ihre Beinmuskeln richtig einsetzen oder ob Ihre Knie richtig ausgerichtet sind. Und wenn Sie versuchen zu lernen, Ihre Schulterblätter am Rücken richtig zu nutzen, müssen auch diese zu sehen sein. Frauen tragen deshalb in Kursen vorzugsweise Strumpfhosen/ Leggins und einen Trikotanzug, Männer eine kurze Hose und ein Trägerhemd.

Der richtige Gebrauch des Zubehörs

Das wichtigste Requisit für Ihre Übungspraxis ist eine gute Yoga-Matte. Diese hat eine rutschfeste Oberfläche, die Ihnen Halt gibt, wenn Sie die verschiedenen Stellungen einnehmen und wieder auflösen. Es gibt sie in vielen verschiedenen Ausführungen. Die dünnsten Matten (etwa 3 mm dick) sind gummiert, bunt und rutschfest; sie bieten vorstehenden Knochen bei Bodenübungen wenig Polster. Die dicksten Matten sind sogenannte Komfortmatten. Diese sind nicht nur rutschfest, sondern auch ein gutes Polster, allerdings auch recht schwer und teuer. Es empfiehlt sich, eine Zeit lang die von Ihrem Yoga-Studio verwendeten Matten zu nutzen, bis Sie entscheiden können, welche Art für Sie am besten geeignet ist.

Für den Anfänger ist auch eine gute, das heißt eng gewebte, Yoga-Decke unabdingbar (synthetische, locker gewebte Decken oder Handtücher bieten keine stabile Stütze). Yoga-Blöcke, -Gurte, -Kissen, -Sandsäcke et cetera sind weitere nützliche Accessoires.

Yoga-Decken, die Sie sich unter die Hüften legen, bilden ein zusätzliches Polster und eine Erhöhung, damit Sie beim Sitzen auf dem Boden keinen Rundrücken machen.

Gurte erhöhen die Reichweite, wenn Sie die Beine ausstrecken und nach den Zehen greifen und sie sorgen im Sitzen und bei Partnerstellungen für Unterstützung.

Yoga-Blöcke können Sie bei Seit- und Vorwärtsbeugen unter die Hände legen, bis Sie den Boden auch ohne sie erreichen. Sie können sich die Blöcke bei einigen Stellungen auch zwischen die Oberschenkel klemmen, damit Ihre Beine den richtigen Krafteinsatz lernen.

Sandsäcke sorgen bei Bodenübungen durch ihr Gewicht für mehr Bodenhaftung. Auf den Körper gelegt, fördern sie die Entspannung, weil sie einen sicheren, stabilen Druck ausüben.

Augenkissen wirken bei erholsamen Stellungen und der abschließenden Entspannung sehr beruhigend. Sie üben einen sanften, gleichmäßigen Druck auf die Augenlider aus.

Wo praktizieren Sie Yoga am besten?

Yoga können Sie nicht nur im Kurs oder zu Hause ausüben, sondern auch an vielen anderen Orten – etwa bei einer Zwischenlandung am Flughafen (so ein Kopfstand ist oft kein schlechter Auftakt für ein Gespräch), in einem Hotelzimmer (nachdem Sie die Möbel verrückt haben) oder in einem leeren Besprechungszimmer.

Vielleicht möchten Sie sich zu Hause eigens einen Platz für Ihre Yoga-Übungen einrichten. Ideal ist ein Raum mit Hartholzboden oder glatten Fliesen. Auch ein Niederflorteppich kann sich als Fläche für die Yoga-Praktik eignen, wenn Sie eine gute Yoga-Matte verwenden, um ein Ausrutschen zu verhindern.

Wann praktizieren Sie Yoga am besten?

Am wichtigsten ist es, dass Sie Yoga regelmäßig und konsequent praktizieren. Je mehr Sie es üben, desto bessere Fortschritte werden Sie machen. Genehmigen Sie sich aber auch ein oder zwei Tage pro Woche, an denen Sie kein Yoga machen, damit sich Ihr Körper bei Bedarf erholen kann. Auch während der Menstruation oder wenn Sie krank sind, lassen Sie ein paar Tage aus. Sie müssen nicht immer zur gleichen Tageszeit trainieren. Richten Sie sich nach Ihrem Terminplan, um sicherzustellen, dass Sie beim Üben nicht von anderen Dingen abgelenkt werden. Finden Sie heraus, wie viel Zeit Sie für Ihre Yoga-Übungen täglich aufbringen können. Selbst wenn Sie nur 15 bis 20 Minuten am Tag üben, werden Sie Verbesserungen Ihrer Kraft, Beweglichkeit und Ihres Wohlbefindens feststellen. Mit zunehmendem Fortschritt können Sie länger üben – bis hin zu einer vollen Yoga-Stunde (in der Regel dauert diese 90 Minuten).

Wenn Sie frühmorgens Yoga praktizieren, stellen Sie womöglich fest, dass Ihr Geist zwar willig, Ihr Körper aber noch etwas träge ist. Am Spätnachmittag oder frühen Abend ist dagegen Ihr Körper recht beweglich, aber Ihr Geist ist müde, und es mangelt an Konzentration. Am späten Vormittag und frühen Nachmittag sind Körper und Geist in der Regel in Bestform; daher sind diese Zeiten optimal für eine Übungseinheit.

Wenn Sie Fieber haben, sollten Sie keine Übungen machen. Denn Yoga erhöht die Körpertemperatur und konkurriert dann mit der Energie, die Ihr Körper zur Gesundung braucht. Ebenso sollten Sie bis auf einige entspannende Haltungen kein Yoga praktizieren, wenn Sie durch eine Erkältung oder eine Grippe geschwächt sind. Frauen sollten während der Menstruation Umkehrstellungen wie Kopfstand oder Schulterstand vermeiden – ersatzweise können Stellungen wie »Nach unten schauender Hund« oder »Schulterstand an der Wand« ausgeführt werden.

Bei Krankheiten und Verletzungen stimmen Sie Ihr Übungsprogramm immer mit Ihrem Arzt oder einem therapieerfahrenen Yoga-Lehrer ab. Den besten Ruf in Sachen Yoga-Therapie haben Schulen des Iyengar-Yoga, eine auf Bellur Krishnamachar Sundararaja Iyenga (siehe S. XII) zurückgehende, heute im Westen weitverbreitete Form des Hatha-Yoga, bei der spezielle Hilfsmittel (Klötze, Bänke und Stühle, Gurte oder Seile) so in das Übungsprogramm integriert werden, dass diese auch die therapeutische Arbeit bei körperlichen Schwächen, Verletzungen oder Krankheiten erleichtern.

Wenn Sie an einer Yoga-Klasse teilnehmen, sollten Sie mindestens zweimal pro Woche hingehen, um gute Fortschritte zu machen. Dieses Buch verschafft Ihnen ein ausgezeichnetes Vorbereitungstraining für Ihren ersten Kurs und kann Ihnen eine hervorragende Quelle bleiben, wenn Sie in einem Kurs Fortschritte machen und Ihre Praxis zu Hause vertiefen wollen.

Was und wann sollen Yogis essen?

Es gibt einige allgemeine Richtlinien bezüglich des Essens vor der Yoga-Ausübung. So sollte die letzte Mahlzeit vor einer intensiven Yoga-Praktik drei bis vier Stunden zurückliegen. Am besten sollte der Verdauungsvorgang abgeschlossen sein, bevor Sie Yoga praktizieren, weil die Muskeln im Verdauungstrakt nach dem Essen mit anderen Muskeln um die Blutversorgung konkurrieren. Wenn Sie einen niedrigen Blutzuckerwert oder zwischen den Yoga-Sitzungen wenig Zeit für eine Mahlzeit haben, können Sie 30 bis 60 Minuten vor dem Kurs ersatzweise Obst, Energieriegel oder Joghurt zu sich nehmen. Auch Eiweiß-Smoothies eignen sich bei Zeitmangel ausgezeichnet als Schnellmahlzeit, weil Flüssiges leichter verdaut wird.

Einigen Hatha-Yoga-Schulen ist die vegetarische Lebensweise ein wichtiges Anliegen, andere gehen kaum darauf ein. Meinungsverschiedenheiten über moralische Aspekte dessen, was wir essen, können innerhalb und außerhalb der Yoga-Gemeinde zu hitzigen Konfrontationen führen. Für viele ist das, was wir essen, eine rein persönliche Angelegenheit. Andere betrachten das Thema auch unter dem generellen Aspekt, wie wir mit anderen Lebewesen auf unserem Planeten umgehen sollen.

Vegetarische Yoga-Anhänger stützen sich in der Regel auf das schon in Patanjalis Yoga-Sutras enthaltene Prinzip *Ahimsa* (sanskrit. für »nicht verletzen«. Für dieses Prinzip gibt es die unterschiedlichsten Auslegungen. Einige definieren Ahimsa als ein zu absoluter Gewaltlosigkeit verpflichtendes gebot und gehen so weit, dass sie den Boden vor sich kehren, um zu verhindern, dort das Leben von Insekten zu zerstören. Andere vertreten die Ansicht, dass die Welt von Natur aus Gewalthandlungen kennt und diese mindestens zur Selbstverteidigung oder zur Verteidigung Nahestehender vor einem Angreifer gerechtfertigt seien. Wenn also Gewalt im Leben unvermeidlich ist, geht es immer noch darum, den verursachten Schaden »geschickt« (im Sinne von »nicht mehr als nötig bzw. unvermeidbar verletzend«) zu handhaben. Entscheidend ist demnach nicht der Akt selbst, sondern die dahinterstehende Absicht. In diesem Verständnis wird eine Handlung primär daran gemessen, ob sie *shri* (lebensbejahend) ist oder nicht. Eine Chemotherapie beispielsweise ist ein äußerst gewaltsamer Akt gegen den menschlichen Körper, aber in der guten (geschickten) Absicht, das Leben des Patienten zu retten.

Jenseits moralischer Fragen ist die individuelle Wahl des Essens primär eine Frage von Gesundheit und Freude. Einige Ernährungsformen sind gesünder als andere und haben direkten Einfluss auf die Lebensqualität. Es würde den Rahmen dieses Buches sprengen, detaillierte Ernährungsratschläge zu geben. Aber generell lässt sich feststellen, dass die meisten Menschen, die Yoga praktizieren, sich und ihren Körper bewusster wahrnehmen, also auch ein Gespürt dafür entwickeln, wie die Ernährung ihren Körper beeinflusst. Mit steigender Sensibilität dafür, welch wertvolles Geschenk der Körper für uns ist, treffen die meisten quasi »natürlich« die für sie am besten geeignete Wahl.

Meditieren lernen

Meditation ist die Grundlage aller inneren Arbeit. Sie ist die direkte, nackte Begegnung mit unserer Selbstwahrnehmung, die unsere Einsicht verändert, wer wir sind, und die uns die Kraft gibt, fest in unserer Mitte zu stehen. Niemand kann das an unserer Stelle tun. Allein die Meditation ist in der Lage, diese Türen zu öffnen.

Swami Durgananda (Sally Kempton)

Meditation ist ein wichtiger Teil der abenteuerlichen Reise in das eigene Innere. Sie entspricht einem Tor zur Erfahrung unserer inneren göttlichen Natur. Ein starker, geschmeidiger Körper steigert das Erleben der Meditation.

Vielen Menschen im Westen ist gar nicht bewusst, dass die Stellungen des Hatha-Yoga ursprünglich als Vorbereitung des Körpers für die sitzende Meditation entwickelt wurden. So beschreibt schon Patanjali in seinem achtgliedrigen Pfad (Asthanga Marga, siehe S. 7) die Meditation als Rückzug des Bewusstseins in die Seele. Dazu passt die lexikalische Definition des Wortes (Einkehr, Versenkung). Das lateinische Wort *meditari* bedeutet »über etwas nachdenken, nachsinnen«. Jede Form der Kontemplation kann eine Meditation sein, wenn Sie sich dabei klar auf ein Thema fokussieren. Wenn Sie in Ihrem Leben an einem Wendepunkt stehen und unsicher sind, wie Sie entscheiden möchten, kann ihnen Meditation dabei behilflich sein, auf ihr Innerstes zu hören, das über ein tieferes Wissen verfügt, als Sie im Alltag wahrnehmen. Je mehr Sie meditieren, desto mehr werden Sie Ihrem Innersten vertrauen.

Sie müssen nicht unbedingt meditieren, wenn Sie Hatha-Yoga praktizieren. Ebenso wenig ist es erforderlich, Yoga zu praktizieren, wenn Sie meditieren möchten. Doch die Kombination beider Praktiken kann beide Erfahrungsformen bereichern.

Wege zur Meditation

Es gibt viele Formen der Meditation, wie es auch viele Stilrichtungen im Yoga gibt. Um herauszufinden, welche Form für Sie am besten geeignet ist, sollten Sie einfach mehrere ausprobieren und sich dann für diejenige entscheiden, die Ihnen – intuitiv – am meisten zusagt.

Die erste Stufe der Meditation besteht darin, sich bei offenen oder geschlossenen Augen klar auf ein spezifisches Objekt oder Empfinden zu fokussieren. Sie können ein Wort oder einen Satz wiederholen, einen Ort, ein Objekt oder eine Gottheit visualisieren oder sich einfach nur auf Ihren Atem einstimmen und beobachten, wie er langsam kommt und geht.

Zur Meditation mit Klängen oder Musik gehört in der Regel die Verwendung eines Mantras, das Sie in tiefe Bewusstseinszustände versetzt. Das

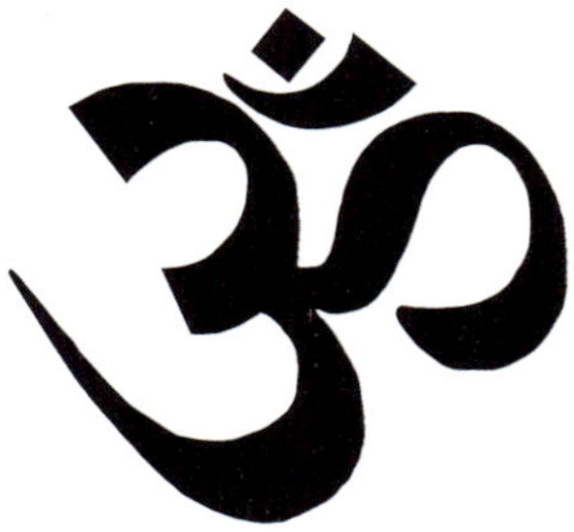

Abbildung 1.2 Symbol für die heilige Silbe »OM«.

bekannteste und wichtigste Mantra wurde bereits im Abschnitt »Yoga-Wege« (siehe S. 8) erwähnt: OM. Das in Abbildung 1.2 (links) gezeigte Symbol für OM repräsentiert alle Zustände des menschlichen Bewusstseins und wird wie folgt interpretiert: Die untere Kurve stellt den Traumzustand dar, die obere Kurve den Wachzustand und die mittlere Kurve oder der Wirbel nach rechts repräsentiert den traumlosen Tiefschlaf. Die Mondsichelform (oben rechts) steht für den Schleier der Illusion oder Maya, der Punkt stellt den transzendentalen Zustand dar.

Für manche Menschen kann eine visualisierende Meditation wirkungsvoller sein als die Repetition eines Mantras. Sie visualisieren zum Beispiel Ihre bevorzugte Gottheit oder eine friedvolle Szene in der Natur. Wichtig ist nur, dass Sie dafür ein Bild wählen, das bei Ihnen Gefühle tiefer Zufriedenheit hervorruft.

Eine weitere beliebte Meditationstechnik besteht in der Konzentration auf den eigenen Atem – nicht um die Atmung zu kontrollieren oder zu lenken wie bei den Pranayamas, sondern um zu spüren, wie sich Ihre Brust hebt und Ihr Bauch ausdehnt, wie die Luft durch Ihre Nasenlöcher strömt.

Wo wird am besten meditiert?

Sie müssen einen Raum oder eine bestimmte Stunde am Tag haben, wo Sie nicht wissen, was morgens in der Zeitung stand, nicht wissen, wer Ihre Freunde sind, nicht wissen, was Sie irgendjemandem schuldig sind, nicht wissen, was irgendjemand Ihnen schuldig ist. Es ist ein Ort, an dem Sie einfach erfahren und voranbringen können, was Sie sind und was Sie sein könnten. Es ist der Ort der kreativen Entwicklungszeit.

Joseph Campbell

Der Platz, den Sie für Ihre Meditation auswählen, ist wichtig. Wählen Sie einen Raum, der Ihre Meditationspraxis auf eine Weise unterstützt, die den Dingen, die für Sie von Bedeutung sind, auch die entsprechende Wertschätzung einräumt. Ein von Licht und frischer Luft erfüllter Raum kann genauso geeignet sein wie gemütlicher, warmer Raum. Wichtig ist nur, dass der Raum für Sie der richtige ist, um an den heiligen Ort in sich selbst zu gelangen.

Sinnvollerweise kehrt man für jede Meditation an denselben Ort zurück. Denn Ihre fortlaufende Praxis baut in diesem Raum Energie auf und sorgt für starke, friedliche Schwingungen. Ideal ist deshalb ein Raum, der keinem anderen Zweck dient als der Meditation (höchstens noch Ihrer Yoga-Praktik).

Falls Sie dafür keinen eigenen Raum zur Verfügung haben, wählen Sie zumindest eine Ecke in einem Raum, die von Ablenkungen frei ist.

Sehr hilfreich kann es sein, in Ihrem Meditationsraum einen Altar aufzustellen, mit dem Sie ein bestimmtes Ritual verbinden. Sie können ihn beliebig gestalten, solange Sie dabei Gegenstände verwenden, die für Sie von Bedeutung sind. Seien Sie kreativ, es gibt dafür keine Regeln. Nehmen Sie Kerzen, Weihrauch, Bilder von Lehrern oder anderen, die für Sie wichtig sind. Sie werden spüren, wie sich auch dadurch in dem Raum eine reine Energie aufbaut. Stellen Sie Blumen dazu als Gabe für jemanden, den Sie lieben oder verehren, oder erfreuen Sie sich auch nur an Ihrem Anblick, um zu spüren, wie sich dabei Ihr Herz öffnet.

Wann wird am besten meditiert?

»Suche Stunden der Sammlung, damit die Seele zu dir sprechen kann«, meinte der deutsch-französische Friedensnobelpreisträger Albert Schweitzer, und damit konnte er sich beispielsweise auch auf den römischen Kaiser und Philosophen Marc Aurel berufen, der schon lange vor ihm erkannt hatte: »Es gibt für den Menschen keine geräuschlosere und ungestörtere Zufluchtsstätte als seine eigenen Seele. Halte recht oft solche stille Einkehr und erneuere so dich selbst.« Die besten Zeiten für das Meditieren sind direkt vor Sonnenaufgang und bei Sonnenuntergang. Es sind dies Zeiten der Stille, auch in der Natur, und da wir mit der Naturwelt verbunden sind, überträgt sich diese Stille auch auf unsere innere Ruhe. Praktizieren Sie die Meditation, so oft es geht, zur gleichen Tageszeit: Beständigkeit ist der Meditation förderlich. Und sie kann zudem eine ausgezeichnete Ergänzung Ihrer Asana-Praktik sein. »Stunden der Sammlung« müssen es gar nicht sein: Wenn Sie ihre Asanas mit einer fünf- bis zehnminütigen Meditation beginnen oder beenden, werden Sie feststellen, dass beide Erfahrungsformen voneinander profitieren.

Positionen für die Meditation

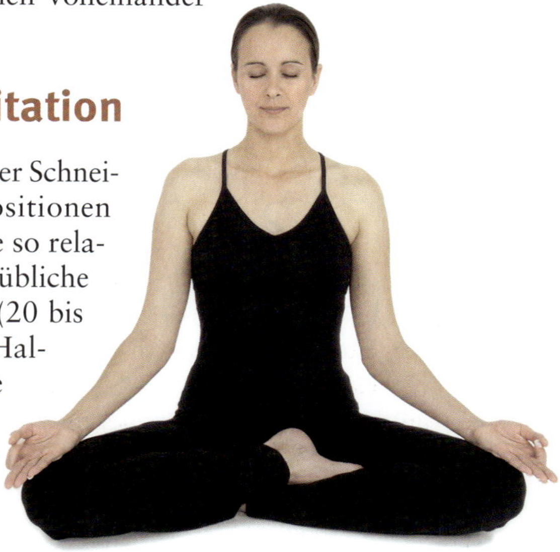

Die klassische Meditationsposition ist der Schneidersitz auf dem Boden. Sitzende Positionen werden gewählt, weil der Meditierende so relativ lange bequem verharren kann. Eine übliche Asana, in der man länger sitzen kann (20 bis 90 Minuten) ist die »Vollkommene Haltung« (Siddhasana, siehe S. 176). Sie können aber auch in guter Haltung auf einem Stuhl sitzend meditieren. Wichtig ist eine exakte Ausrichtung beim Sitzen: Diese verhilft Ihnen zu einem besonders angenehmen und produktiven Erlebnis. Orientieren Sie sich für die sitzende Meditation an den Fotos und Anleitungen in Kapitel 9.

Es empfiehlt sich, einen Wecker zu stellen, damit Sie wissen, wann die eingeplante Meditationszeit vorüber ist. Dann werden Sie auch nicht von dem Gedanken abgelenkt, auf die Uhr schauen zu müssen.

Mudras

Eine Mudra ist eine symbolische Handgeste mit heilenden Wirkungen und spirituellen Inhalten. Solche Gesten kennen wir in allen Zivilisationen und Religionen; wir finden Sie bei den Priesterinnen und Priestern im Alten Ägypten genauso wie bei den Skulpturen indischer Göttinnen und Götter oder meditierenden Buddhas. Auch das Falten der Hände zum christlichen Gebet ist eine solche Geste, genauso wie die bereits erwähnte, ihrerseits ebenso für das Gebet genutzte Grußgeste Namaste im Hinduismus. Und solche Gesten wurden auch schon seit den frühesten Tagen in die Yoga-Praktik integriert.

Das Wort *Mudra* bedeutet sanskritisch »Siegel«, »Zeichen«, was so interpretiert werden kann, dass Mudras im Energiekörper einen Abdruck hinterlassen wie auf einem mit heißem Wachs versiegelten Brief. Diese zeichenhaften Abdrücke im Energiekörper werden genutzt, um den Fluss der Lebensenergie im Körper zu kontrollieren. Die Lebensenergie *(Prana)* strahlt von den Fingerspitzen aus. Jeder Finger leitet eine andere Schwingungsenergie. Fingerstellungen verbinden die Energien in verschiedenen Kombinationen. Jede Kombination schließt einen Energiekreislauf in Körper und Geist und sorgt so für eine beruhigende Wirkung. Zugleich werden verschiedene Chakren stimuliert, was therapeutische Effekte haben kann.

Tatsächlich erkannte man bald, dass die Anwendung bestimmter Mudras bei körperlichen Beschwerden und psychischen Missstimmungen den Heilungsprozess fördern und das Gemüt aufhellen kann. Nachfolgend einige der bekanntesten, für die Yoga-Praktik wichtigsten Mudras:

Adi-Mudra: *Adi* bedeutet »zuerst«, Adi Mudra ist die erste Handhaltung eines Säuglings – eine um den Daumen geschlossene Faust. Adi Mudra wird zur Kontrolle der Brustatmung verwendet. Sie stimuliert die tiefsten Schlupfwinkel des Gehirns, des Organs also, das am engsten mit dem Kronen-Chakra verbunden ist.

Abhaya-Mudra: Diese »Geste der Furchtlosigkeit« soll Furcht bei anderen abbauen. Diese Mudra teilen und verstehen Indianer, Hindus, Buddhisten und die christlichen Maler der Renaissance gleichermaßen. Wenn Sie Ihre rechte Hand heben, die Finger gerade nach oben gestreckt und mit offener Handfläche, zeigen Sie damit eine friedliche und anteilnehmende Absicht. Diese Mudra bezieht sich auf das mit allen emotionalen Themen verbundene Anahata-Chakra (Herz-Chakra).

Agni Mudra: *Agni* bedeutet »Feuer«, was im Yoga üblicherweise mit dem Verdauungsprozess assoziiert wird. Bei der Agni-Mudra berührt der Daumen die Kuppe des Ringfingers, die drei anderen Finger werden möglichst gerade nach oben gestreckt. Agni-Mudra verbessert sowohl die Verdauung, als auch die Intelligenz und ist gut für das mit den Stichworten Selbstachtung, Selbstvertrauen und Selbstwertgefühl assoziierte Manipura-Chakra (Nabel- oder Solarplexus-Chakra).

Apan-Mudra: Auch bekannt als »Hirsch-Mudra«, weil es an ein Geweih erinnert. Dabei berührt die Daumenspitze die Fingerkuppen von Mittel- und Ringfinger, Zeigefinger und kleiner Finger zeigen nach oben. Diese Mudra fördert einen geduldigen und gelassenen Gemütszustand.

Gyana-Mudra: Für diese Mudra berühren sich die Fingerkuppen von Daumen und Zeigefinger. Die anderen Finger sind von der Handfläche weg gestreckt. Dies ist die beliebteste Mudra für die Meditation, da sie Ruhe und Klarheit des Geistes fördert.

Dhyana-Mudra: *Dhyana* bedeutet »Meditation«. Die Hände liegen mit den Handflächen nach oben im Schoß, die rechte Hand liegt dabei auf der linken Hand, und die Daumenkuppen berühren sich. Einige dieser Mudras werden bei den Asanas in Kapitel 9 verwendet.

Damit dieses »Finger-Yoga für das Wohlbefinden« seine Wirkung optimal entfalten kann, sollten Sie die folgenden Punkte beachten:

Führen Sie jedes Mudra gleichzeitig mit beiden Händen durch.

Halten Sie die Hände in einem kleinen Abstand vor den Körper. Dies gilt besonders im Liegen: Am intensivsten ist die Wirkung, wenn nicht nur die Finger und Hände entspannt sind, sondern der ganze Körper.

Achten Sie auf eine frei strömende, möglichst gleichmäßige Atmung. Soll die Mudra-Übung eine eher belebende Wirkung haben, beschleunigen Sie den Atemrhythmus etwas. Wünschen Sie dagegen eine beruhigendere Wirkung, verlangsamen Sie Ihre Atmung ganz bewusst.

Visualisieren Sie die mit den Mudras aktivierten Energieströme und unterstützen Sie dadurch deren Wirkung.

So nutzen Sie die Asanas in diesem Buch am besten

In den folgenden Kapiteln präsentiert wir Ihnen Schritt-für-Schritt-Anleitungen zur Durchführung einer breiten Palette von Körperhaltungen (Asanas). Jedes Kapitel bezieht sich auf eigene Stellungstypen wie Rückwärtsbeugen, Vorwärtsbeugen, Gleichgewichtsübungen et cetera. Jede Haltung wird mit ihrem deutschen und ihrem Sanskrit-Namen (soweit bekannt) benannt; bei den meisten ist auch eine Gegenhaltung angegeben, die Sie nach der Original-Haltung zum Abkühlen ausführen können, und ein Drishti, sodass Sie Ihren Blick fokussieren können. Es werden die körperlichen und geistigen Vorteile sowie Gegenanzeigen aufgelistet, damit Sie die Vorteile jeder Haltung und etwaige notwendige Variationen oder Vorsichtsmaßnahmen bei bestimmten Posen verstehen lernen.

Jede Position ist mit eigens für dieses Buch fotografierten Bildsequenzen illustriert, um Ihnen die Visualisierung von Ein- und Ausstieg aus der Position zu ermöglichen. Bei vielen Haltungen wird auch eine leichte Variation angegeben, die ein guter Ausgangspunkt für Anfänger sein oder sich möglicherweise als Option für Menschen mit körperlichen Einschränkungen eignen kann. Schließlich werden bei den meisten Asanas auch solche Variationen angegeben, die eine größere Herausforderung stellen, wenn Sie in Ihrer Yoga-Ausübung Fortschritte gemacht haben.

Sie können sich bei Ihrer Yoga-Praktik immer wieder auf dieses Buch beziehen, ob Sie nun Anfänger oder Fortgeschrittener sind. Jede Position wird sich Ihnen zunehmend weiter erschließen, je mehr Sie üben, und dabei werden Sie feststellen, dass Sie immer wieder zu denselben Positionen zurückkehren und doch jedes Mal wieder etwas Neues dabei lernen können.

Möge Ihnen dieses Buch als persönlicher Wegweiser auf Ihrer individuellen Yoga-Abenteuerreise dienen.

Kapitel 2

Stehende Haltungen

Stehende Haltungen sind die Basis aller Asanas, weil sie die Grundlage für Ihre Yoga-Praktik schaffen und damit das Fundament für fortgeschrittenere Haltungen legen. Sie helfen Ihnen, Ihre Kraft, Stärke und Stabilität in den Beinen zu verbessern. Außerdem unterstützen sie die Verdauung, die Durchblutung, die Beweglichkeit und das räumliche Bewusstsein. Während einer Reihe stehender Haltungen kommt durch die Kreislaufaktivierung eine aktive Entgiftung des Blutes zustande. Nach der Ausübung stehender Haltungen ist das Nervensystem besser abgegrenzt, daher fühlen Sie sich erfrischt, aufmerksam und in sich ruhend.

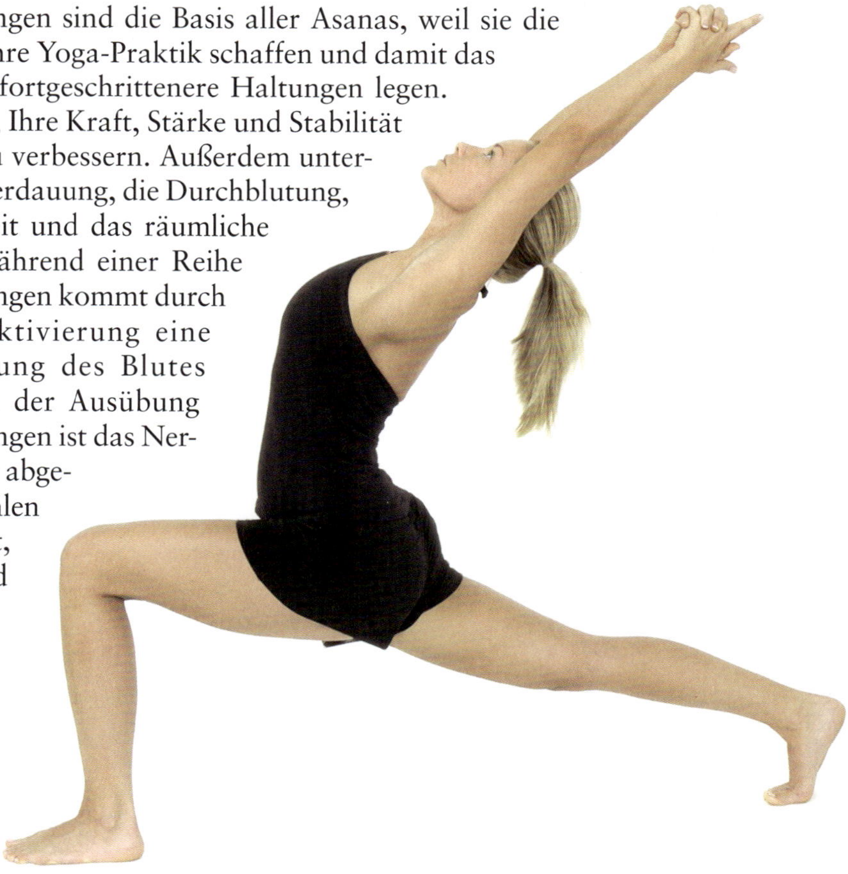

Berghaltung

Tadasana

Drishti

- Nach vorne

Körperliche Vorteile

- Ausrichtung der Wirbelsäule
- Stärkung von Bauchmuskeln und Gesäß
- Öffnet die Brust
- Verbessert die Haltung
- Kräftigt Fußgewölbe, Knöchel, Knie und Oberschenkel

Psychische Vorteile

- Verbessert die Fähigkeit des Fokussierens
- Entwickelt Willensstärke
- Reduziert leichte innere Unruhe

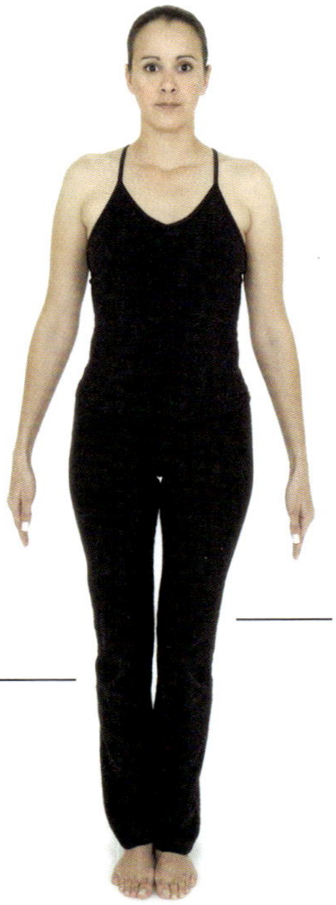

Darauf achten, dass die Knie gerade nach vorne zeigen; falls nötig, die Füße leicht korrigieren.

Die Beinmuskeln von allen Seiten anspannen, indem Sie sich vorstellen, dass Verbindungen von der Haut zum Muskel und vom Muskel zum Knochen bestehen; eine Muskelkraft von den Füßen zum Becken aufbauen.

1 Stehen Sie mit geschlossenen Füßen, die Füße sind parallel. Denken Sie sich eine Linie jeweils von der Mitte des Sprunggelenks durch die zweite Zehe jedes Fußes, und bringen Sie diese Linien parallel zueinander.

2 **Atmen Sie ein, und ziehen Sie die Hüften von den Oberschenkeln aus nach hinten. Atmen Sie aus, und gleichen Sie die Rückwärtsbewegung der Oberschenkel aus, indem Sie sich vom Steißbein bis zu den Füßen nach unten strecken. Dabei bewegen sich die Hüften nach unten und sorgen unter dem Nabel für eine Anhebung. Atmen Sie ein, und strecken Sie sich vom Becken nach oben bis zum Scheitel, dabei das Herz erhoben und den Brustraum offen halten.**

Die Körperseiten strecken, die Schultern nach hinten nehmen, die Schulterblätter am Rücken weiter Richtung Mitte führen.

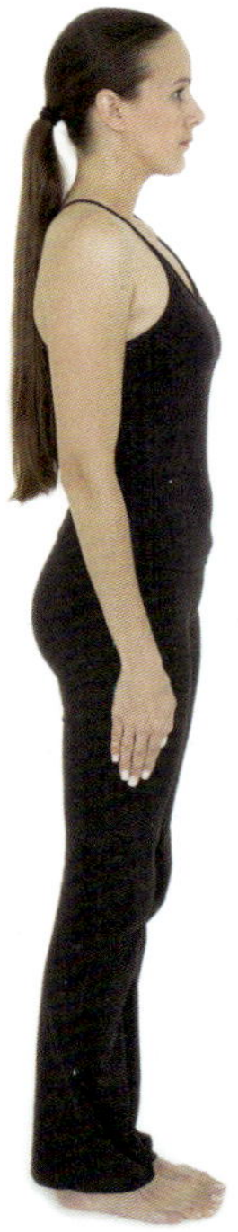

3 **Diese Position mehrere Atemzüge lang halten und darauf achten, wie Sie sich fühlen, anschließend die Haltung wieder auflösen.**

Variationen

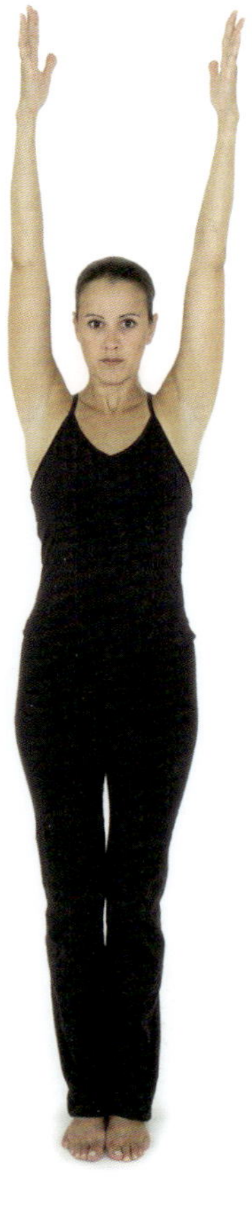

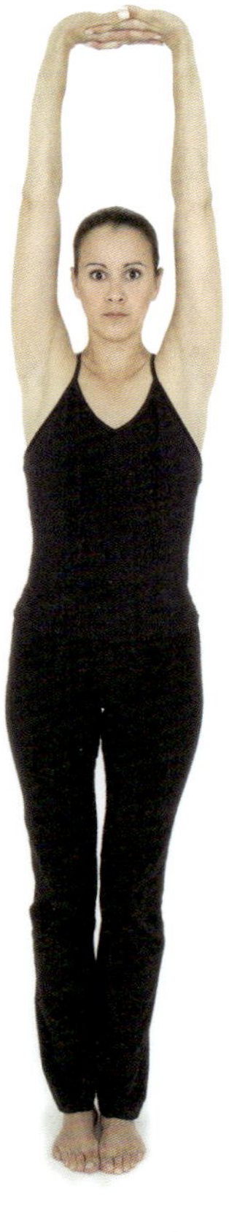

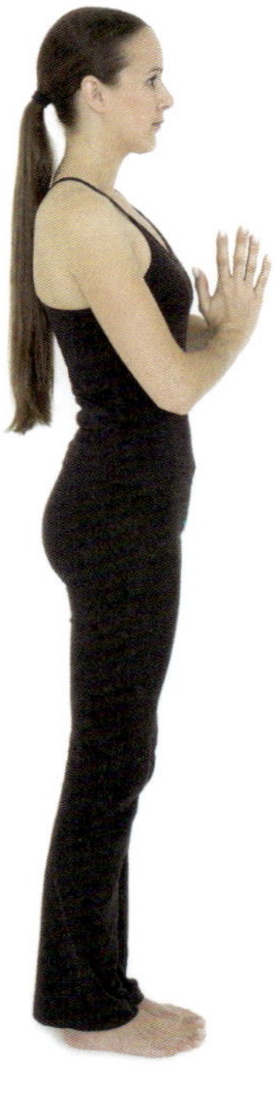

Nach unten schauender Hund

Adho Mukha Svanasana

Gegenhaltung

- Haltung des Kindes (Balasana)

Drishti

- Auf den Boden
- Zwischen die Füße

Körperliche Vorteile

- Verbessert die Verdauung
- Hilft bei Schlaflosigkeit, Menstruationsbeschwerden und Beschwerden in der Menopause sowie bei Kreuzschmerzen
- Kräftigt Arme, Beine und Rumpf
- Dehnt Handflächen, Brust, Rücken, die hintere Oberschenkelmuskulatur sowie die Waden und Füße
- Führt dem Körper Energie zu

Psychische Vorteile

- Verbessert die Fähigkeit des Fokussierens
- Entwickelt Willensstärke
- Regt den Geist an
- Mildert Stress und leichte innere Unruhe

Gegenanzeigen

- Karpaltunnelsyndrom
- Bluthochdruck
- Kopfschmerzen

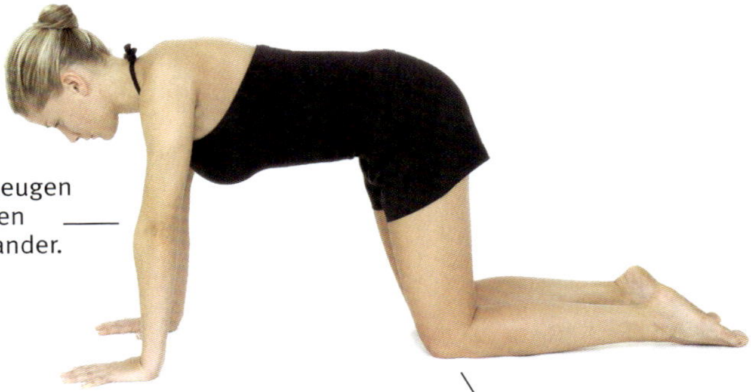

Ellenbeugen schauen zueinander.

Handgelenksbeugefalten parallel zur Vorderseite der Matte ausrichten (oder, falls Sie keine Matte verwenden, zu der Linie, wo die Matte liegen würde).

Mit den Knien ein kleines Stück hinter die Hüften rutschen.

1 In den Vierfüßlerstand gehen, die Hände stützen sich direkt unter den Schultern auf. Die Finger gleichmäßig spreizen und die Hände fest mit dem Boden verwurzeln. Im Boden verwurzeln bedeutet, die Hände aktiv nach unten zu strecken wie ein Baum, der seine Wurzeln in die Erde schickt. Einatmen und die Muskeln von den Händen zu den Schultern hinauf anspannen. Die Arme gespannt und gerade lassen, ausatmen und die Schulterblätter Richtung Rückenmitte ziehen.

Die Arme gestreckt halten und die Hände fest im Boden verwurzeln, dabei die Armmuskeln von den Handgelenken bis in die Schultern ziehen.

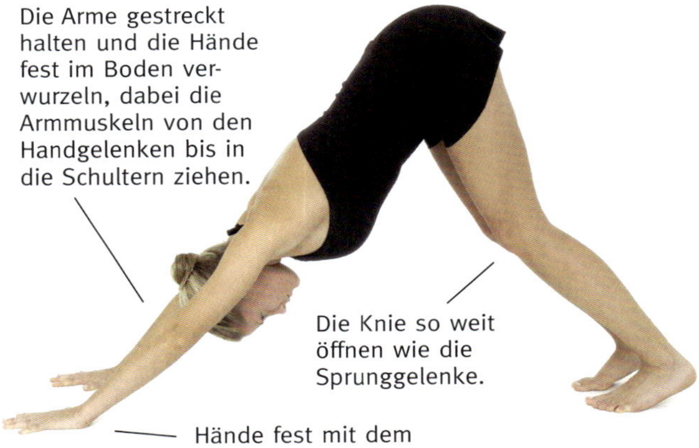

Die Knie so weit öffnen wie die Sprunggelenke.

Hände fest mit dem Boden verwurzeln.

2 Die Stellung aus Schritt 1 halten, einatmen, die Hüften anheben und den Rücken in der Wirbelsäule und den Hüften verlängern.

3 Beine durchstrecken, um die fertige Haltung einzunehmen.

4 Diese Position einige Atemzüge lang halten. Die Stellung lösen und in die Haltung des Kindes (Balasana, siehe S. 194) sinken.

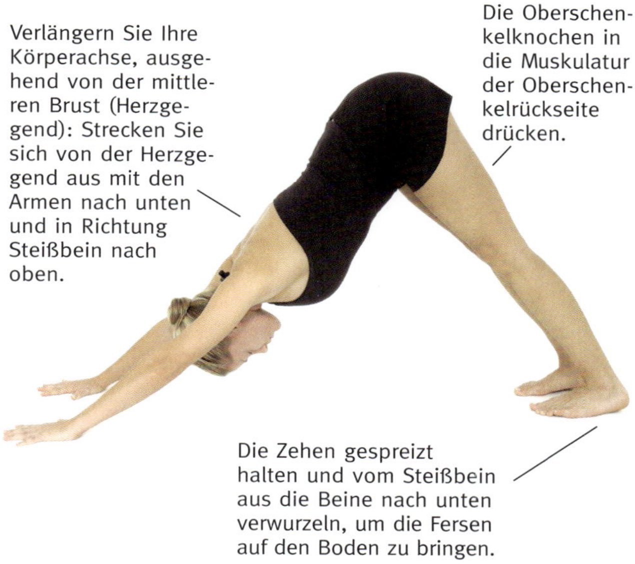

Sanfte Variation

Schritte 1–3 ausführen, aber die Knie gebeugt und die Fersen vom Boden angehoben lassen.

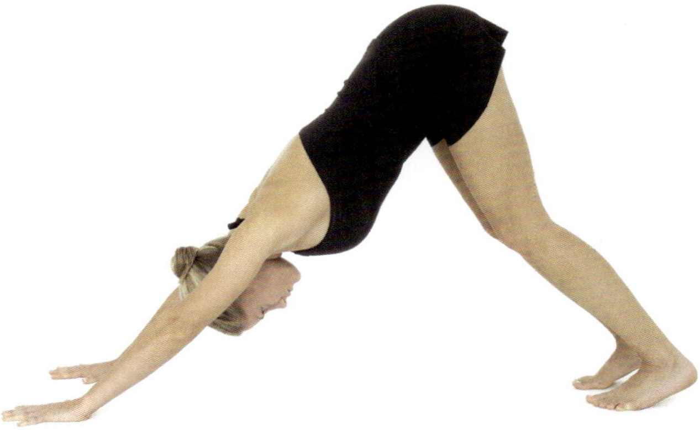

Weitere Variation

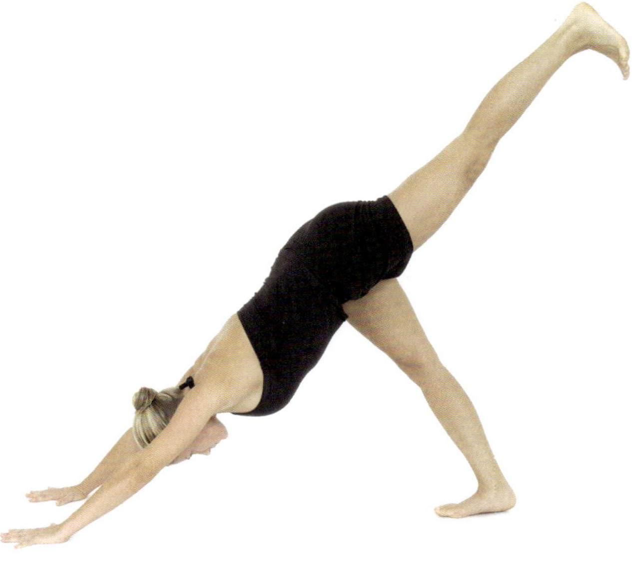

Gestreckte seitliche Winkelhaltung

Utthita Parsvakonasana

Gegenhaltung

- Nach unten schauender Hund (Adho Mukha Svanasana)

Drishti

- Nach oben
- Nach vorne
- Auf den Boden

Körperliche Vorteile

- Kräftigt Sprunggelenke, Waden, Knie und Oberschenkel
- Lindert Ischiassymptome
- Öffnet Hüften und Leisten
- Verbessert die Lungenkapazität
- Lindert Arthritissymptome
- Verlängert die Wirbelsäule
- Regt die Verdauung an

Psychische Vorteile

- Verbessert die Fähigkeit des Fokussierens
- Entwickelt Willensstärke
- Regt den Geist an
- Reduziert Stress

Gegenanzeigen

- Knieverletzung
- Niedriger Blutdruck (in diesem Fall halten Sie die Hände mit den Fingerspitzen nach oben)

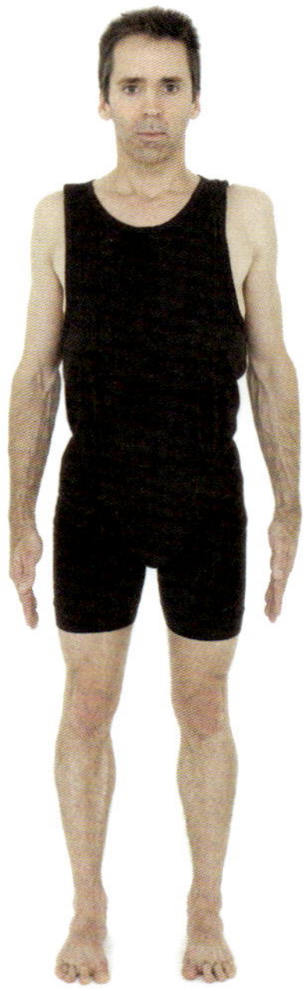

1 **Stehen Sie in der Berghaltung (Tadasana, siehe S. 28)**

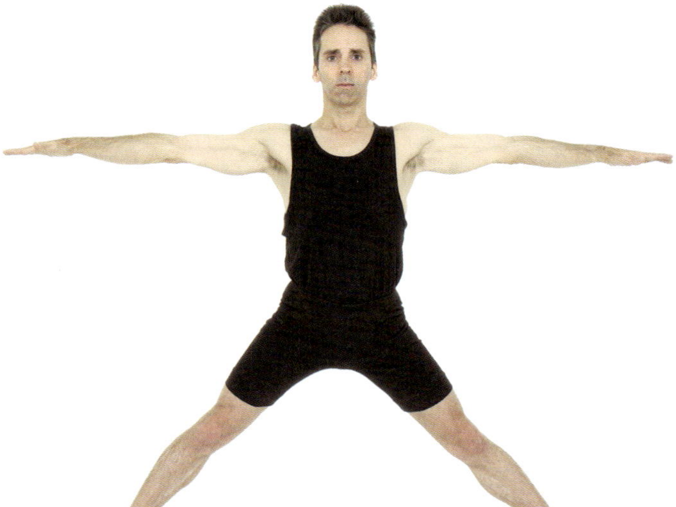

2 **Grätschen Sie die Füße weit. Atmen Sie ein, und strecken Sie die Arme seitlich aus. Im Idealfall sollten die Sprunggelenke unter den Handgelenken sein.**

3 **Drehen Sie den linken Fuß leicht nach innen und das rechte Bein ganz zur Seite nach außen.**

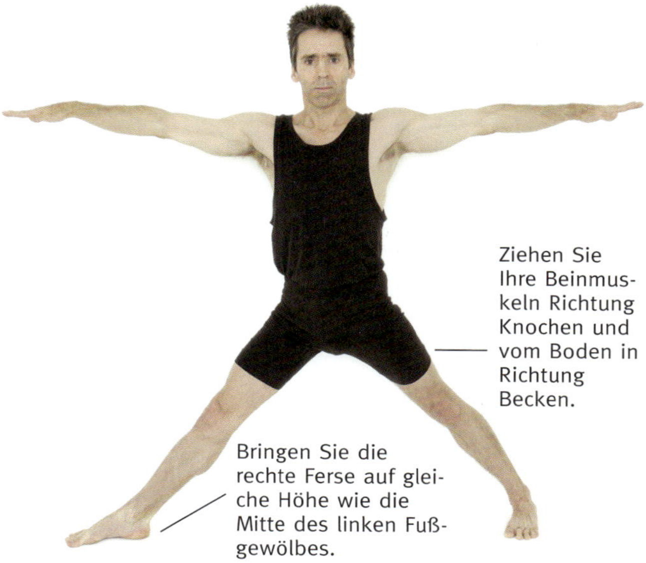

4 **Atmen Sie aus, beugen Sie das rechte Knie im 90-Grad-Winkel und legen Sie die Fingerspitzen der rechten Hand außen an den rechten Knöchel. Die linke Hand legen Sie auf die Hüfte. Nehmen Sie Hüften und Oberschenkel zurück, vergrößern Sie den Abstand zwischen den Sitzbeinhöckern und weiten Sie den Beckenboden. Halten Sie den Abstand zwischen den Sitzbeinhöckern, verwurzeln Sie Ihr Steißbein vom Becken aus nach unten, strecken Sie sich hierzu vom Becken hinunter zu den Füßen. Strecken Sie den linken Arm über das linke Ohr und schauen Sie nach oben zu diesem Arm.**

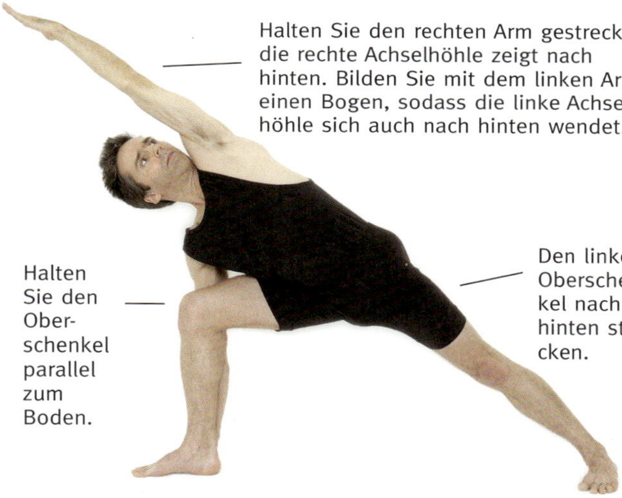

5 **Halten Sie die Position mehrere Atemzüge lang, schließen Sie dann die Beine, atmen Sie ein und richten Sie sich auf. Auf der anderen Seite wiederholen.**

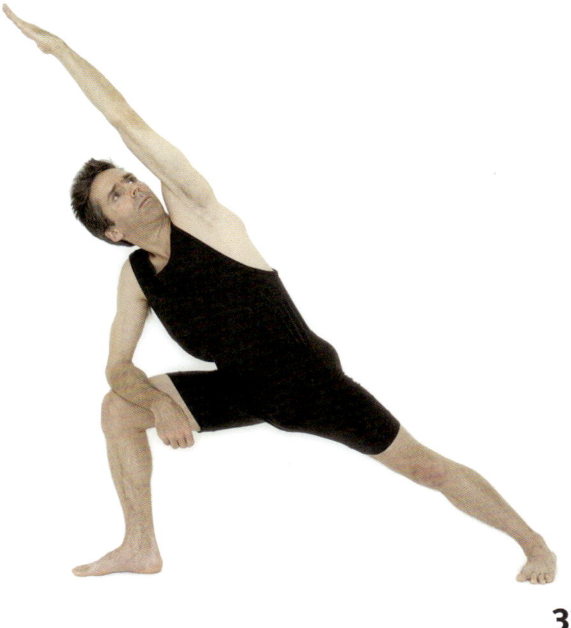

Sanfte Variation

Wie in Schritt 1–5, nur den Ellbogen auf dem Knie lassen, anstatt die Finger zum Boden zu führen.

Gestrecktes Dreieck

Utthita Trikonasana

Gegenhaltung

- Stehende Vorwärtsbeuge (Uttanasana)

Drishti

- Nach oben
- Nach vorne
- Nach unten

Körperliche Vorteile

- Regt die Verdauung an, bessert die Durchblutung
- Lindert Beschwerden der Menopause
- Lindert Ischias-symptome
- Dehnt Fußgewölbe, Waden, hintere Oberschenkelmuskeln, Leisten
- Öffnet Kehle, Brust, Schultern und Hüften
- Verlängert die Wirbelsäule
- Stabilisiert und kräftigt Beine und Rumpf
- Verbessert die muskuläre Ausdauer

Psychische Vorteile

- Verbessert die Fähigkeit des Fokussierens
- Entwickelt Willensstärke
- Regt den Geist an
- Reduziert Stress

Gegenanzeigen

- Nackenverletzung (nicht nach oben schauen)
- Niedriger Blutdruck
- Kongestive Herz-insuffizienz

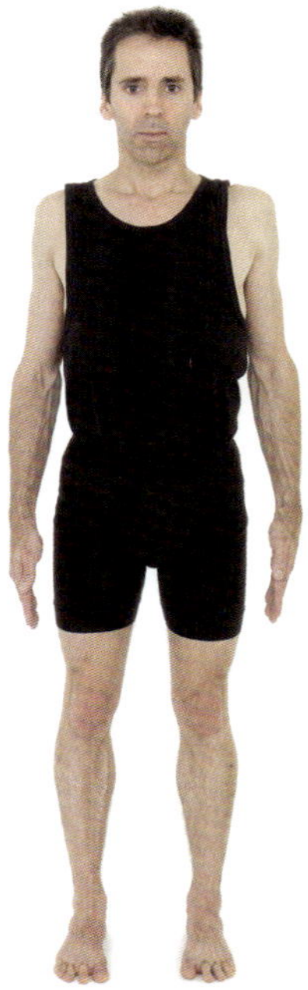

1 **Stehen Sie in der Berghaltung (Tadasana, siehe S. 28)**

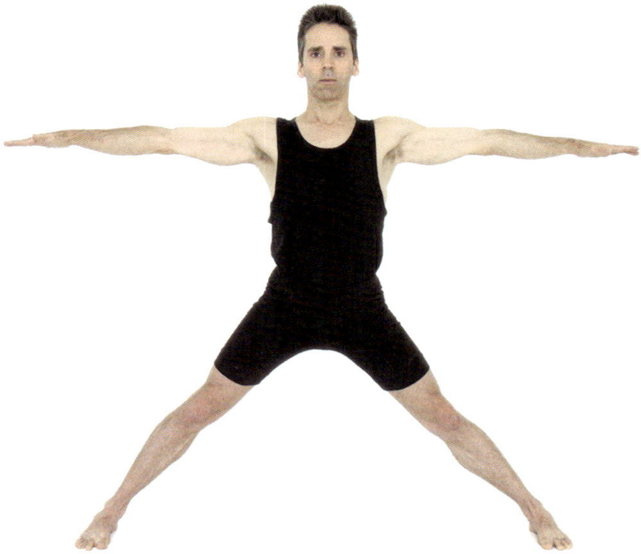

2 **Grätschen Sie die Füße weit. Atmen Sie ein, und strecken Sie die Arme zur Seite. Idealerweise sollten die Sprunggelenke unter den Handgelenken sein.**

3 **Drehen Sie den linken Fuß leicht nach innen; drehen Sie das rechte Bein und den rechten Fuß ganz zur Seite nach außen.**

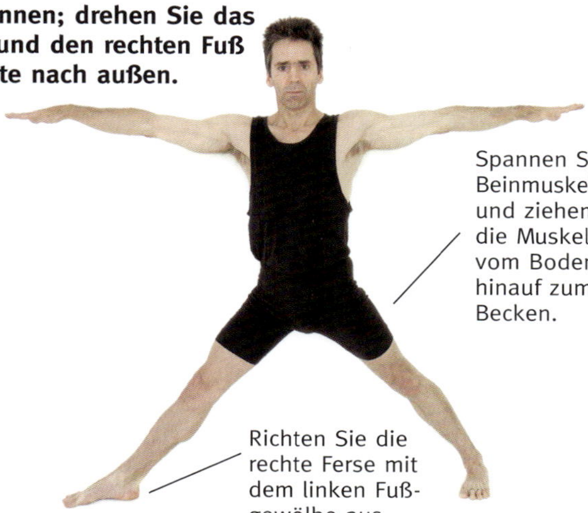

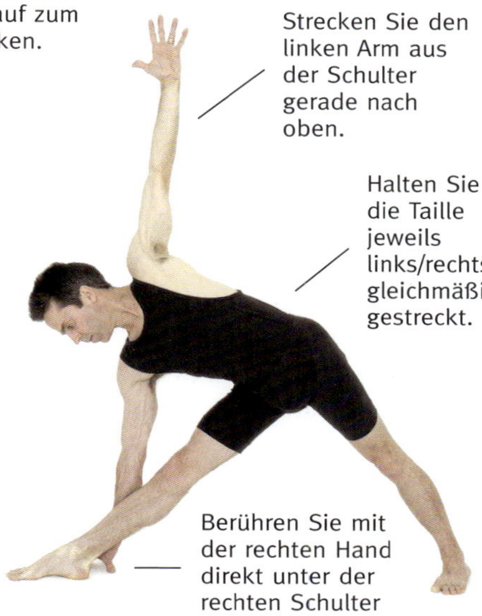

4 **Halten Sie die Spannung in den Beinen. Atmen Sie ein, und verlängern Sie die Wirbelsäule. Atmen Sie aus, und beugen Sie sich in der Taille nach rechts. Berühren Sie mit den Fingerspitzen der rechten Hand den Boden.**

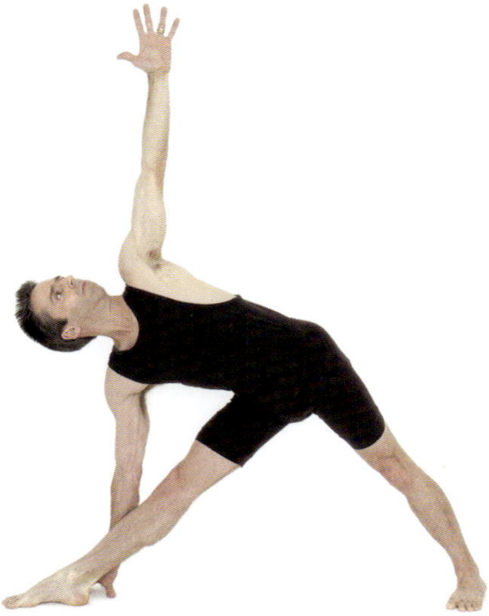

5 **Drehen Sie den Kopf so, dass Sie zu Ihrem linken Daumen hinaufschauen.**

6 **Halten Sie diese Position mehrere Atemzüge lang, schließen Sie dann die Beine, und lösen Sie die Stellung auf. Auf der anderen Seite wiederholen.**

Sanfte Variation

Wie in Schritt 1–5, aber legen Sie in Schritt 4 für die Hand einen Klotz genau unter die Schulter.

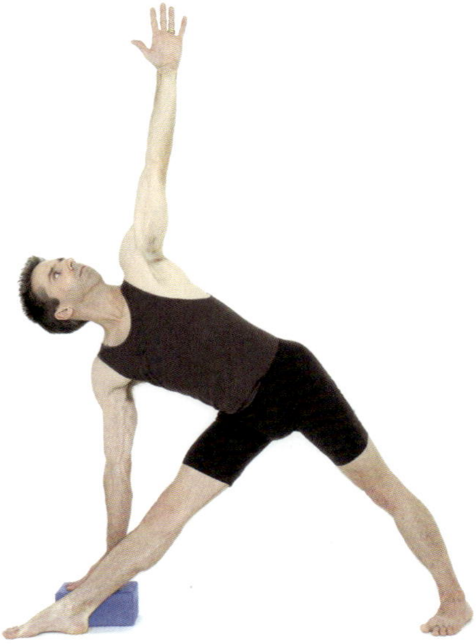

Krieger II

Virabhadrasana II

Gegenhaltung

- Nach unten schauender Hund (Adho Mukha Svanasana)

Drishti

- Über die Fingerspitzen der nach vorne gestreckten Hand

Körperliche Vorteile

- Kräftigt Fußgewölbe, Knöchel, Knie und Oberschenkel
- Dehnt Hüften und Schultern
- Weitet die Brust
- Verbessert die Lungenkapazität
- Regt die Verdauung an, bessert die Durchblutung
- Verbessert die muskuläre Ausdauer
- Verlängert die Wirbelsäule

Psychische Vorteile

- Verbessert die Fähigkeit des Fokussierens
- Entwickelt Willensstärke
- Regt den Geist an

Gegenanzeigen

- Bluthochdruck
- Nackenverletzung

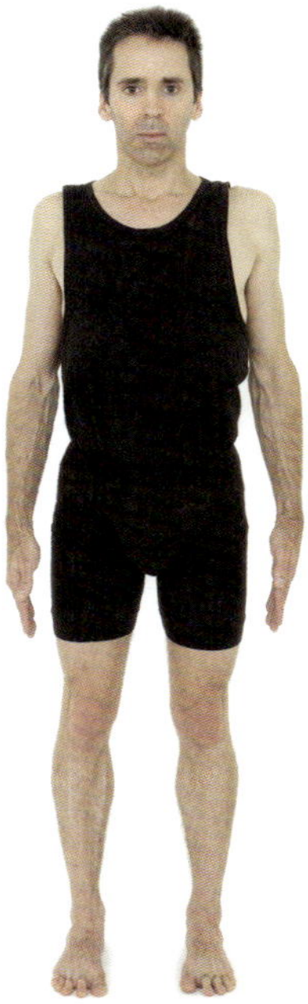

1 Stehen Sie in der Berghaltung (Tadasana, siehe S. 28)

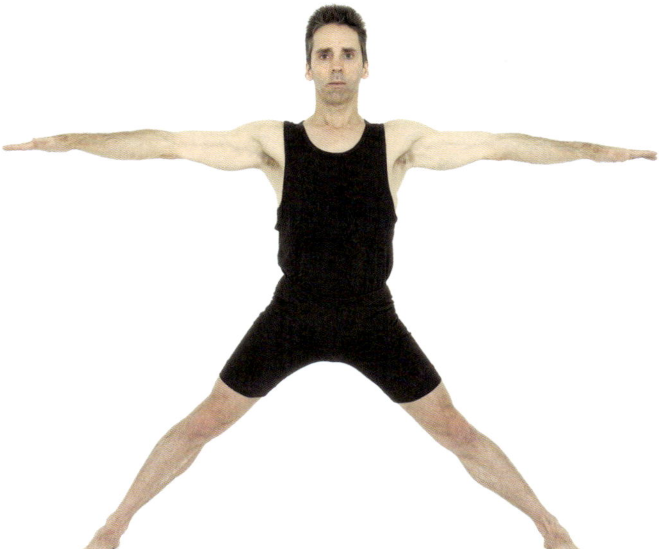

2 Grätschen Sie die Füße breit. Atmen Sie ein, und strecken Sie die Arme zur Seite.

3 **Drehen Sie den linken Fuß leicht nach innen; drehen Sie das rechte Bein ganz zur Seite nach außen.**

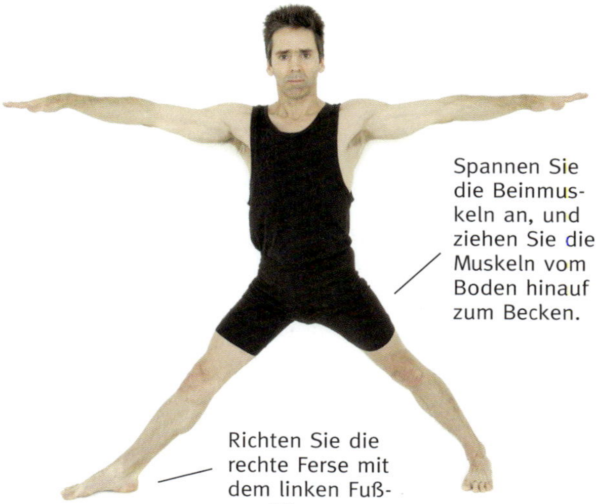

4 **Halten Sie die Spannung in den Beinen, atmen Sie aus, und beugen Sie das rechte Knie im 90-Grad-Winkel.**

5 **Halten Sie die Position mehrere Atemzüge lang. Zur Auflösung schließen Sie die Beine, spannen die Muskeln an, atmen ein und verlassen die Position. Auf der anderen Seite wiederholen.**

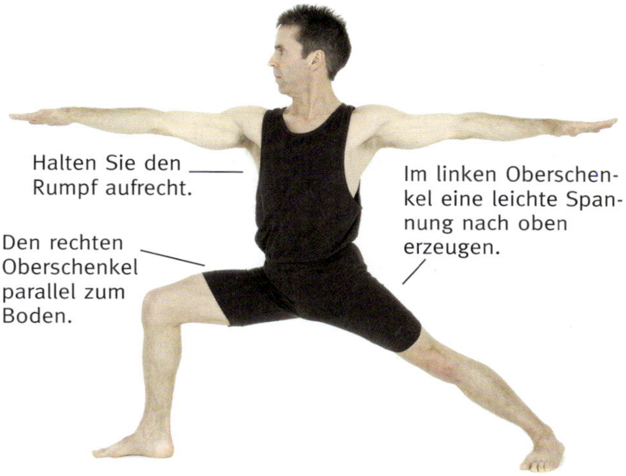

Variation

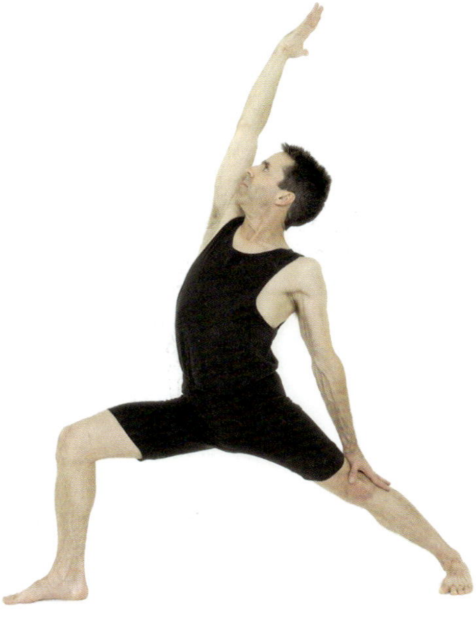

Halbmond oder Ausfallschritt

Anjaneyasana

Gegenhaltung

- Nach unten schauender Hund (Adho Mukha Svanasana)

Drishti

- Nach vorne
- Nach oben zu den Fingerspitzen

Körperliche Vorteile

- Kräftigt Fußgewölbe, Knöchel, Knie und Oberschenkel
- Dehnt Hüften und Schultern
- Öffnet die Brust
- Regt die Verdauung an
- Verbessert die muskuläre Ausdauer
- Lindert Ischiassymptome

Psychische Vorteile

- Verbessert die Fähigkeit des Fokussierens
- Entwickelt Willensstärke
- Regt den Geist an

Gegenanzeigen

- Nackenverletzung
- Knieverletzung (wählen Sie die sanfte Variation)

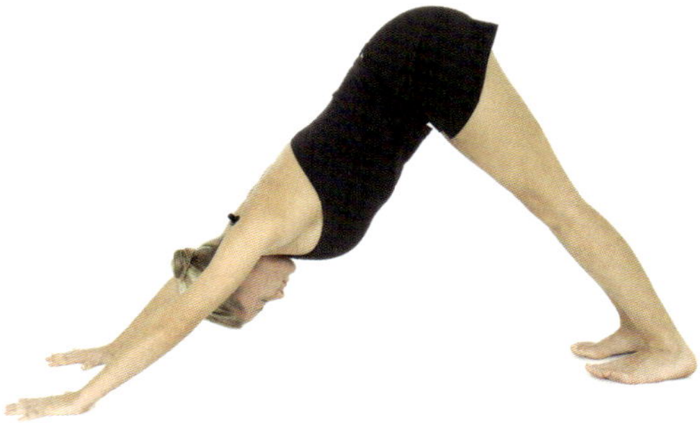

1 Beginnen Sie in der Haltung Nach unten schauender Hund (siehe S. 30).

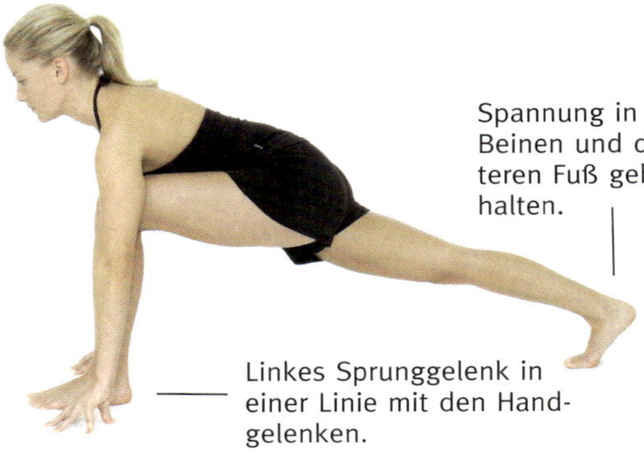

Spannung in den Beinen und den hinteren Fuß gebeugt halten.

Linkes Sprunggelenk in einer Linie mit den Handgelenken.

2 Atmen Sie ein, machen Sie mit dem linken Fuß einen Ausfallschritt nach vorne, und halten Sie das hintere Bein gestreckt.

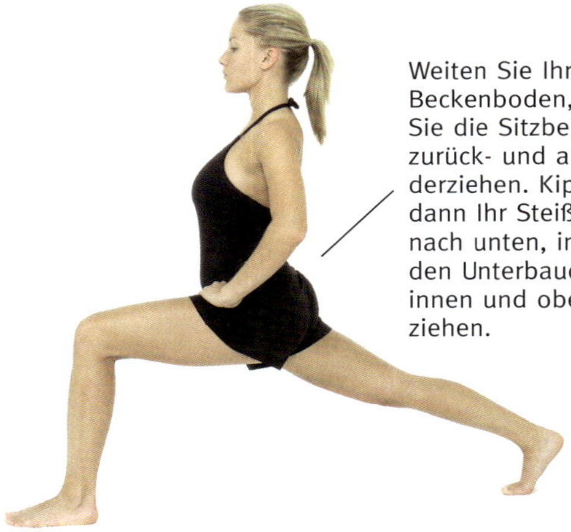

Weiten Sie Ihren Beckenboden, indem Sie die Sitzbeinhöcker zurück- und auseinanderziehen. Kippen Sie dann Ihr Steißbein nach unten, indem Sie den Unterbauch nach innen und oben ziehen.

3 Atmen Sie ein, heben Sie den Oberkörper, legen Sie die Hände auf die Hüften. Drücken Sie den linken Fuß nach unten. Ziehen Sie ihn gegen einen gedachten Widerstand des Bodens zurück, während Sie den rechten Fuß nach vorne führen, um die Hüften gerade zu stellen.

4 **Atmen Sie ein, strecken Sie die Arme über den Kopf, und verschränken Sie die Hände. Die Zeigefinger zeigen hinauf zur Decke. Atmen Sie aus, und verwurzeln Sie sich vom Unterbauch bis zu den Füßen. Atmen Sie ein, und strecken Sie sich vom Unterbauch bis in die Hände. Machen Sie den Nacken lang, und drücken Sie Ihren Kopf nach hinten, damit die Schulterblätter in einer Rückbeuge weiter Richtung Rückenmitte wandern. Die Position einige wenige Atemzüge lang halten. Ziehen Sie die Beine zueinander wie zuvor in Schritt 3, atmen Sie ein, und richten Sie sich auf. Auf der anderen Seite wiederholen.**

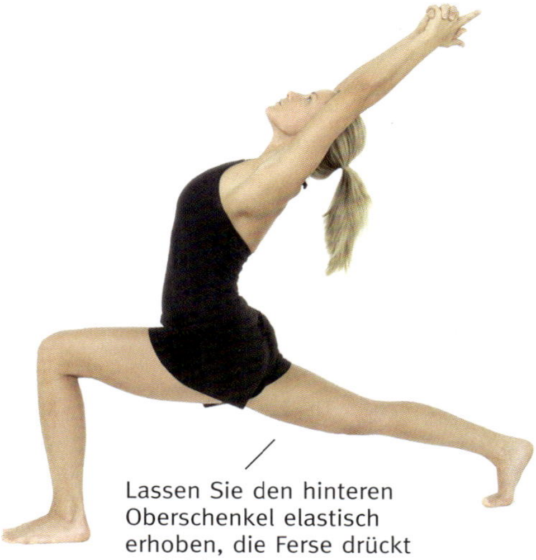

Lassen Sie den hinteren Oberschenkel elastisch erhoben, die Ferse drückt nach hinten.

Sanfte Variation

Wie in Schritt 1–4, nur lassen Sie das hintere Knie auf dem Boden und die Hände unverschränkt und schulterbreit geöffnet.

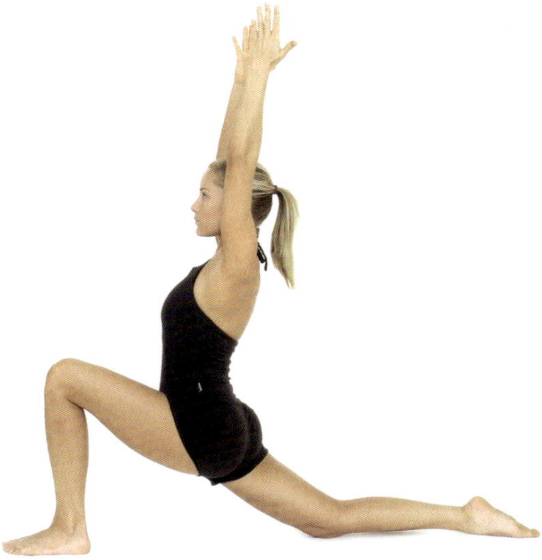

Weitere Variation

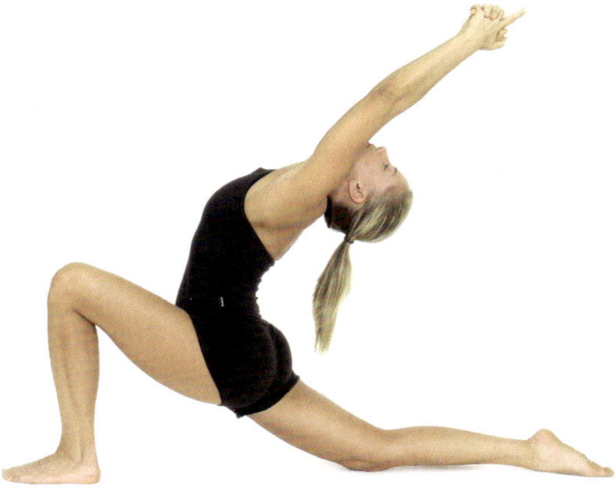

Krieger I

Virabhadrasana I

Gegenhaltung

- Nach unten schauender Hund (Adho Mukha Svanasana)

Drishti

- Nach vorne
- Nach oben

Körperliche Vorteile

- Kräftigt Fußgewölbe, Knöchel, Knie und Oberschenkel
- Dehnt Hüften und Schultern
- Weitet die Brust
- Regt die Verdauung an, bessert die Durchblutung
- Verbessert die muskuläre Ausdauer
- Lindert Ischiassymptome

Psychische Vorteile

- Verbessert die Fähigkeit des Fokussierens
- Entwickelt Willensstärke
- Regt den Geist an

Gegenanzeigen

- Bluthochdruck
- Nackenverletzung

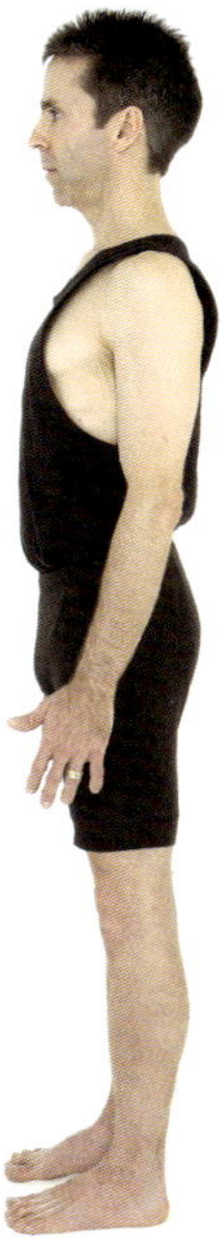

1 Stehen Sie in der Berghaltung (Tadasana, siehe S. 28)

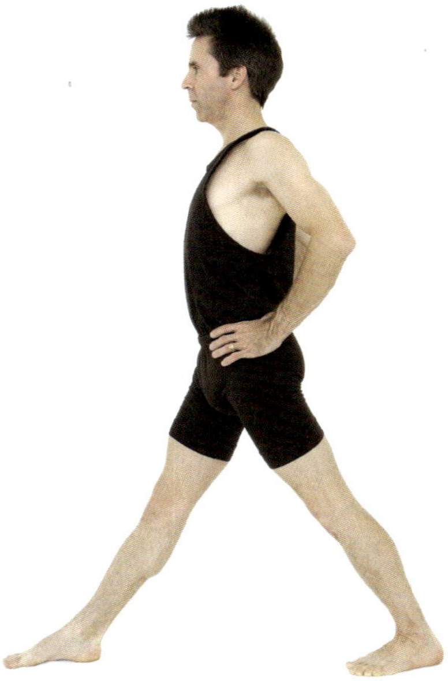

2 Den rechten Fuß einen bequemen Schritt nach vorne setzen. Die linke Ferse leicht nach innen drehen, sodass der Fuß in einem leichten Winkel nach außen steht.

3 **Halten Sie die Spannung in den Beinen, atmen Sie aus, und beugen Sie das rechte Knie im 90-Grad-Winkel. Legen Sie die Hände auf die Hüften, und stellen Sie die Hüften nach vorne gerade. Korrigieren Sie, falls nötig, den Abstand zwischen Ihren Füßen, sodass das rechte Schienbein rechtwinklig zum Boden ist, wenn der rechte Oberschenkel parallel zum Boden ist. Atmen Sie ein, und strecken Sie die Arme über den Kopf. Verwurzeln Sie Ihr Steißbein nach unten, strecken Sie sich hierzu aus dem Becken und in den Beinen nach unten.**

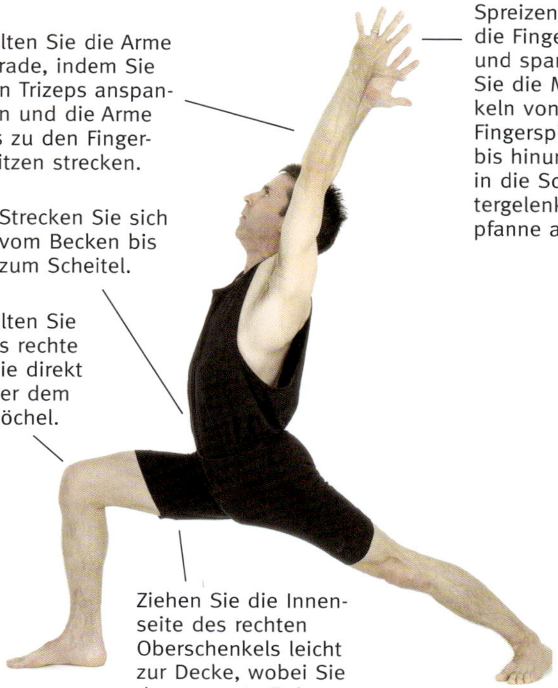

4 **Halten Sie die Position für einige wenige Atemzüge. Zur Auflösung verwurzeln Sie sich mit den Füßen im Boden. Atmen Sie ein, strecken Sie die Beinvorderseite, und kommen Sie zum Stand. Auf der anderen Seite wiederholen.**

Gedrehte seitliche Winkelhaltung

Parivrtta Parsvakonasana

Gegenhaltung

- Stehende Vorwärtsbeuge (Uttanasana)

Drishti

- Nach oben
- Nach vorne
- Auf den Boden

Körperliche Vorteile

- Kräftigt Knöchel, Waden, Knie und Oberschenkel
- Lindert Ischiassymptome
- Öffnet Hüften und Leisten
- Verbessert die Lungenkapazität
- Lindert Arthritissymptome
- Verlängert die Wirbelsäule
- Fördert die Verdauung
- Bessert das Gleichgewicht
- Regt das Kreislaufsystem und das lymphatische System an

Psychische Vorteile

- Verbessert die Fähigkeit des Fokussierens
- Entwickelt Willensstärke
- Regt den Geist an
- Reduziert Stress

Gegenanzeigen

- Knieverletzung
- Niedriger Blutdruck
- Migräne

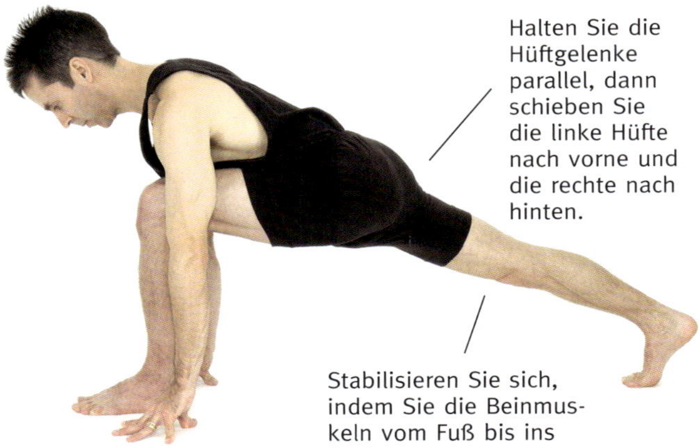

1 Beginnen Sie mit einem Ausfallschritt des linken Beins nach vorne, das rechte Bein ist gestreckt.

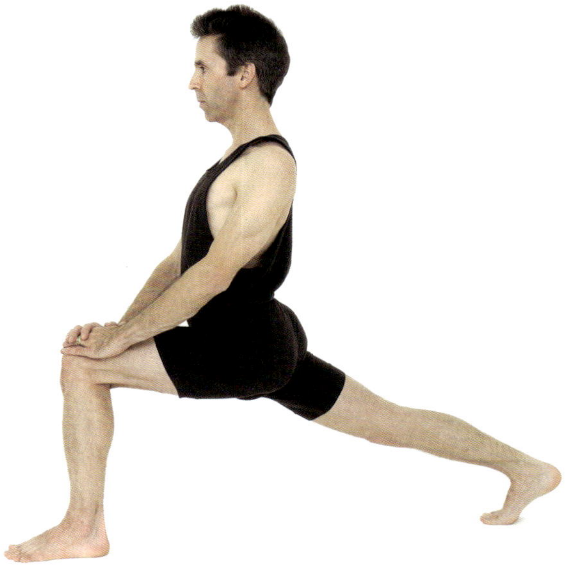

2 Halten Sie die Spannung in den Beinen, heben Sie den Rumpf, legen Sie beide Hände auf den vorderen Oberschenkel.

3 **Halten Sie Ihre Beine durchgedrückt, um Ihr Becken zu stabilisieren, und fixieren Sie mit den Händen Ihren linken Oberschenkel, um den Rumpf nach links zu drehen.**

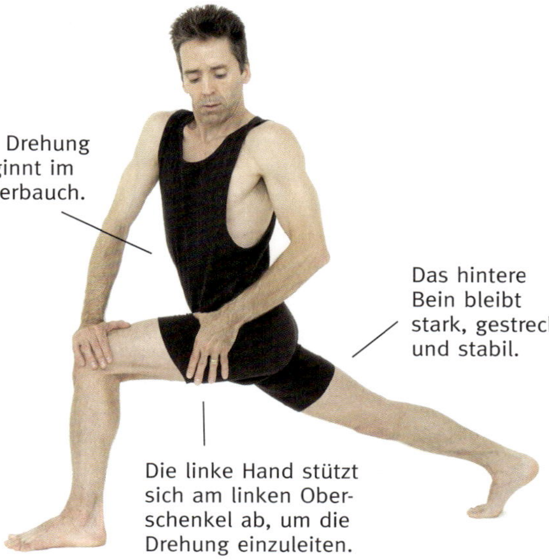

4 **Verhaken Sie den rechten Arm wenn möglich bis zur Achselhöhle, über Ihr linkes Knie, und legen Sie Ihre rechte Hand auf den Boden. Drehen Sie Ihr rechtes Bein so, dass der Fuß flach auf dem Boden steht. Strecken Sie Ihren linken Arm über Ihr linkes Ohr, die Handfläche zeigt nach unten.**

5 **Halten Sie die Position mehrere Atemzüge lang, schließen Sie dann die Beine, und lösen Sie die Haltung dann auf. Auf der anderen Seite wiederholen.**

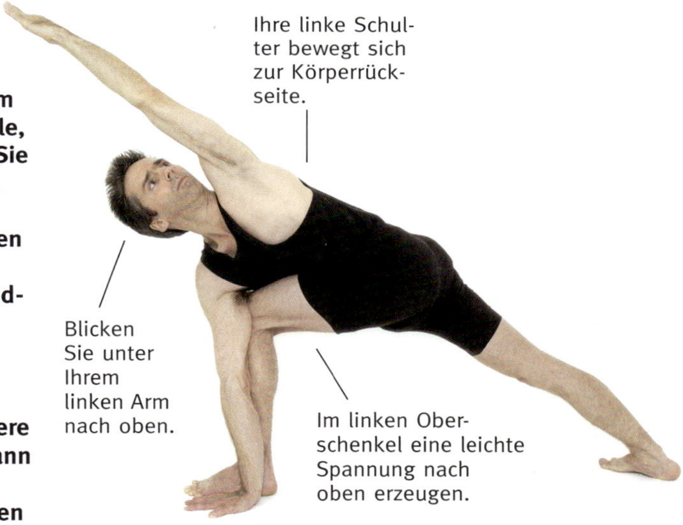

Sanfte Variation

Wie in Schritt 1–4, dann drücken Sie Ihre Handflächen in einer Gebetshaltung zusammen. Falls nötig, beugen Sie das hintere Knie.

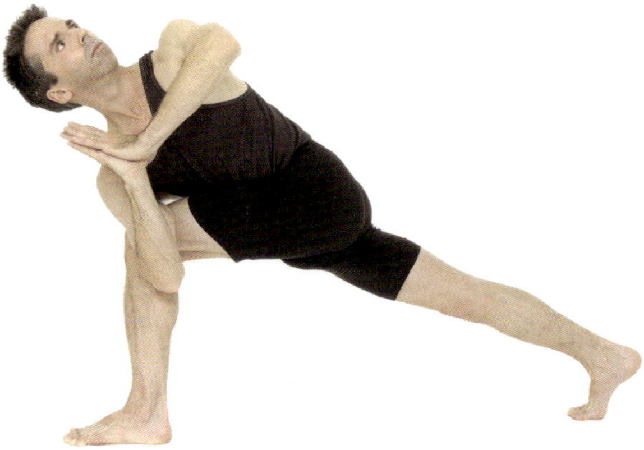

Gedrehtes Dreieck

Parivrtta Trikonasana

Gegenhaltung

- Stehende Vorwärtsbeuge (Uttanasana)

Drishti

- Nach oben
- Nach vorne
- Auf den Boden

Körperliche Vorteile

- Fördert die Verdauung, verbessert die Durchblutung
- Strafft und dehnt Waden, Oberschenkel, die hintere Oberschenkel- und die Bauchmuskulatur
- Verlängert die Wirbelsäule
- Öffnet Kehle, Brust und Schultern
- Kräftigt die Hüftmuskulatur, öffnet die Leisten
- Bessert das Gleichgewicht

Psychische Vorteile

- Verbessert die Fähigkeit des Fokussierens
- Entwickelt Willensstärke
- Regt den Geist an
- Reduziert Stress und leichte innere Unruhe

Gegenanzeigen

- Migräne
- Schlaflosigkeit
- Niedriger Blutdruck

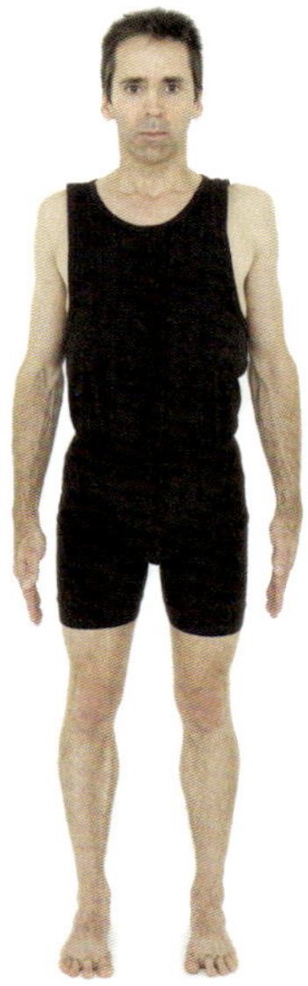

1 Stehen Sie in der Berghaltung (Tadasana, siehe S. 28)

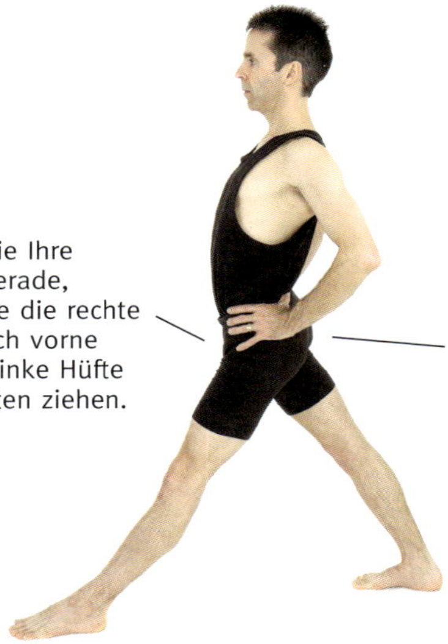

2 Stellen Sie Ihren linken Fuß drei bis dreieinhalb Fußlängen nach vorne, drehen Sie Ihren rechten Fuß in einem leichten Winkel nach außen. Wenn Sie die Hüften nicht gerade stellen können, stellen Sie den rechten Fuß ein paar Zentimeter weiter nach rechts, bis Sie die Hüften auf eine Linie bringen.

3 **Atmen Sie ein, und strecken Sie sich vom Becken bis zum Kopf. Atmen Sie aus, beugen Sie sich nach vorne, und berühren Sie mit den Fingerspitzen den Boden.**

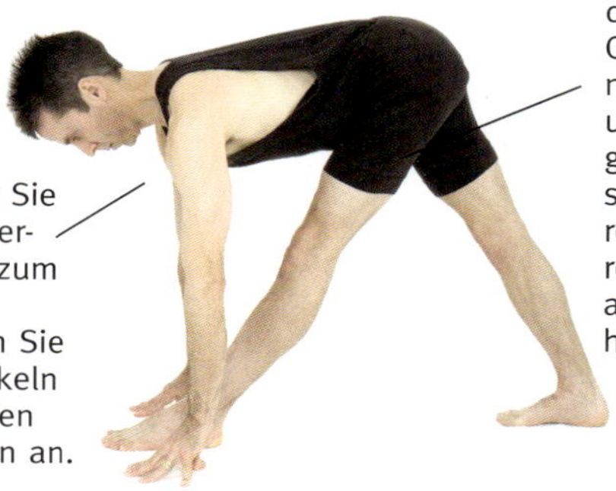

4 **Legen Sie die linke Hand auf Ihre Hüfte. Atmen Sie ein, und strecken Sie sich aus der Beckenmitte bis zum Scheitel. Verlängern Sie dabei die Wirbelsäule. Atmen Sie aus, und drehen Sie den Rumpf vom Unterbauch aus nach links. Drehen Sie anschließend Rippen, Schultern und Kopf in dieser Reihenfolge, und heben Sie den linken Arm in Richtung Decke.**

5 **Halten Sie die Position mehrere Atemzüge lang, legen Sie dann die linke Hand auf Ihre Hüfte, und richten Sie den Blick zum Boden. Legen Sie Ihre rechte Hand auf die andere Hüfte. Verlängern Sie die Wirbelsäule aus der Beckenmitte bis zum Scheitel. Verwurzeln Sie Ihre Füße im Boden, atmen Sie ein, und richten Sie sich auf. Auf der anderen Seite wiederholen.**

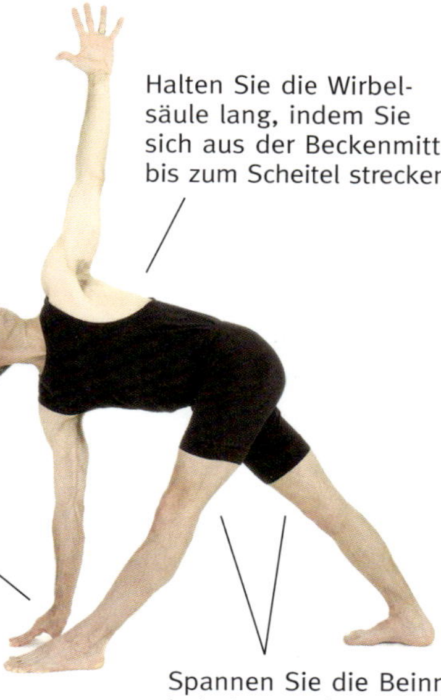

Sanfte Variation

Wie in Schritt 1–5, aber legen Sie in Schritt 4 einen Klotz unter Ihre Hand.

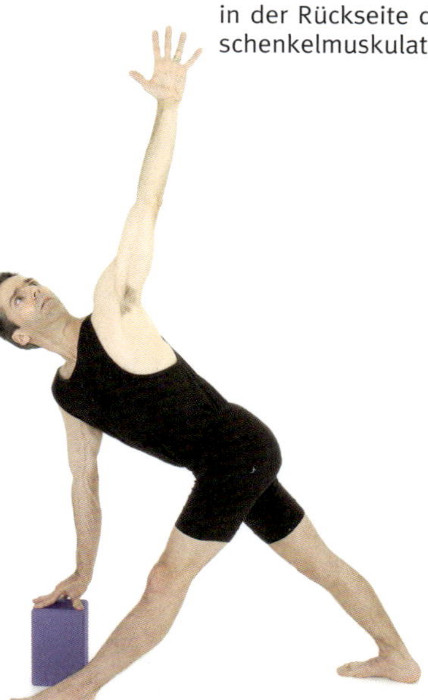

Stuhlhaltung

Utkatasana

Gegenhaltung

- Stehende Vorwärtsbeuge (Uttanasana)

Drishti

- Nach vorne
- Nach oben

Körperliche Vorteile

- Verlängert die Wirbelsäule
- Kräftigt Füße, Knöchel, Waden, Knie, Gesäß und Oberschenkel
- Öffnet die Brust
- Regt Verdauungssystem, Gefäßsystem und Genitalsystem an

Psychische Vorteile

- Verbessert die Fähigkeit des Fokussierens
- Entwickelt Willensstärke
- Regt den Geist an
- Reduziert Stress

Gegenanzeigen

- Niedriger Blutdruck
- Schlaflosigkeit
- Knieverletzung (wählen Sie die sanfte Variation)

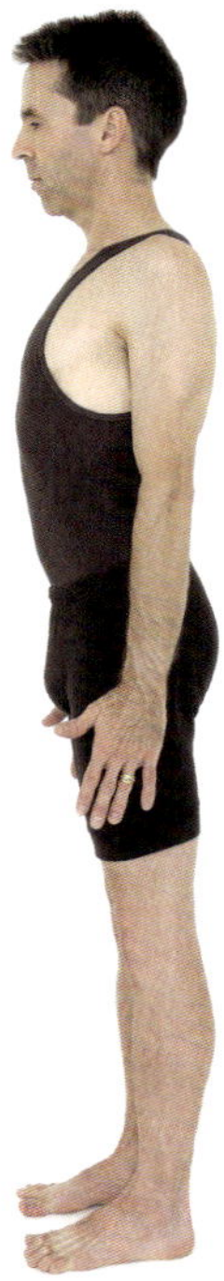

1 Stehen Sie in der Berghaltung (Tadasana, siehe S. 28).

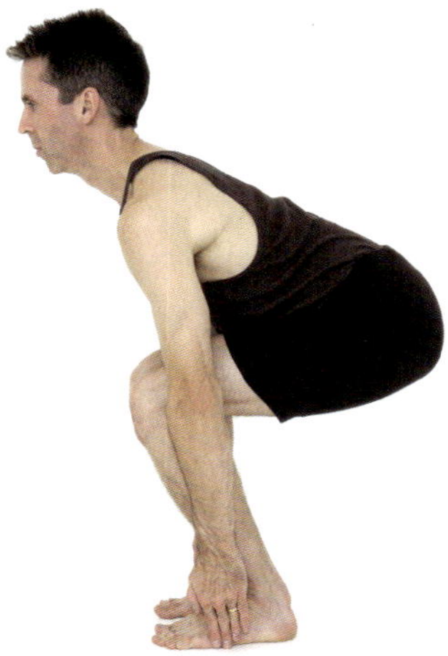

2 Atmen Sie aus, beugen Sie die Knie im 90-Grad-Winkel. Berühren Sie mit den Fingerspitzen den Boden

3 **Atmen Sie ein, und strecken Sie Ihre Arme über den Kopf. Spannen Sie die Armmuskeln von den Fingerspitzen bis hinunter in die Schultergelenkspfannen an.**

4 **Halten Sie die Position 15 bis 30 Sekunden. Um die Haltung aufzulösen, atmen Sie ein, strecken Sie Ihre Beine, und richten Sie sich auf. Atmen Sie aus, und senken Sie die Arme seitlich.**

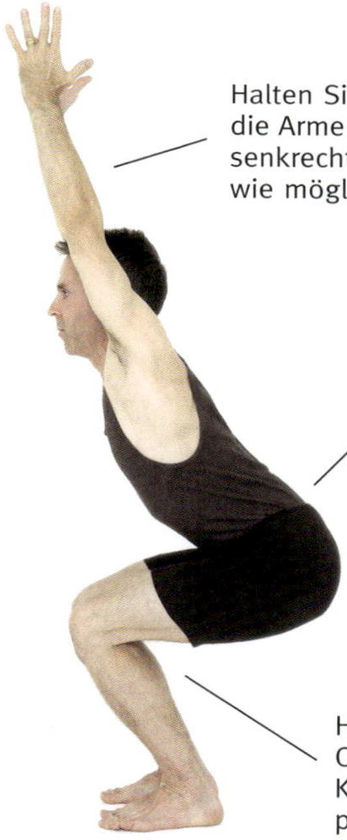

Halten Sie die Arme so senkrecht wie möglich.

Halten Sie die Taille nach hinten.

Halten Sie Oberschenkel, Knie und Füße parallel.

Sanfte Variation

Wie in Schritt 1–3, aber beugen Sie die Knie nur leicht, und halten Sie die Stellung nur für wenige Atemzüge.

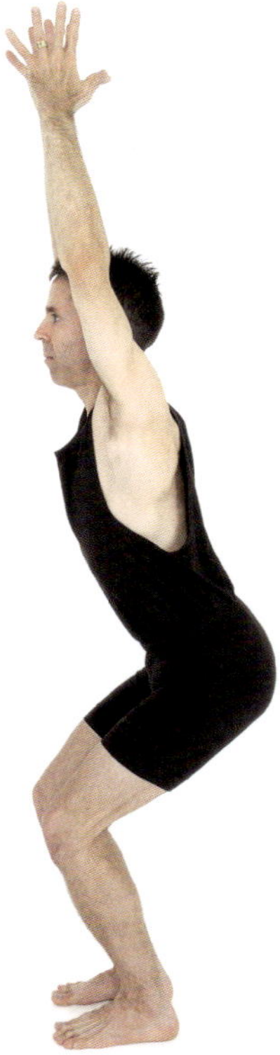

Gegrätschte Vorbeuge aus dem Stand

Prasarita Padottanasana

Gegenhaltung

- Stehende Vorwärtsbeuge (Uttanasana)

Drishti

- Auf den Boden
- Augen geschlossen
- Nasenspitze

Körperliche Vorteile

- Kräftigt Füße, Knöchel, Knie, die Innenseiten der Oberschenkel und den unteren Rücken
- Fördert die Verdauung, bessert die Durchblutung
- Tonisiert den Bauchraum
- Verringert leichte Rückenschmerzen
- Lindert Kopfschmerzen und Sinusitissymptome

Psychische Vorteile

- Verbessert die Fähigkeit des Fokussierens
- Entwickelt die Willenskraft
- Beruhigt den Geist
- Reduziert Stress und innere Unruhe

Gegenanzeigen

- Verletzung des unteren Rückens (wählen Sie die sanfte Variation)
- Bluthochdruck

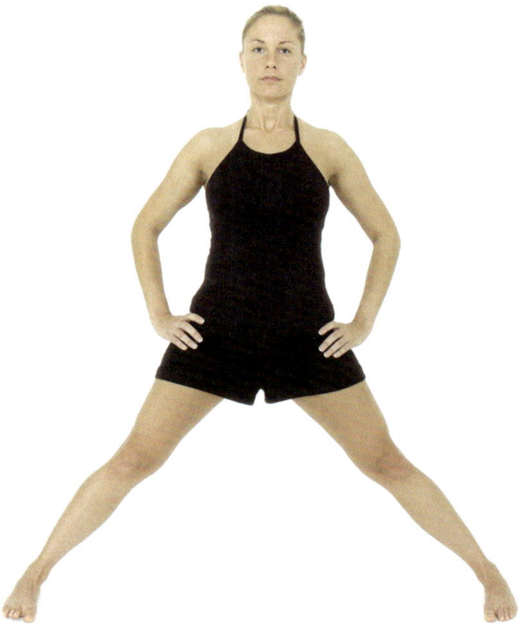

1 Grätschen Sie die Beine viereinhalb bis fünf Fußlängen breit, die Füße stehen parallel. Legen Sie Ihre Hände auf die Hüften. Atmen Sie ein, und strecken Sie sich vom Becken bis zum Kopf.

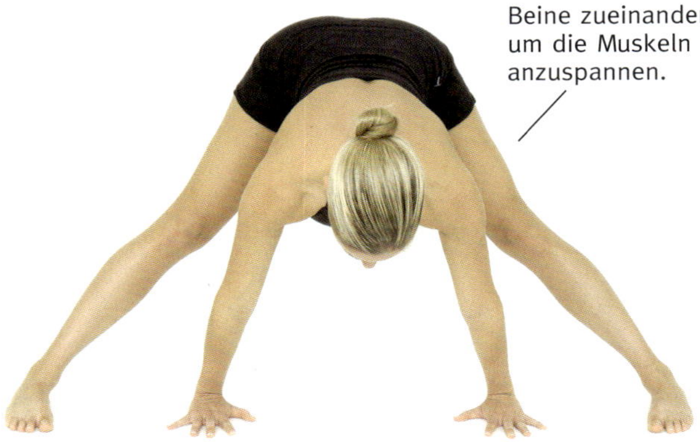

Ziehen Sie die Beine zueinander, um die Muskeln anzuspannen.

2 Atmen Sie aus, beugen Sie sich nach vorne, und legen Sie die Hände auf den Boden. Die Fingerspitzen sind auf einer Linie mit den Zehen.

3 **Atmen Sie aus. Berühren Sie mit dem Scheitel den Boden.**

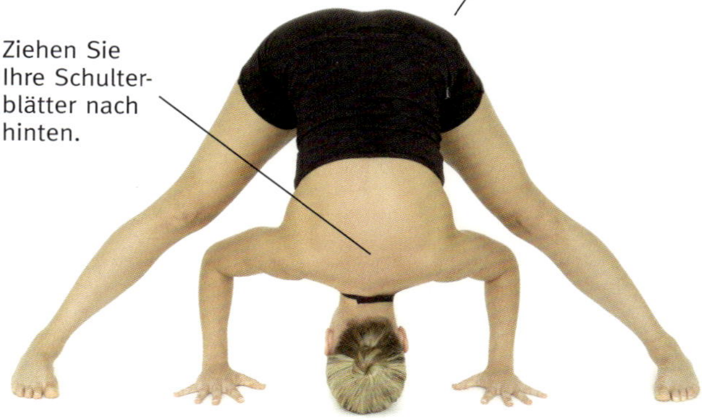

Sanfte Variation

Wie Schritt 1 und 2, legen Sie jedoch für Ihre Hände jeweils einen Klotz genau unter die Schultern.

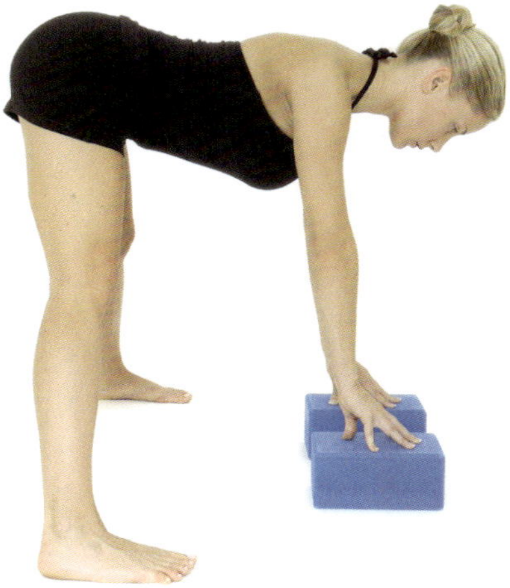

Weitere Variation

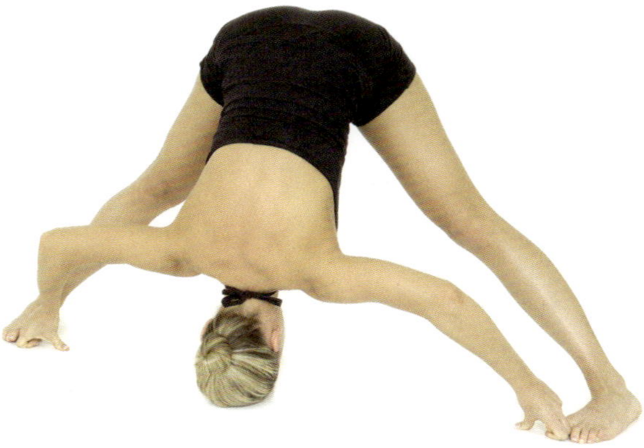

Tor

Parighasana

Gegenhaltung

- Haltung des Kindes (Balasana)

Drishti

- Nach vorne
- Nach oben

Körperliche Vorteile

- Verlängert die Körperseiten
- Öffnet die Brust
- Tonisiert die Bauchorgane
- Kräftigt Knöchel, Knie und Hüftgelenke
- Dehnt Fußgewölbe, Waden, Oberschenkel und Bauchmuskeln

Psychische Vorteile

- Verbessert die Klarheit des Denkens
- Reduziert Stress

Gegenanzeigen

- Bluthochdruck (beide Hände oberhalb des Herzens halten
- Ischias
- Verletzung von Hüfte, Knie oder Leiste

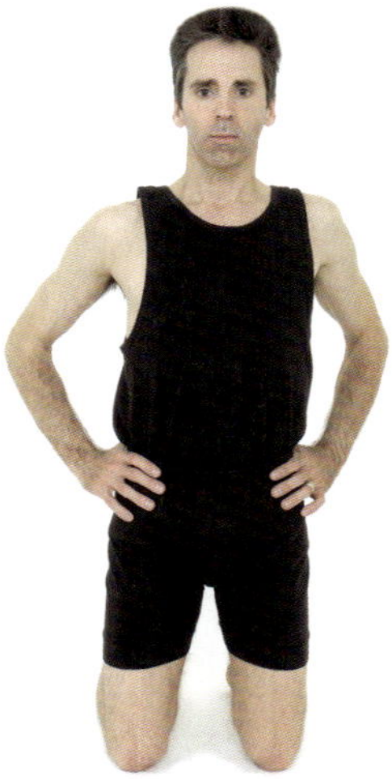

1 Knien Sie sich auf den Boden, die Hände liegen auf den Hüften, die Füße sind gebeugt.

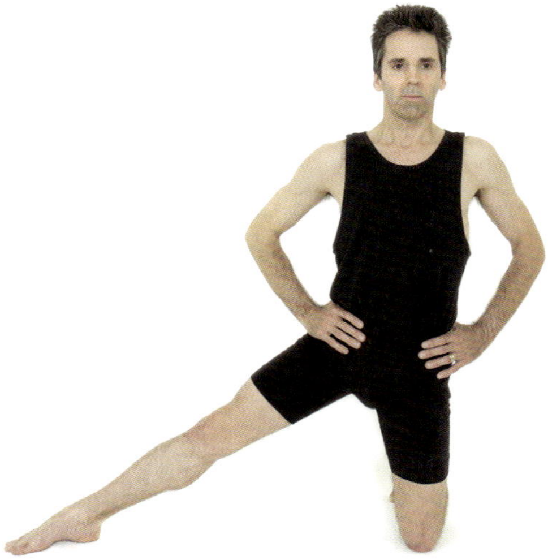

2 Strecken Sie Ihr rechtes Bein zur Seite, halten Sie den Fuß auf einer Linie mit dem linken Knie. Drehen Sie den rechten Fuß in einem leichten Winkel nach innen.

3 **Atmen Sie ein. Strecken Sie beide Arme parallel zum Boden zur Seite.**

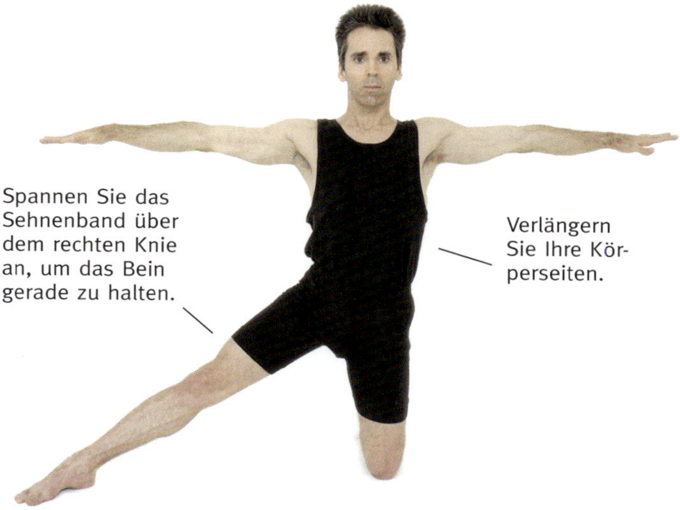

4 **Atmen Sie ein, und ziehen Sie die Muskeln vom rechten Fuß hinauf bis in die Beckenmitte. Nehmen Sie die Taille seitlich zurück, verlängern Sie Ihr Steißbein nach unten, runden Sie den Rücken, und bringen Sie den Rumpf leicht nach vorne. Atmen Sie aus, beugen Sie den Rumpf nach rechts, und gleiten Sie mit der rechten Hand das Bein hinunter, die Handfläche zeigt nach oben. Heben Sie den linken Arm seitlich über das Ohr.**

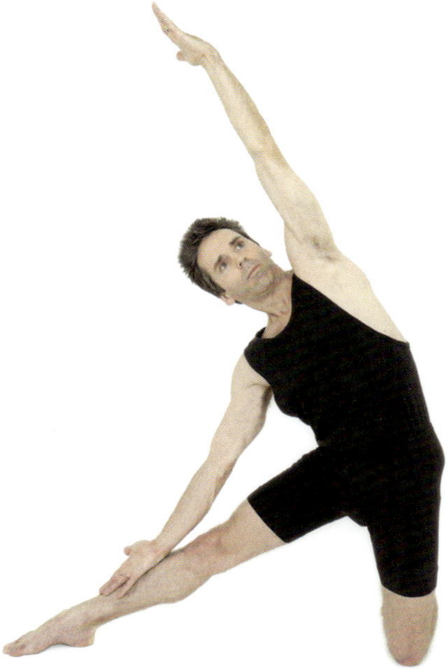

5 **Halten Sie den Rücken gerundet, atmen Sie aus, dehnen Sie Ihren linken Arm zur rechten Seite, sodass sich beide Handflächen berühren. Halten Sie diese Position einige wenige Atemzüge lang. Zum Auflösen nehmen Sie die Beine zusammen. Atmen Sie ein, und kommen Sie wieder auf die Knie. Auf der anderen Seite wiederholen.**

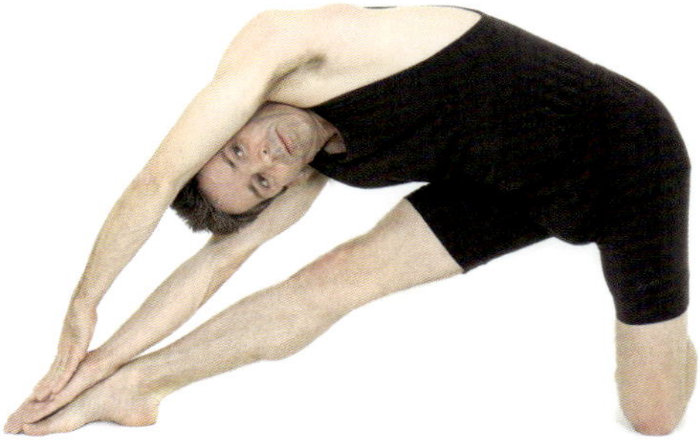

Sanfte Variation

Nur die Schritte 1–4 machen.

Demütiger Krieger

Gegenhaltungen

- Stehende Vorwärtsbeuge (Uttanasana)
- Nach unten schauender Hund (Adho Mukha Svanasana)

Drishti

- Nach vorne
- Auf den Boden

Körperliche Vorteile

- Dehnt die Körperseiten
- Öffnet den Brustraum
- Tonisiert Bauchorgane
- Öffnet die Hüften
- Regt Schilddrüse und Nebenschilddrüse an
- Verlängert die Wirbelsäule
- Lindert die Symptome des Karpaltunnelsyndroms in Handgelenk und Unterarm
- Bessert das Gleichgewicht
- Kräftigt Oberschenkel, Waden und Füße

Psychische Vorteile

- Verbessert die Klarheit des Denkens
- Reduziert Stress, leichte Depression, innere Unruhe

Gegenanzeigen

- Niedriger Blutdruck (Kopf über Herzhöhe halten)
- Knieverletzung
- Schwangerschaft (nach den ersten drei Monaten)

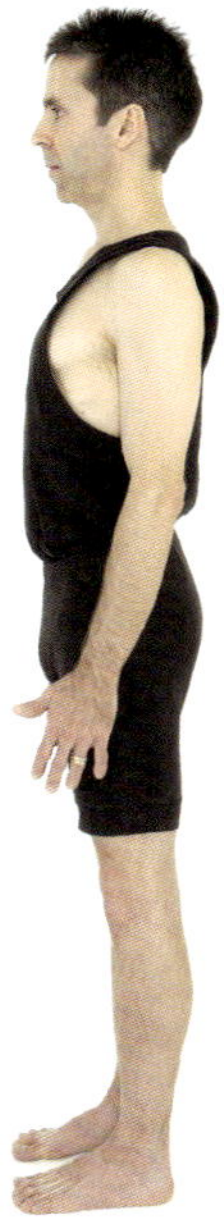

1 Stehen Sie in der Berghaltung (Tadasana, siehe S. 28), die Füße sind parallel und hüftbreit geöffnet.

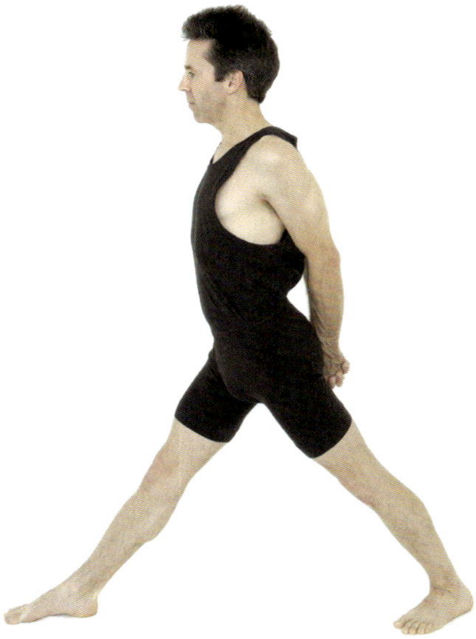

2 Bringen Sie Ihre Beine weit auseinander. Drehen Sie den linken Fuß nach außen, den rechten nach innen. Drehen Sie den Rumpf nach rechts. Hüften gerade, Hände auf dem Rücken verschränkt.

3 **Atmen Sie ein, verlängern Sie Ihre Körperseiten, schieben Sie die Spitzen beider Unterarmknochen nach hinten, und ziehen Sie Ihre Schulterblätter nach hinten. Atmen Sie aus, beugen Sie das rechte Knie, und strecken Sie den Rumpf über Ihr rechtes Bein.**

Strecken Sie sich aus der Beckenmitte bis zum Scheitel.

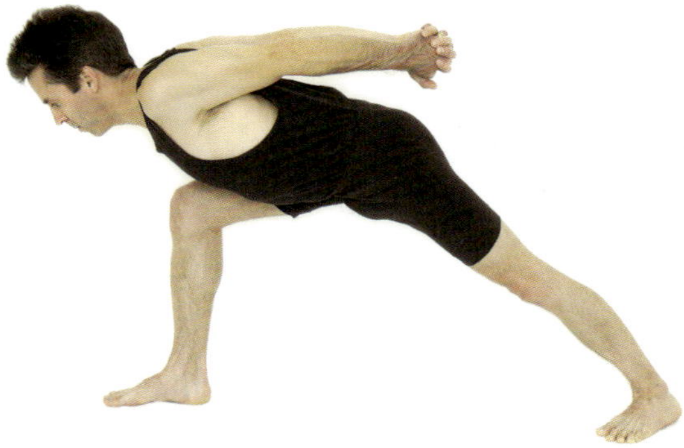

4 **Atmen Sie aus, beugen Sie den Rumpf zwischen den Beinen nach vorne, und bringen Sie Ihren Kopf nah zum Boden.**

5 **Um die Haltung aufzulösen, nehmen Sie die Beine zusammen. Atmen Sie ein, und kommen Sie zum Stand. Auf der anderen Seite wiederholen.**

Halten Sie Ihre Schulterblätter nach hinten gezogen, und ziehen Sie die Arme nach oben in Richtung Decke.

Spannen Sie das Sehnenband über dem linken Knie an, um das Bein gestreckt zu halten.

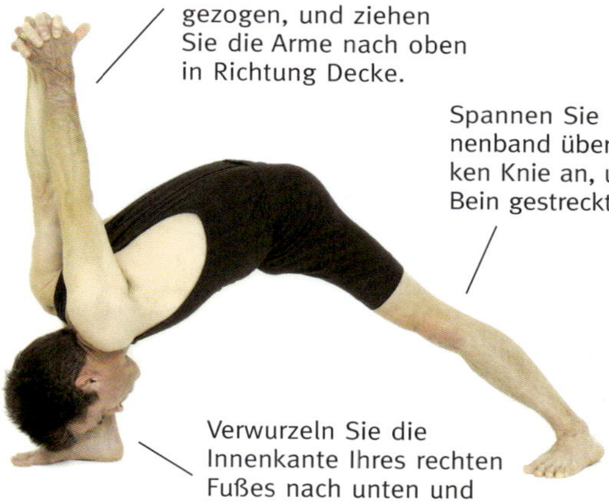

Verwurzeln Sie die Innenkante Ihres rechten Fußes nach unten und spannen Sie die Muskeln vom Fuß bis hinauf in die Beckenmitte an.

Sanfte Variation

Machen Sie einen Ausfallschritt, bei dem das hintere Knie am Boden bleibt.

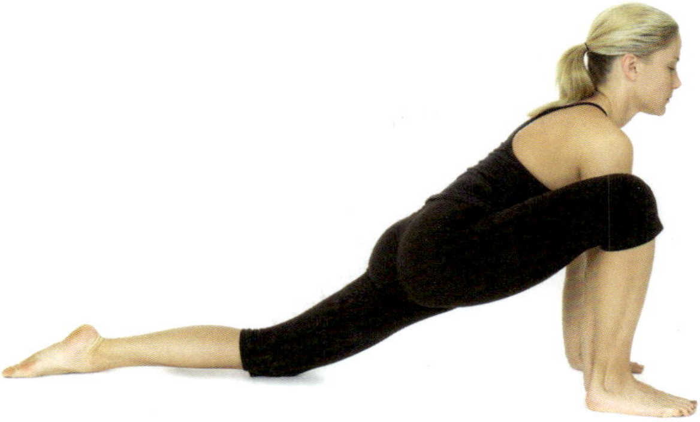

Seitliche intensive Dehnung

Parsvottanasana

Gegenhaltung

- Stehende Vorwärtsbeuge (Uttanasana)

Drishti

- Nach oben
- Nach vorne, auf die Schienbeine

Körperliche Vorteile

- Öffnet die Brust
- Kräftigt Füße, Knöchel, Schienbeine, Knie und Oberschenkel
- Lockert die Hüften
- Dehnt die hintere Oberschenkelmuskulatur
- Fördert die Verdauung, bessert die Durchblutung
- Regt Schilddrüse und Nebenschilddrüse an
- Strafft die Bauchmuskulatur
- Verlängert die Wirbelsäule
- Bessert das Gleichgewicht

Psychische Vorteile

- Verbessert die Klarheit des Denkens
- Reduziert Stress

Gegenanzeigen

- Niedriger Blutdruck
- Schwangerschaft

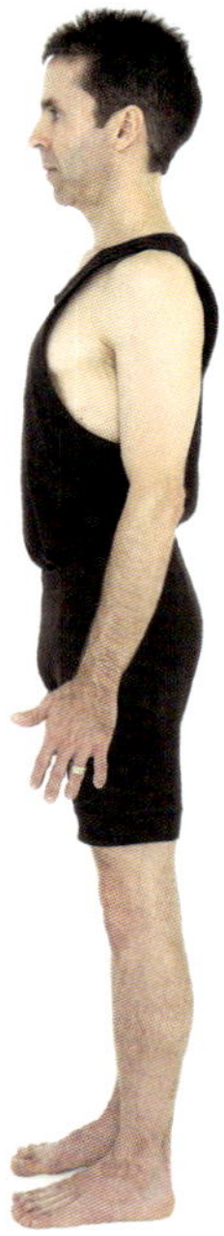

1 Stehen Sie in der Berghaltung (Tadasana, siehe S. 28), die Füße parallel und hüftbreit geöffnet.

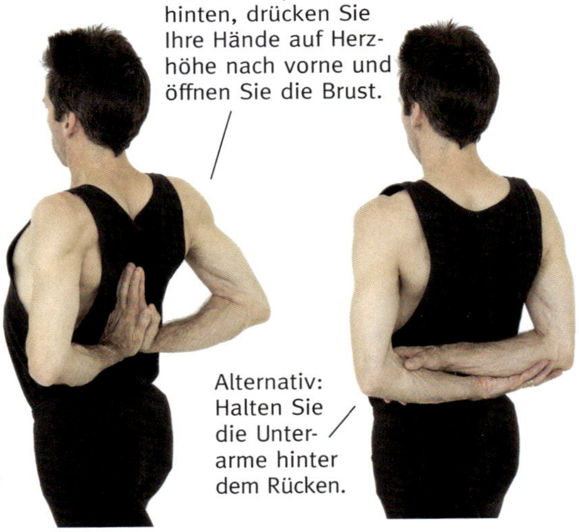

2 Atmen Sie ein, beugen Sie Ihre Ellbogen, legen Sie hinter dem Rücken die Handflächen aneinander. Finger zeigen nach oben. Atmen Sie aus, und schieben Sie die zusammengelegten Hände am Rücken zwischen den Schulterblättern weiter nach oben.

3 **Atmen Sie aus, setzen Sie den rechten Fuß drei bis dreieinhalb Fußlängen nach vorne, und stellen Sie die Hüften gerade.**

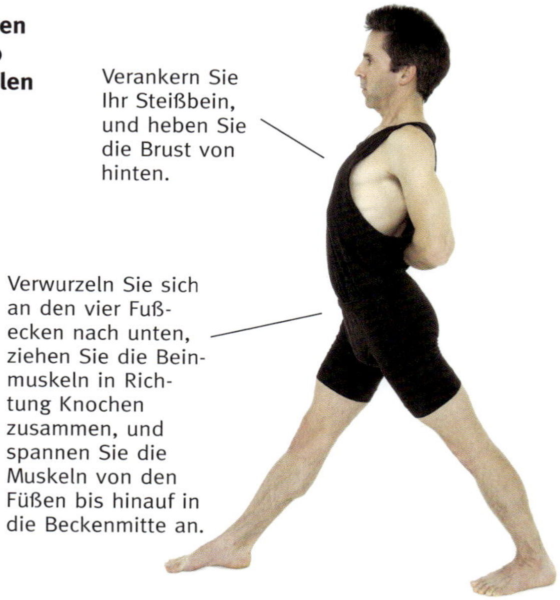

4 **Halten Sie die Streckung in der Wirbelsäule. Atmen Sie aus, und beugen Sie den Oberkörper nach vorne.**

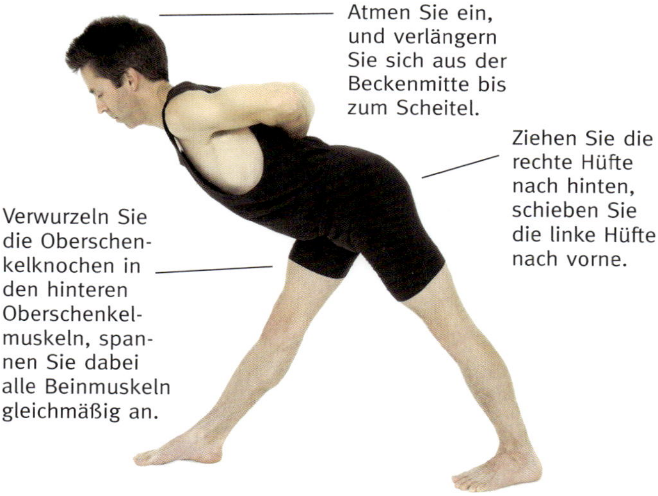

5 **Atmen Sie weiter aus, strecken Sie den Oberkörper nach vorne über Ihr Bein, und versuchen Sie, mit dem Kinn Ihr Schienbein zu berühren. Bleiben Sie mehrere Atemzüge lang in dieser Pose. Um die Haltung aufzulösen, bringen Sie Ihre Beine zusammen (ziehen Sie sie zueinander); verwurzeln Sie sich mit den Füßen im Boden. Atmen Sie ein, und kommen Sie in den Stand. Auf der anderen Seite wiederholen.**

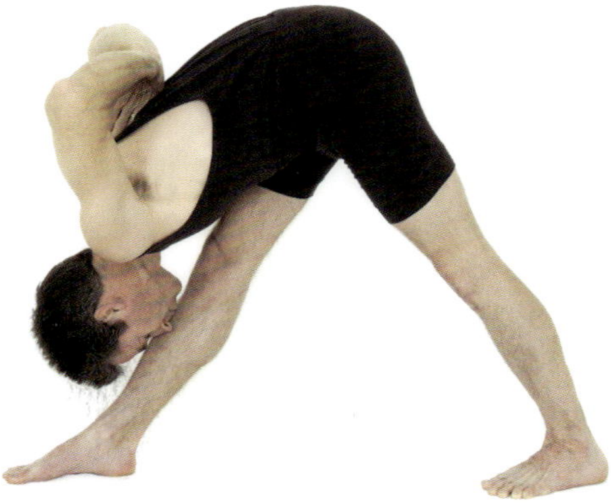

Sanfte Variation

Wie in Schritt 1–4, lassen Sie aber Ihre Hände auf den Hüften. Verwenden Sie für den letzten Schritt Klötze unter den Händen.

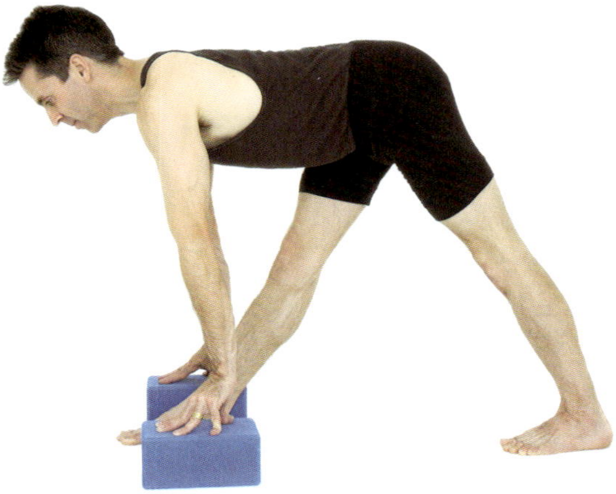

Weitere Variationen

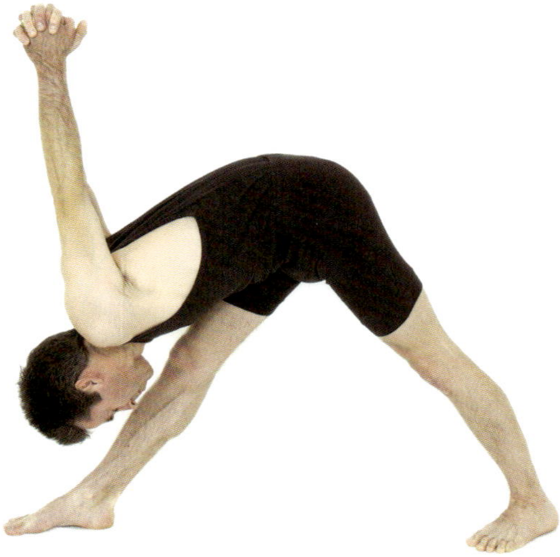

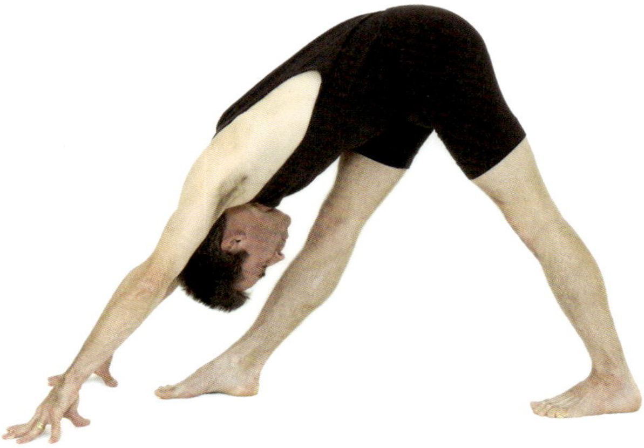

KAPITEL 3

Gleichgewichts-haltungen

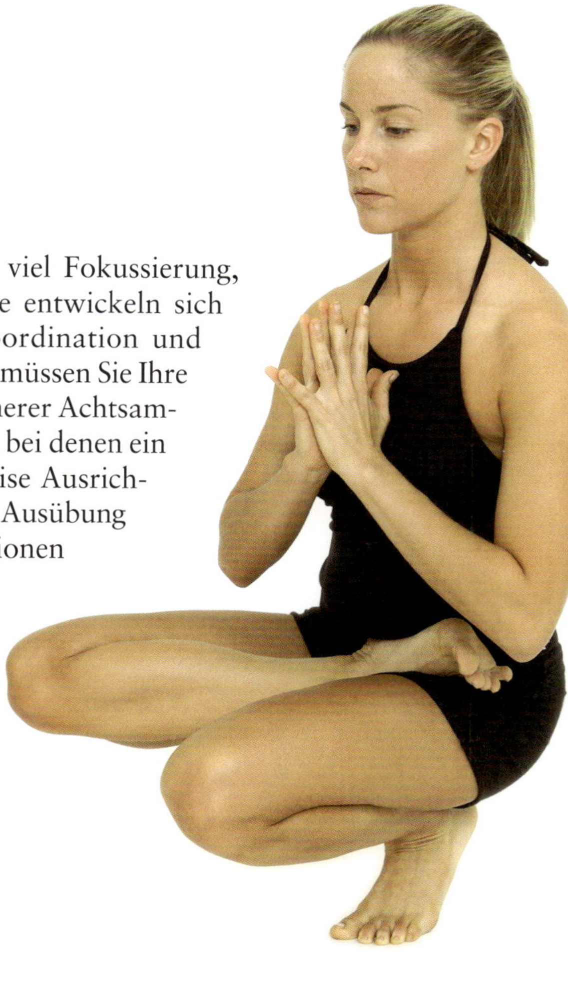

Gleichgewichtshaltungen verlangen viel Fokussierung, Kraft und Stehvermögen. Durch sie entwickeln sich Gelassenheit, Geschicklichkeit, Koordination und Konzentration. Bei diesen Stellungen müssen Sie Ihre Hauptmuskeln aktivieren, was zu innerer Achtsamkeit führt. Es sind kräftigende Posen, bei denen ein Muskeltonus entsteht und eine präzise Ausrichtung sehr wichtig ist. Die regelmäßige Ausübung der in diesem Kapitel gezeigten Positionen hilft Ihnen bei der Entwicklung einer besseren Körperkontrolle.

Adler

Garudasana

Gegenhaltung

- Berghaltung (Tadasana)

Drishti

- Nach vorne

Körperliche Vorteile

- Bessert das Gleichgewicht
- Kräftigt Füße, Knöchel, Waden und Oberschenkel
- Öffnet Schultern, Brust, Rücken und Hüften
- Fördert die Verdauung, bessert die Durchblutung
- Regt Schilddrüse und Nebenschilddrüse an

Psychische Vorteile

- Verbessert die Fähigkeit des Fokussierens
- Entwickelt Willensstärke
- Regt den Geist an

Gegenanzeige

- Knieverletzung

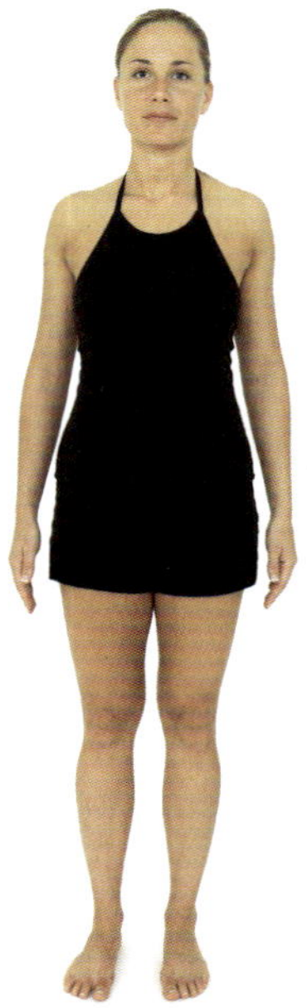

1 Stehen Sie in der Berghaltung (Tadasana, siehe S. 28).

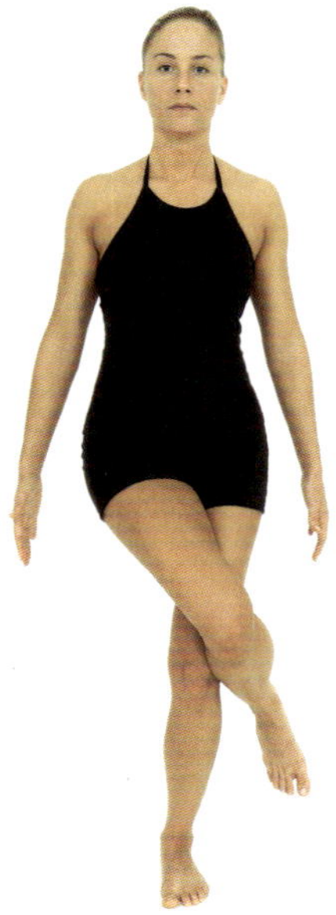

2 Stehen Sie auf dem linken Bein, das Knie leicht gebeugt. Heben Sie Ihr rechtes Bein, und kreuzen Sie es in Höhe des Knies über dem linken Bein.

3 Hängen Sie den rechten Fuß hinter dem linken Unterschenkel ein, schlingen Sie beide Beine umeinander.

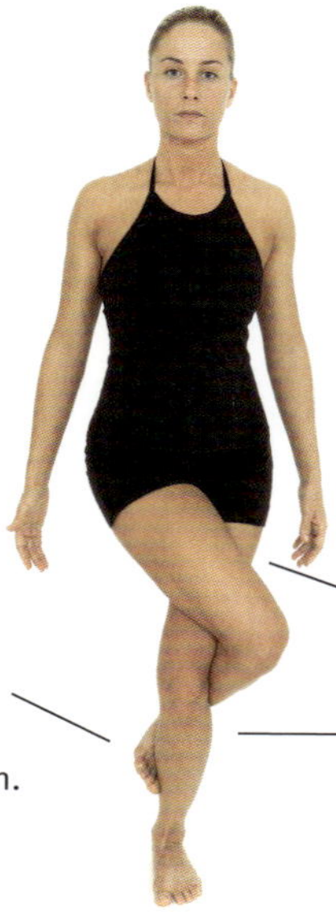

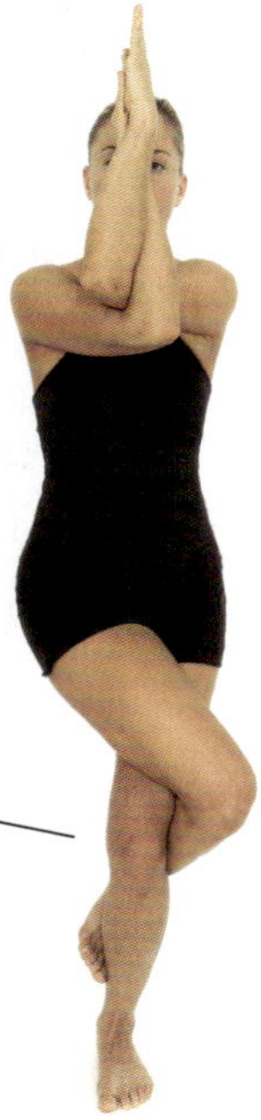

4 Verschränken Sie den linken Ellbogen mit dem rechten Ellbogen, und legen Sie Ihre Handflächen aneinander.

5 Halten Sie die Position für mehrere Atemzüge, lösen Sie dann die Haltung auf. Auf der anderen Seite wiederholen.

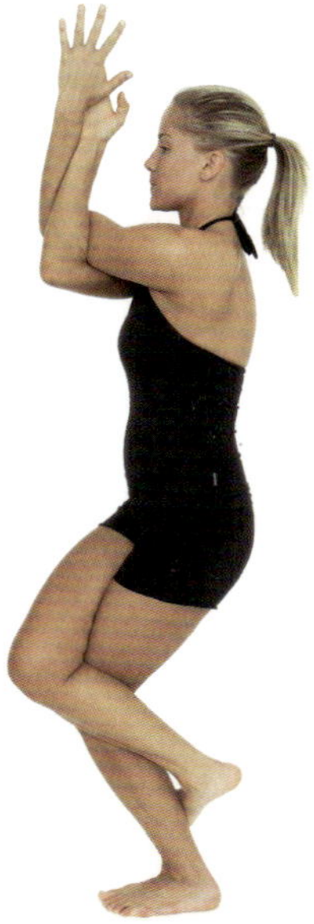

Baum

Vrksasana

Gegenhaltung

- Stehende Vorwärtsbeuge (Uttanasana)

Drishti

- Nach vorne
- Nach oben

Körperliche Vorteile

- Bessert Plattfüße
- Kräftigt Fußgewölbe, Knöchel, Waden und Oberschenkel
- Verlängert die Wirbelsäule
- Bessert das Gleichgewicht
- Öffnet Schultern, Brust, Oberschenkel und Hüftgelenke
- Fördert die Durchblutung

Psychische Vorteile

- Beruhigt den Geist
- Fördert Gelassenheit und die Fähigkeit des Fokussierens

Gegenanzeigen

- Kopfschmerzen
- Bluthochdruck (die Hände unterhalb des Herzens lassen)

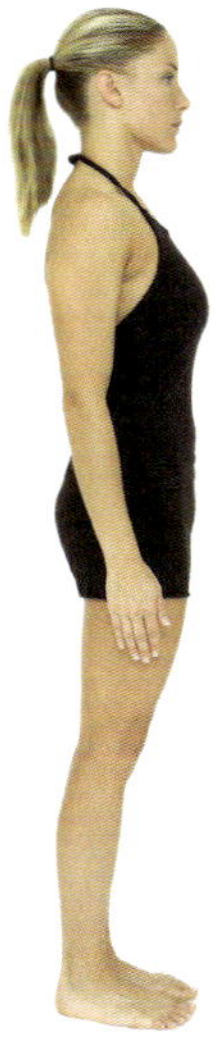

1 Stehen Sie in der Berghaltung (Tadasana, siehe S. 28).

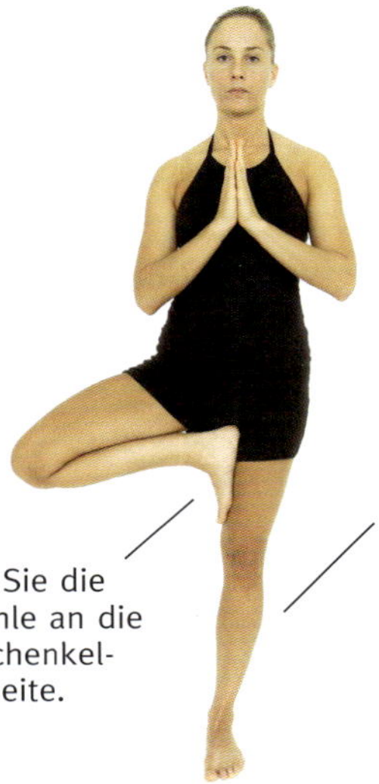

2 Spreizen Sie die Zehen, und verwurzeln Sie sich mit allen vier Fußecken im Boden. Atmen Sie ein. Spannen Sie die Muskeln von den Füßen nach oben zur Beckenmitte an. Drücken Sie Ihre Beine aneinander. Fokussieren Sie einen Punkt vor sich. Halten Sie das linke Bein fest und stabil, atmen Sie ein, beugen Sie das rechte Bein, und legen Sie die rechte Fußsohle innen an den linken Oberschenkel. Legen Sie die Handflächen vor dem Herzen aneinander.

3 **Atmen Sie ein, verlängern Sie die Seiten Ihres Körpers von den Hüften bis hinauf zu den Schultern. Ziehen Sie die Schulterblätter nach hinten. Strecken Sie die Arme neben den Ohren über den Kopf, legen Sie die Handflächen aneinander.**

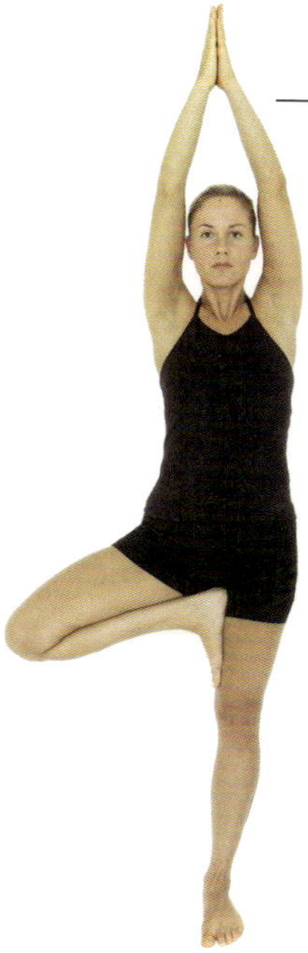

Halten Sie die Arme angespannt und gerade.

4 **Halten Sie die Position für mehrere Atemzüge, senken Sie dann die Arme und das Bein gleichzeitig. Auf der anderen Seite wiederholen.**

Sanfte Variation

Wie in Schritt 1 und 2, aber heben Sie den Fuß nur bis zum Sprunggelenk.

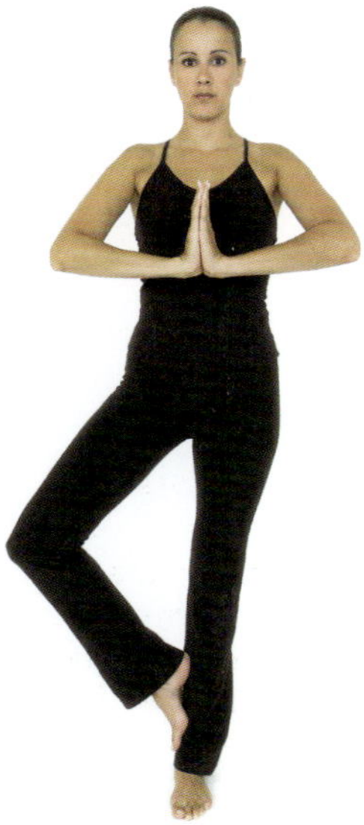

Weitere Variation

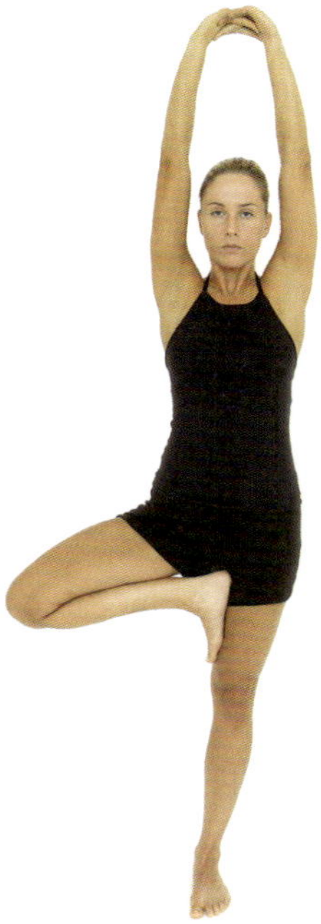

Zehenspitzenhaltung

Gegenhaltung
- Stehende Vorwärtsbeuge (Uttanasana)

Drishti
- Auf die Fingerspitzen
- Nach vorne
- Augen geschlossen

Körperliche Vorteile
- Kräftigt Fußgewölbe, Knöchel, Waden und Oberschenkel
- Verlängert die Wirbelsäule
- Bessert das Gleichgewicht
- Lindert Ischiassymptome
- Öffnet Schultern, Brust, Oberschenkel und Hüften
- Fördert die Verdauung, bessert die Durchblutung

Psychische Vorteile
- Verbessert die Fähigkeit des Fokussierens
- Entwickelt Willensstärke
- Beruhigt den Geist
- Fördert Gelassenheit

Gegenanzeigen
- Kopfschmerzen
- Niedriger Blutdruck
- Bluthochdruck

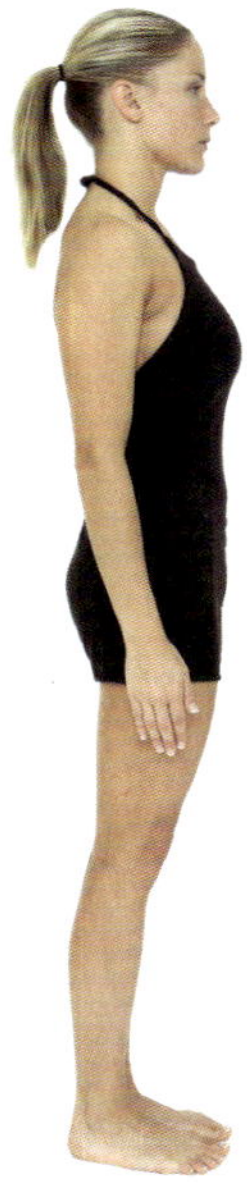

1 **Stehen Sie in der Berghaltung (Tadasana, siehe S. 28).**

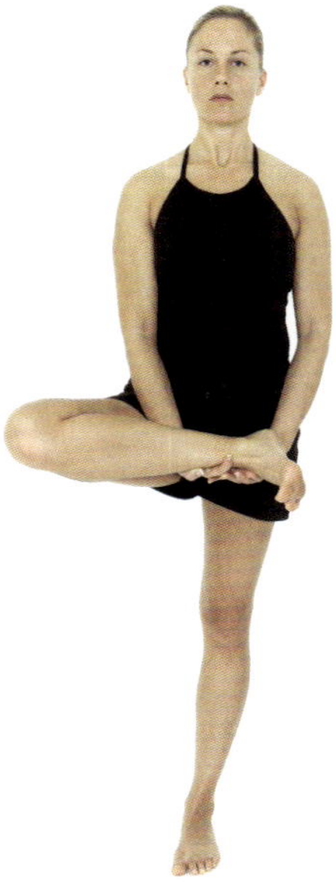

2 **Stehen Sie auf dem linken Bein. Beugen Sie das rechte Knie, fassen Sie Ihren rechten Fuß, ziehen Sie das Knie nach außen. Führen Sie die Ferse zum Nabel.**

3 **Drehen Sie den rechten Fuß und das rechte Bein nach vorne und unten, legen Sie den Fuß an die linke Oberschenkelfalte.**

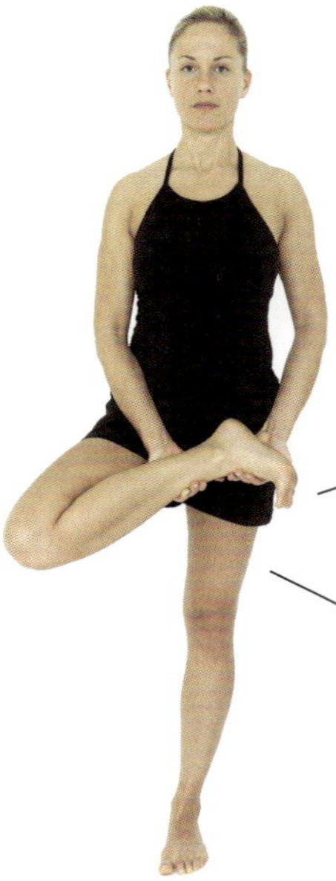

4 **Beugen Sie sich in der Taille nach vorne, und berühren Sie den Boden.**

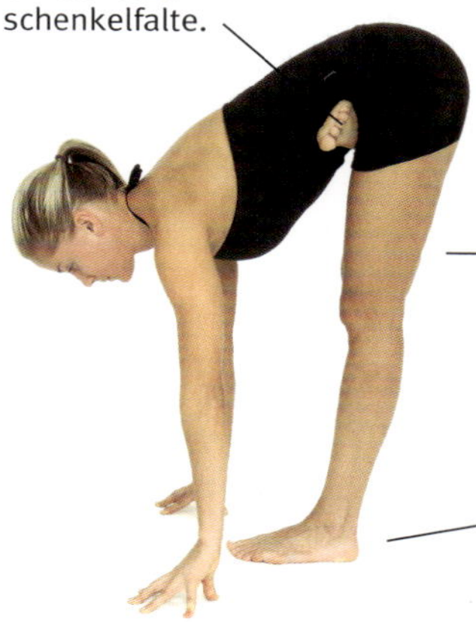

5 **Ihre Hände behalten Kontakt mit dem Boden, Sie beugen das linke Knie und setzen sich auf Ihre linke Ferse. Halten Sie die linke Ferse nah am Damm und vom Boden abgehoben.**

6 **Balancieren Sie auf Ihrem linken Fuß, und bringen Sie Ihre Hände in der Gebetshaltung nach oben. Halten Sie diese Stellung für mehrere Atemzüge, lösen Sie die Pose anschließend auf, und wiederholen Sie die Übung auf der anderen Seite.**

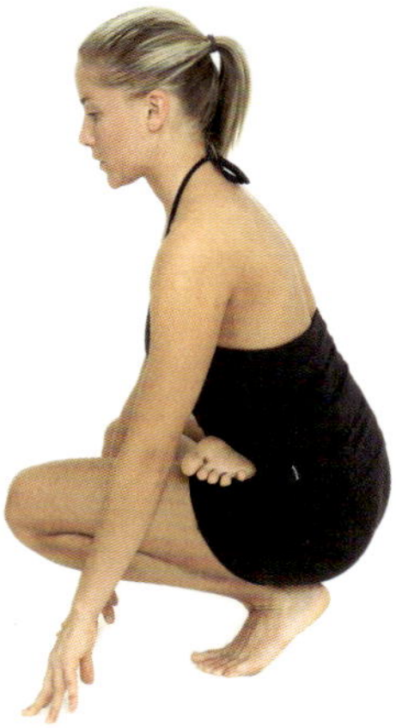

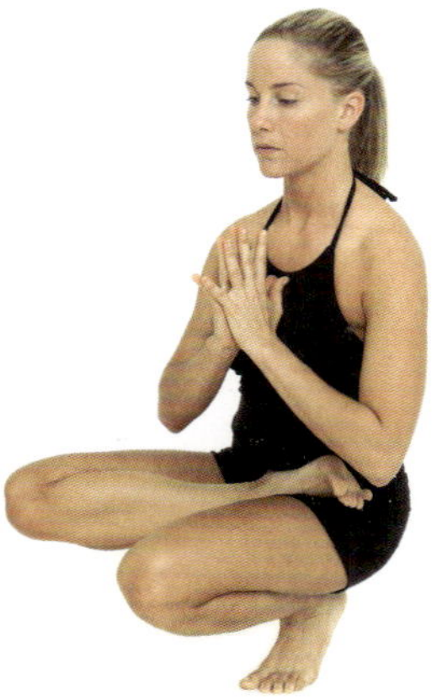

Boot

Navasana

Gegenhaltung

- Knie-zur-Brust-Haltung (Apanasana)

Drishti

- Nach vorne zu den großen Zehen

Körperliche Vorteile

- Kräftigt den Rumpf
- Bessert das Gleichgewicht, fördert die Verdauung, bessert die Durchblutung
- Kräftigt Beine, Hüften, Leisten, Bauch und Arme
- Verlängert Wirbelsäule und Nacken
- Öffnet Brust, Schultern und Kehle
- Verbessert die Haltung

Psychische Vorteile

- Verbessert die Konzentration
- Entwickelt die Fähigkeit des Fokussierens

Gegenanzeigen

- Schwangerschaft (die Knie gebeugt lassen)
- Schmerzen/Verletzung von Nacken oder unterem Rücken (die Knie gebeugt lassen)
- Niedriger Blutdruck
- Menstruation

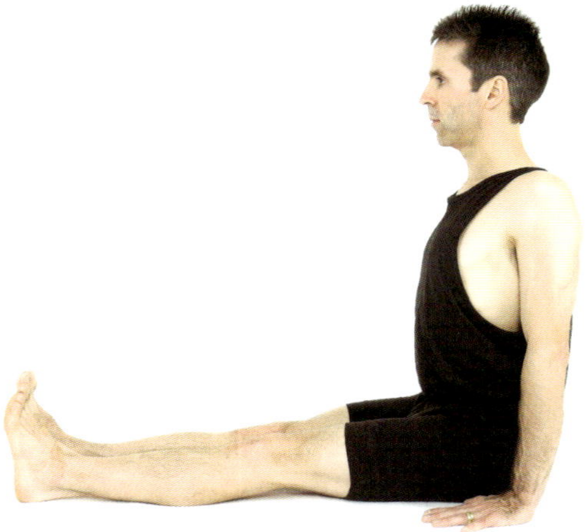

1 Sitzen Sie in der Stockhaltung (Dandasana, siehe Seite 170).

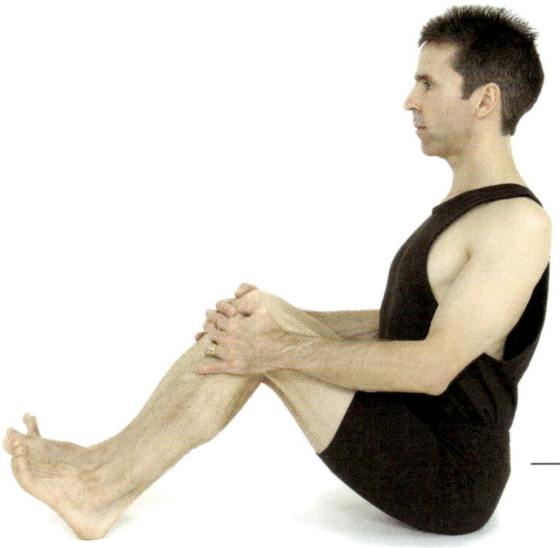

Ziehen Sie den unteren Rücken nach innen und oben.

2 Beugen Sie die Knie, und legen Sie Ihre Hände oben an die Schienbeine. Atmen Sie ein. Verlängern Sie sich aus der Beckenmitte bis zum Scheitel. Spannen Sie die Muskeln von den Händen bis in die Schultern an, und ziehen Sie die Schulterblätter nach hinten.

3 **Legen Sie beide Hände hinter die Knie, sodass die Daumen an der Oberschenkelaußenseite zum Liegen kommen. Lehnen Sie den Oberkörper zurück, und balancieren Sie auf dem Gesäß zwischen den Sitzbeinhöckern und dem Steißbein.**

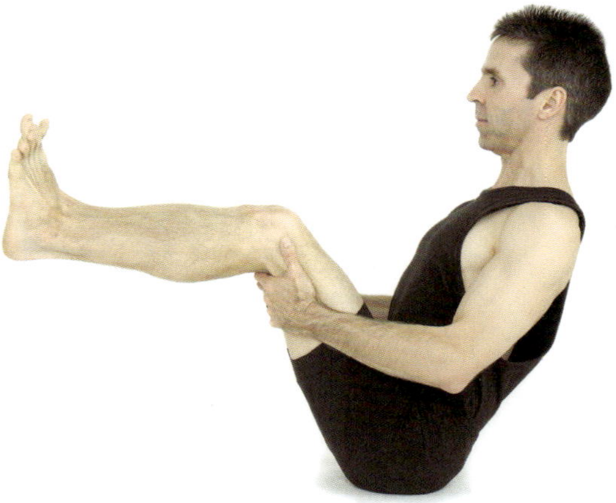

4 **Atmen Sie aus, und strecken Sie die Beine in einem Winkel nach oben, während Sie gleichzeitig die Arme nach vorne strecken. Strecken Sie sich aus der Beckenmitte entlang der Innenseite der Beine und bis zum Scheitel. Spannen Sie sich von den Fingern bis in die Schultern an, und bringen Sie die Schulterblätter noch weiter Richtung Rückenmitte nach hinten.**

5 **Halten Sie die Position 30 bis 60 Sekunden oder so lang, wie Sie können, ohne in der Haltung nachzulassen. Anschließend lösen Sie die Pose auf.**

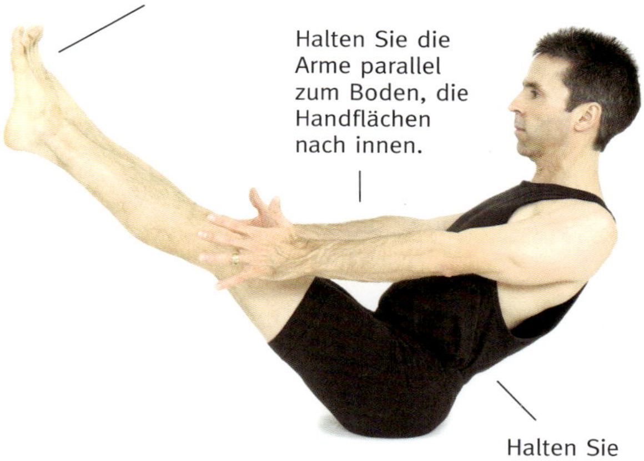

Sanfte Variation

Wie in Schritt 1–5, aber legen Sie einen Gurt direkt unter die Zehen. Drücken Sie die Fußballen in den Gurt, und schaffen Sie einen Widerstand, indem Sie mit den Händen an den Enden des Gurts ziehen.

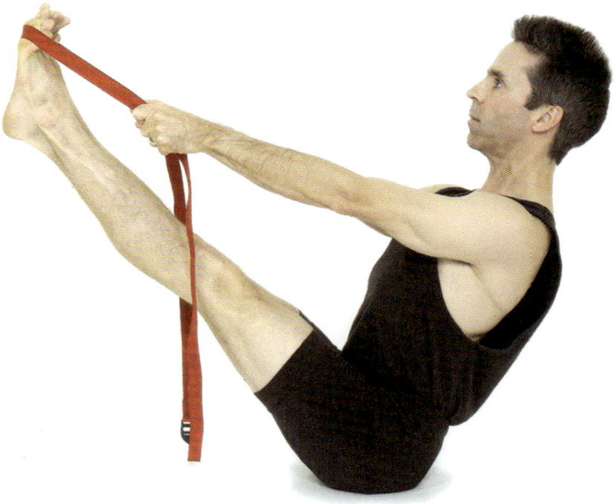

Gedrehter Halbmond

Parivrtta Ardha Chandrasana

Gegenhaltung

- Stehende Vorwärtsbeuge (Uttanasana)

Drishti

- Nach oben
- Nach vorne
- Auf den Boden

Körperliche Vorteile

- Strafft die Bauchmuskeln
- Kräftigt Füße, Knöchel, Knie und Oberschenkel
- Dehnt die hintere Oberschenkelmuskulatur
- Öffnet Brust und Lunge
- Fördert die Verdauung, bessert die Durchblutung
- Bessert das Gleichgewicht

Psychische Vorteile

- Verbessert die Fähigkeit des Fokussierens
- Entwickelt Willensstärke
- Regt den Geist an

Gegenanzeigen

- Knieverletzung
- Nackenverletzung (Blick zum Boden richten)
- Niedriger Blutdruck
- Kopfschmerzen

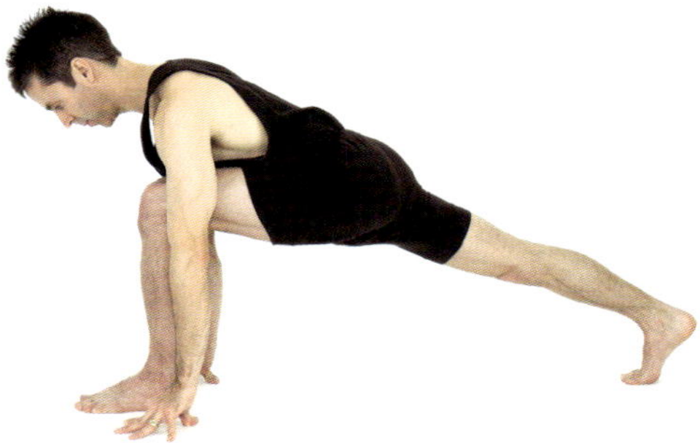

1 Beginnen Sie mit einem Ausfallschritt, der linke Fuß ist vorne, das rechte Bein ist gestreckt.

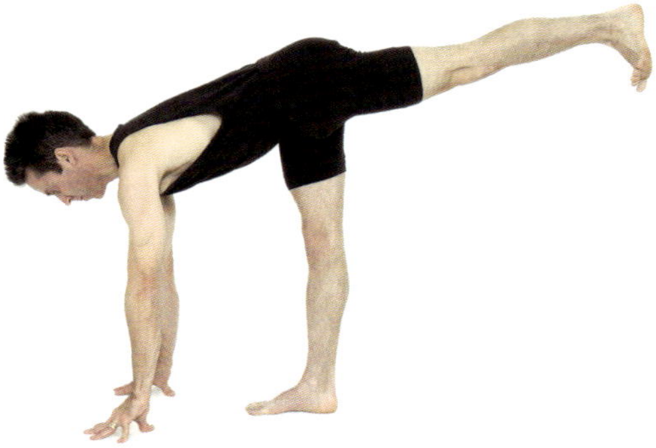

2 Atmen Sie ein. Halten Sie das Gleichgewicht auf Ihrem rechten Bein und auf den Fingerspitzen beider Hände.

3 **Bringen Sie Ihre rechte Hand auf die Hüfte. Atmen Sie ein, heben Sie Ihre rechte Schulter zum rechten Ohr, und drehen Sie die Schulter nach hinten. Drehen Sie sich, um die Brust nach rechts zu öffnen. Strecken Sie den rechten Arm direkt über der rechten Schulter nach oben. Atmen Sie aus, und strecken Sie sich vom Becken bis zu den Füßen. Atmen Sie ein. Strecken Sie sich vom Unterbauch bis zum Kopf und in den Armen.**

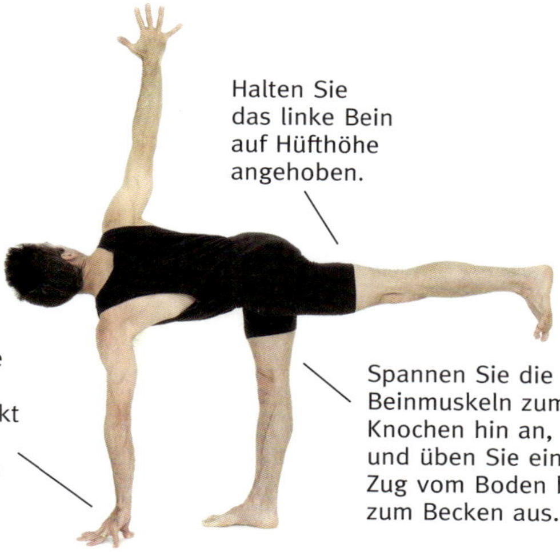

4 **Halten Sie die Position für mehrere Atemzüge, schauen Sie dann nach unten, und berühren Sie mit beiden Händen den Boden. Atmen Sie aus und senken Sie das Bein. Legen Sie die Hände auf die Hüften, verwurzeln Sie sich mit den Füßen im Boden, atmen Sie ein und kommen Sie zum Stand. Auf der anderen Seite wiederholen.**

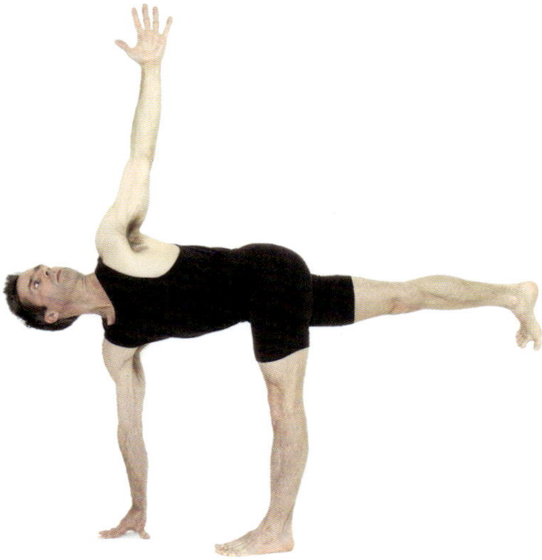

Sanfte Variation

Wie Schritt 1–4. Legen Sie zur Unterstützung einen Klotz unter die untere Hand.

Weitere Variationen

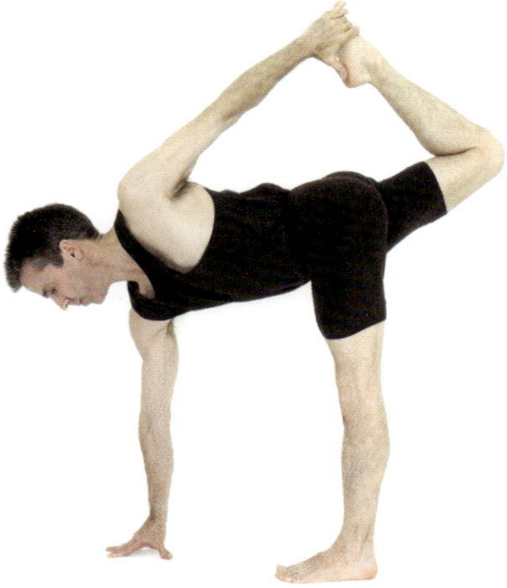

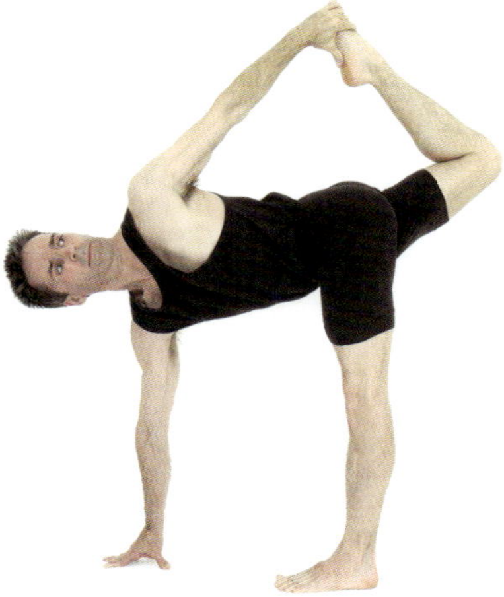

Ausgestreckte Hand greift große Zehe

Utthita Hasta Padangusthasana

Gegenhaltung

- Berghaltung (Tadasana)

Drishti

- Nach vorne
- Am Bein entlang zur großen Zehe
- Über die Schulter des Standbeins

Körperliche Vorteile

- Bessert das Gleichgewicht
- Kräftigt Fußgewölbe, Knöchel, Waden und Oberschenkel
- Dehnt die hintere Oberschenkelmuskulatur
- Verlängert die Wirbelsäule

Psychische Vorteile

- Verbessert die Fähigkeit des Fokussierens
- Entwickelt Willensstärke
- Regt den Geist an
- Fördert Gelassenheit

Gegenanzeigen

- Knie-, Sprunggelenk- oder Hüftverletzung (das Knie an der Brust lassen)
- Schwindel
- Hernie (Eingeweidebruch)

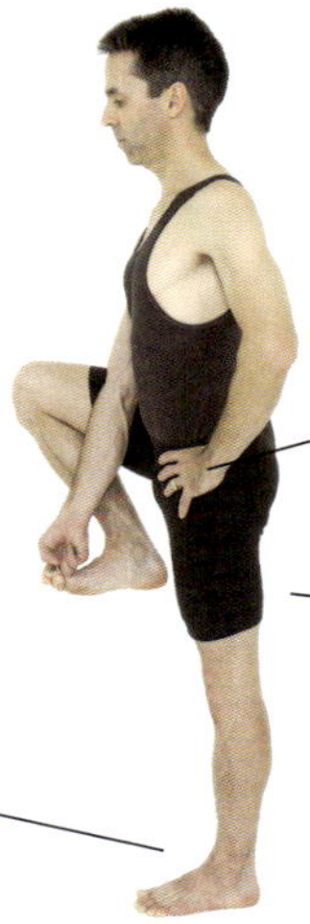

Legen Sie die linke Hand auf die Hüfte.

Verwurzeln Sie Ihr Steißbein nach unten, und strecken Sie sich vom Becken nach unten durch den linken Fuß zum Boden.

Ziehen Sie den linken Oberschenkel oben soweit zurück, bis das linke Hüftgelenk direkt über dem Sprunggelenk ist.

1 Stehen Sie in der Berghaltung (Tadasana, siehe S. 28). Spreizen Sie die Zehen, und verwurzeln Sie sich mit allen vier Fußecken im Boden. Atmen Sie ein, und spannen Sie die Muskeln von den Füßen bis hinauf in die Beckenmitte an. Beugen Sie das rechte Bein, bringen Sie den Arm zur Beininnenseite, umfassen Sie mit Zeigefinger und Mittelfinger der rechten Hand die große Zehe.

Drücken Sie Ihren rechten Fuß nach vorne, und ziehen Sie mit der rechten Hand zurück. Nutzen Sie den Widerstand, der sich dabei bildet, um Ihre Schultern gerade zu stellen.

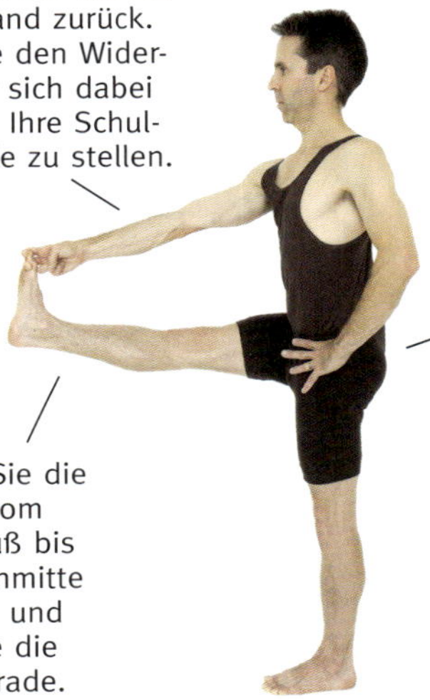

Verlängern Sie sich von der Taille aufwärts durch die Achselhöhlen, und nehmen Sie die Schultern zurück. Ziehen Sie die Schulterblätter weiter zur Rückenmitte.

Spannen Sie die Muskeln vom rechten Fuß bis zur Beckenmitte hinauf an, und stellen Sie die Hüften gerade.

2 Senken Sie die rechte Hüfte, um beide Hüften auf dieselbe Höhe zu bringen. Bleiben Sie in den Beinen und im Oberkörper stabil. Atmen Sie aus. Dehnen Sie Ihr rechtes Bein gerade und parallel zum Boden.

3 Drehen (rotieren) Sie Ihr rechtes Bein nach außen, und senken Sie die rechte Hüfte. Atmen Sie aus, und führen Sie Ihr rechtes Bein nach außen.

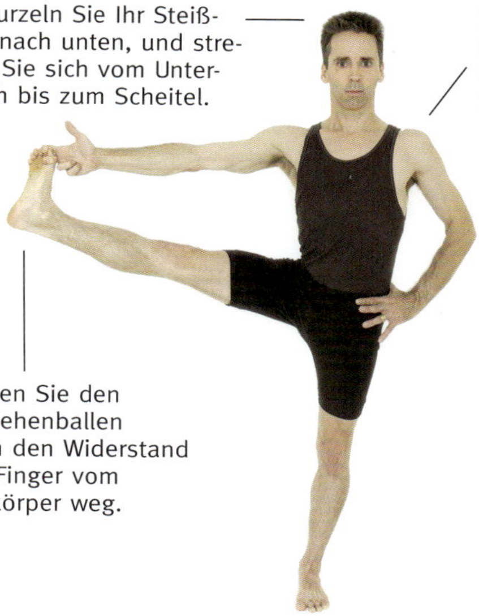

4 Strecken Sie den linken Arm parallel zum Boden aus, die Handfläche zeigt nach unten. Wenden Sie den Blick nach links. Halten Sie die Stellung für einige wenige Atemzüge. Lösen Sie die Stellung auf, und wiederholen Sie diese auf der anderen Seite.

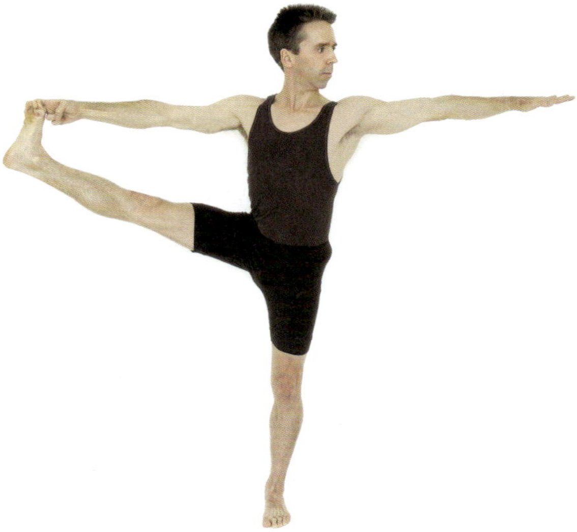

Sanfte Variation

Wie in Schritt 1 und 2. Schlingen Sie direkt unterhalb der Zehen einen Gurt um Ihren linken Fuß.

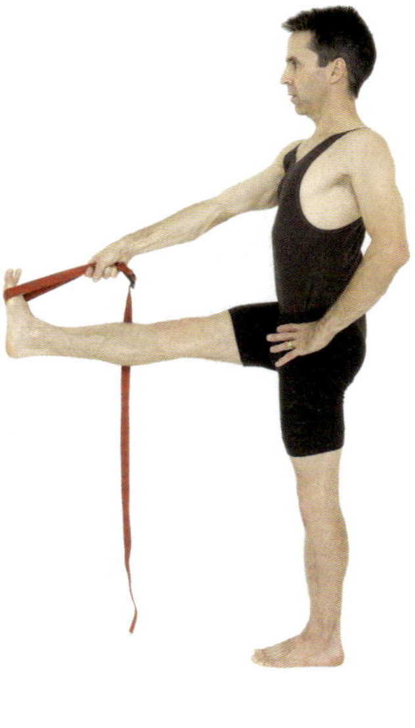

Krieger III

Virabhadrasana III

Gegenhaltung

- Stehende Vorwärtsbeuge (Uttanasana)

Drishti

- Geradeaus
- Auf den Boden

Körperliche Vorteile

- Kräftigt Füße, Knöchel, Waden, Knie und Oberschenkel
- Regt die Durchblutung an
- Bessert die muskuläre Ausdauer
- Bessert das Gleichgewicht
- Dehnt Hüften und Leisten

Psychische Vorteile

- Verbessert die Fähigkeit des Fokussierens
- Entwickelt Willensstärke
- Regt den Geist an

Gegenanzeigen

- Sprunggelenkverletzung
- Knieverletzung

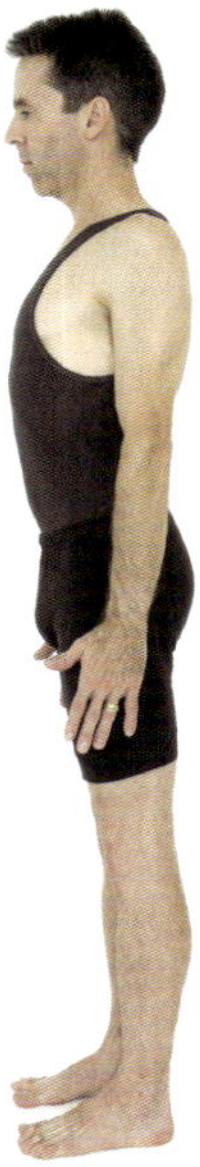

1 Stehen Sie in der Berghaltung (Tadasana, siehe S. 28).

Achten Sie darauf, die Arme in Verlängerung der Ohren zu halten.

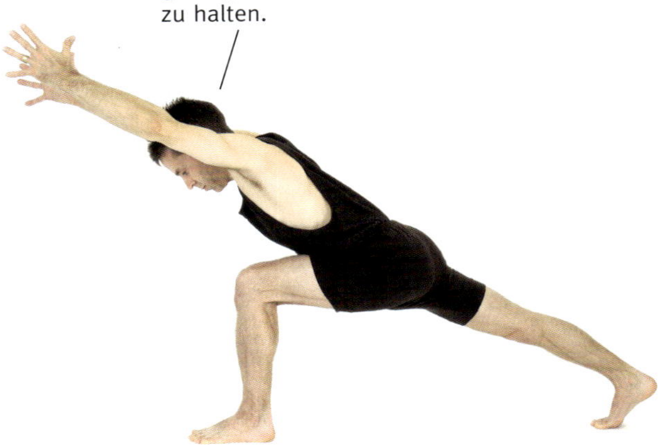

2 Atmen Sie aus, stellen Sie den linken Fuß nach vorne, und beugen Sie das Knie im 90-Grad-Winkel. Beugen Sie den Oberkörper nach vorne, und bringen Sie den Bauch zum Oberschenkel. Strecken Sie die Arme neben den Ohren nach oben.

3 **Atmen Sie ein, heben Sie den Oberkörper mit der Leichtigkeit eines Heißluftballons, und stehen Sie auf dem linken Bein, während Sie das rechte Bein nach hinten anheben. Drehen Sie das rechte Bein so, dass Knie und Fuß direkt zum Boden schauen. Strecken Sie sich aus der rechten Leiste bis zum rechten Innenknöchel.**

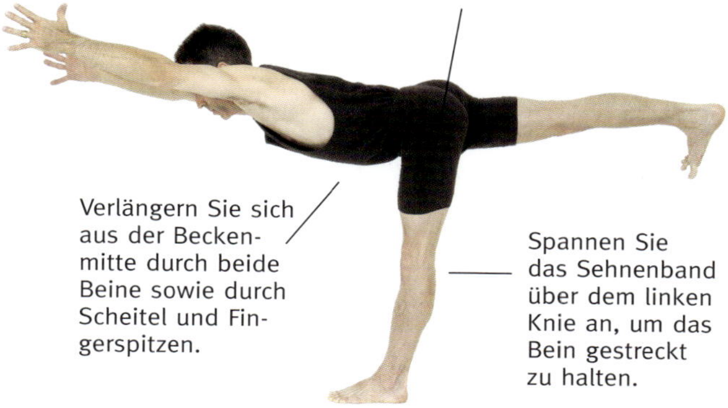

4 **Halten Sie die Position für mehrere Atemzüge. Behalten Sie die Spannung in den Beinen bei, um diese Position zu verlassen, und gehen Sie langsam in einen tiefen Ausfallschritt. Die Fingerspitzen berühren beim linken Knöchel den Boden. Auf der anderen Seite wiederholen.**

Tänzer

Natarajasana

Gegenhaltung

- Stehende Vorwärtsbeuge (Uttanasana)

Drishti

- Gerade nach vorne, auf die Fingerspitzen

Körperliche Vorteile

- Lindert Menstruationsbeschwerden
- Entwickelt Gelassenheit
- Kräftigt die Beinmuskeln und Fußgewölbe
- Öffnet Brust und Schultern
- Verbessert die Lungenkapazität
- Kräftigt die Wirbelsäule

Psychische Vorteile

- Aktiviert den Geist
- Lindert leichte Depressionen und innere Unruhe
- Reduziert Stress

Gegenanzeigen

- Knieverletzung
- Schwindel
- Bluthochdruck

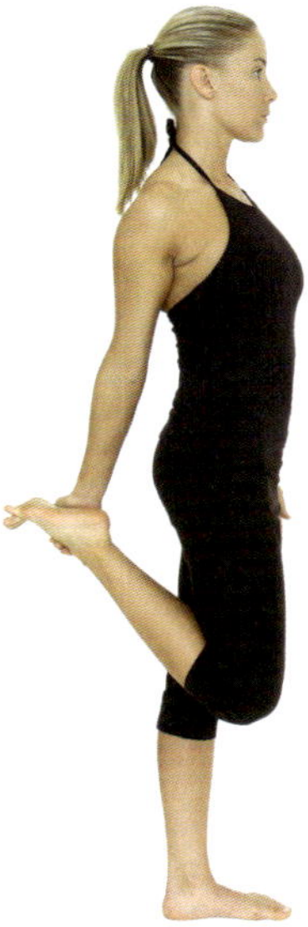

1 Stehen Sie in der Berghaltung (Tadasana, siehe S. 28). Beugen Sie das rechte Bein, und fassen Sie die Innenseite Ihres Fußes.

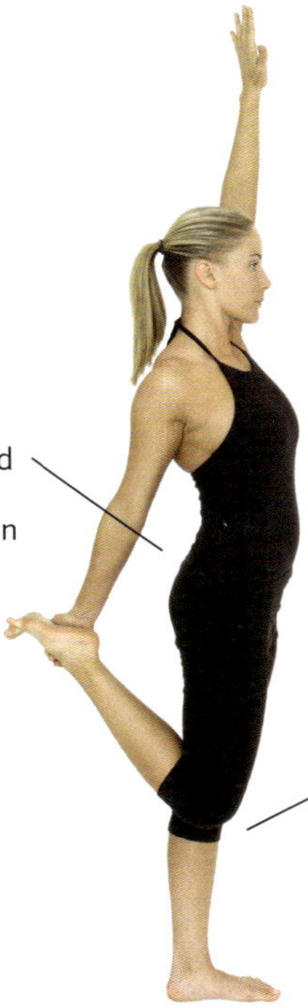

2 Atmen Sie ein, und strecken Sie den linken Arm nach oben.

3 Atmen Sie aus, und führen Sie das rechte Bein nach hinten.

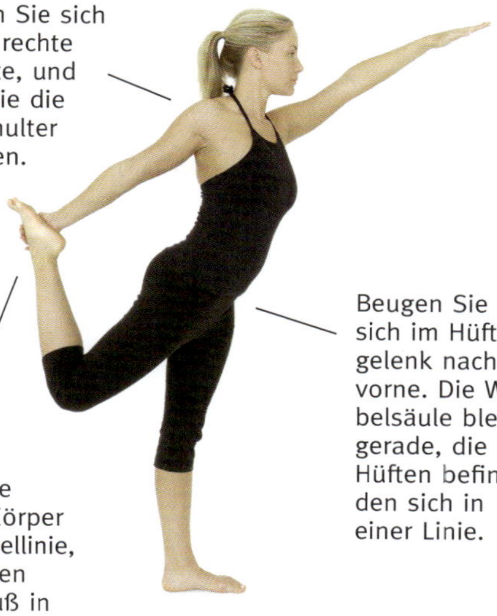

4 Atmen Sie aus, beugen Sie sich in den Hüften. Bringen Sie den Oberkörper parallel zum Boden, und strecken Sie Ihr rechtes Bein in Richtung Himmel.

5 Halten Sie die Position für einige wenige Atemzüge, atmen Sie anschließend aus. Lösen Sie die Position auf, und wiederholen Sie diese auf der anderen Seite.

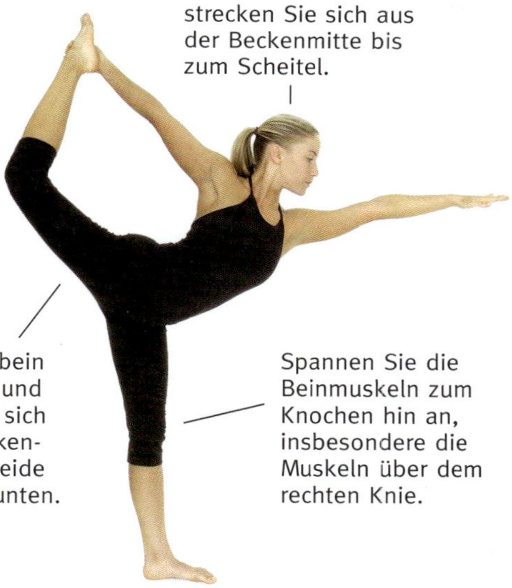

Sanfte Variation

Verwenden Sie einen Gurt, um den Fuß zu halten.

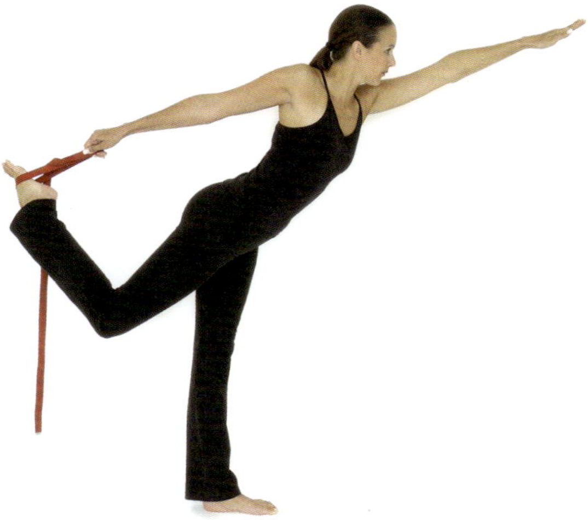

Halbmond

Ardha Chandrasana

Gegenhaltung

- Stehende Vorwärtsbeuge (Uttanasana)

Drishti

- Über die Fingerspitzen
- Nach vorne
- Auf den Boden

Körperliche Vorteile

- Regt die Durchblutung an
- Steigert den Energiefluss in Wirbelsäule und unterem Rücken
- Kräftigt Fußgewölbe, Knöchel, Knie und Oberschenkel
- Dehnt die hintere Oberschenkelmuskulatur
- Öffnet Brust und Hüften
- Lindert Menstruationsbeschwerden und Ischias
- Verbessert Gleichgewicht und Koordination

Psychische Vorteile

- Verbessert die Fähigkeit des Fokussierens
- Entwickelt Willensstärke
- Regt den Geist an
- Reduziert Stress

Gegenanzeigen

- Knieverletzung
- Nackenverletzung (halten Sie den Blick nach vorne oder auf den Boden)
- Niedriger Blutdruck
- Schwindel

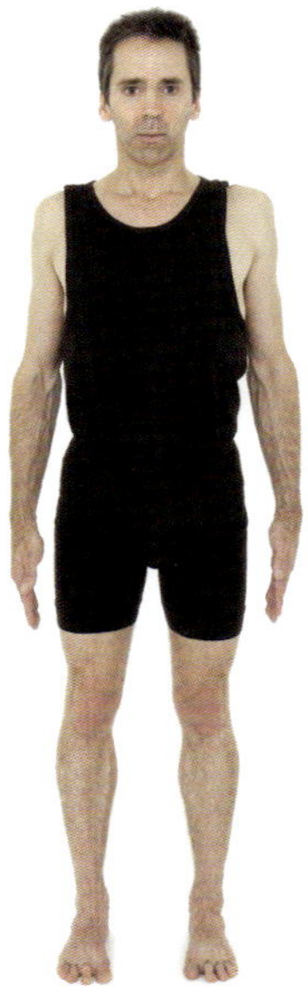

1 **Stehen Sie in der Berghaltung (Tadasana, siehe S. 28).**

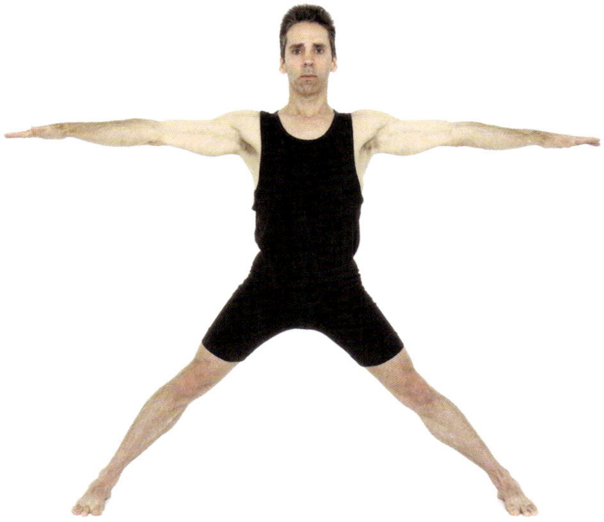

2 **Grätschen Sie die Beine weit. Atmen Sie ein, und strecken Sie die Arme zu den Seiten.**

3 **Drehen Sie den linken Fuß leicht nach innen, das rechte Bein ganz zur Seite nach außen.**

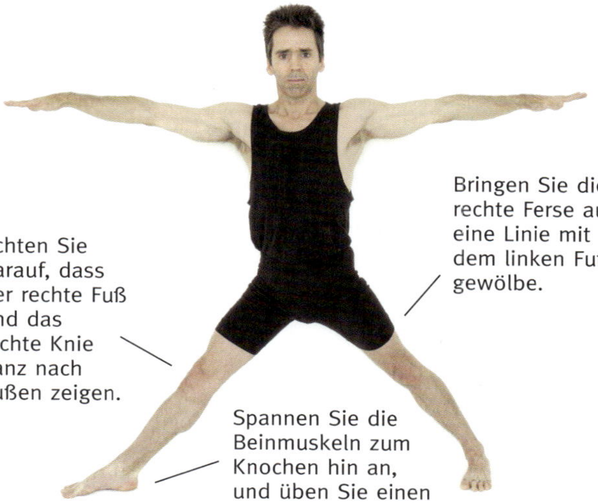

4 **Atmen Sie aus, und beugen Sie das rechte Knie. Berühren Sie 25 bis 30 cm vor dem rechten Fuß mit den Fingerspitzen der rechten Hand den Boden.**

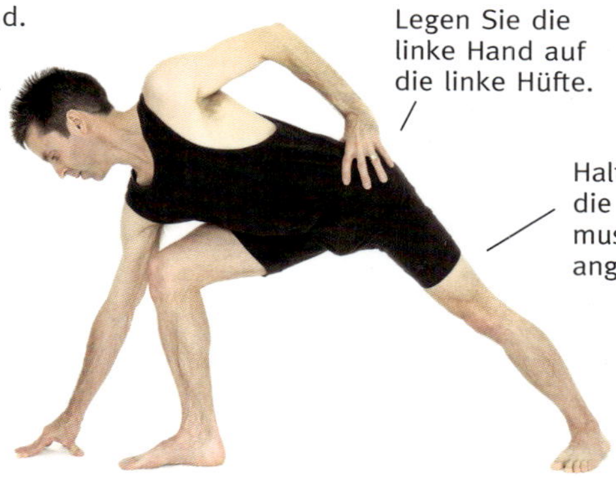

5 **Atmen Sie ein, und heben Sie das linke Bein, wobei Sie auf der rechten Hand und dem rechten Bein balancieren. Strecken Sie den linken Arm gerade über die linke Schulter nach oben.**

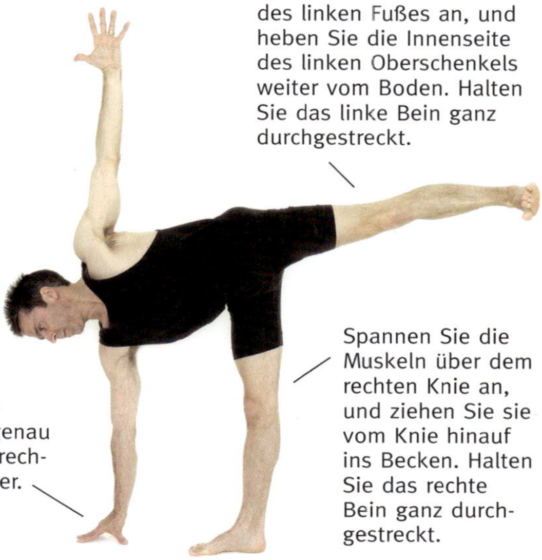

6 **Während Sie sich auf das Gleichgewicht im Becken konzentrieren, drehen Sie den Kopf, um zu Ihrer linken Hand hinaufzublicken.**

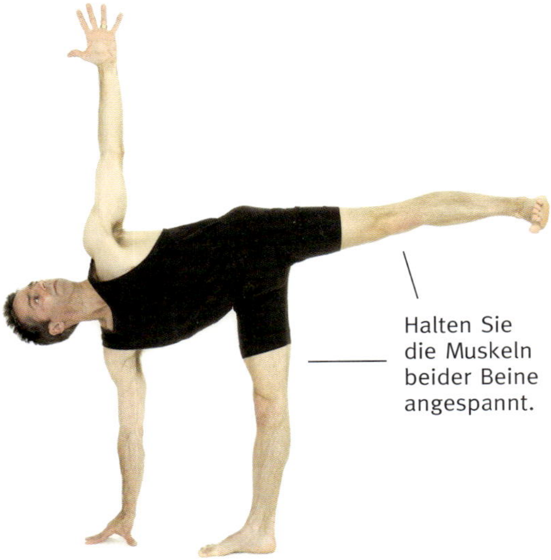

7 **Halten Sie die Position für einige wenige Atemzüge, bringen Sie dann die linke Hand auf Ihre Hüfte, und wenden Sie den Blick zum Boden. Atmen Sie aus, beugen Sie das rechte Knie, und bringen Sie das linke Bein langsam hinter sich zum Boden. Legen Sie beide Hände auf die Hüften, lassen Sie die Beine angespannt, und kommen Sie langsam zurück in die Berghaltung. Auf der anderen Seite wiederholen.**

Sanfte Variation

Wie in Schritt 1–5. Legen Sie in Schritt 4 einen Block unter die untere Hand, und lassen Sie die obere Hand auf der Hüfte liegen.

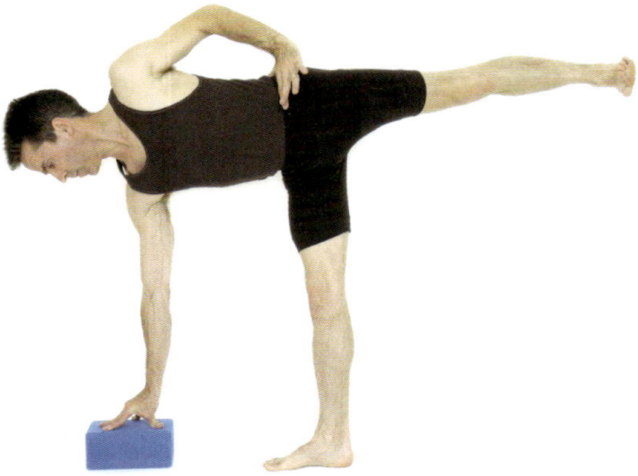

Kapitel 4

Arm-Balance-Haltungen

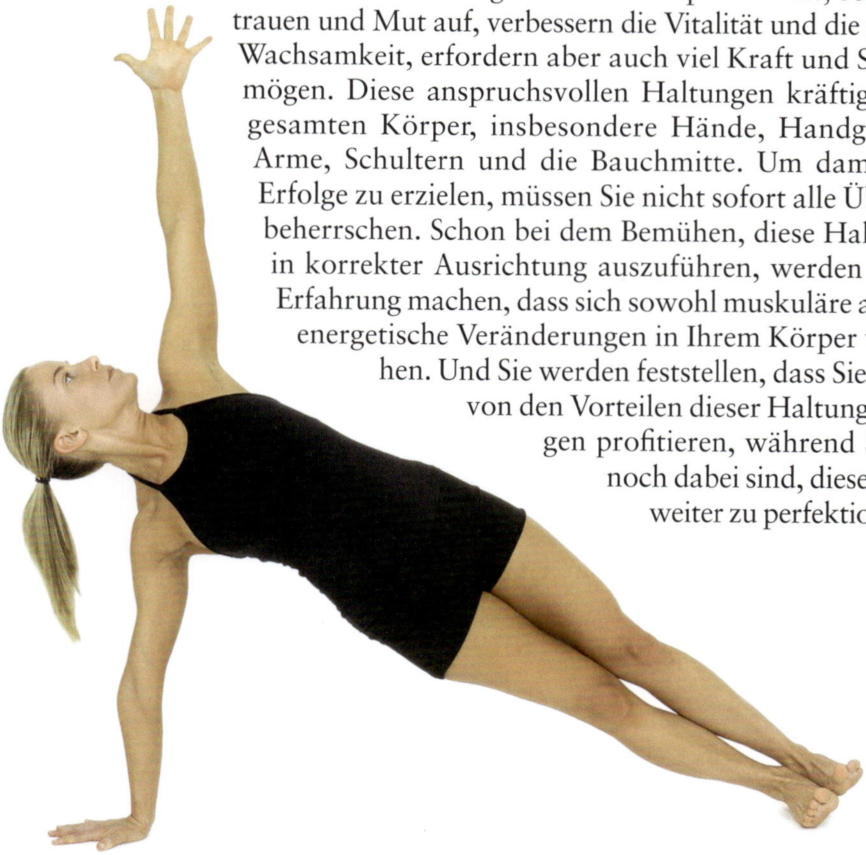

Arm-Balance-Haltungen bauen Rumpfstabilität, Selbstvertrauen und Mut auf, verbessern die Vitalität und die geistige Wachsamkeit, erfordern aber auch viel Kraft und Stehvermögen. Diese anspruchsvollen Haltungen kräftigen den gesamten Körper, insbesondere Hände, Handgelenke, Arme, Schultern und die Bauchmitte. Um damit gute Erfolge zu erzielen, müssen Sie nicht sofort alle Übungen beherrschen. Schon bei dem Bemühen, diese Haltungen in korrekter Ausrichtung auszuführen, werden Sie die Erfahrung machen, dass sich sowohl muskuläre als auch energetische Veränderungen in Ihrem Körper vollziehen. Und Sie werden feststellen, dass Sie bereits von den Vorteilen dieser Haltungsübungen profitieren, während Sie erst noch dabei sind, diese immer weiter zu perfektionieren.

Schiefe Ebene

Purvottanasana

Gegenhaltung

- Sitzende Vorwärtsbeuge (Paschimottanasana)

Drishti

- Nach oben

Körperliche Vorteile

- Bessert das Gleichgewicht
- Führt dem Körper Energie zu
- Öffnet Brust, Schultern und Kehle
- Dehnt Handgelenke, Schulter- und Sprunggelenke
- Dehnt die Arm-, Bein- und Rückenmuskulatur
- Bessert Beweglichkeit und Haltung
- Baut Müdigkeit ab

Psychische Vorteile

- Bessert die Konzentration
- Entwickelt die Fokussierungsfähigkeit

Gegenanzeigen

- Karpaltunnelsyndrom
- Bluthochdruck
- Handgelenk-, Ellbogen- oder Schulterverletzung
- Tendinitis (Sehnenentzündung)

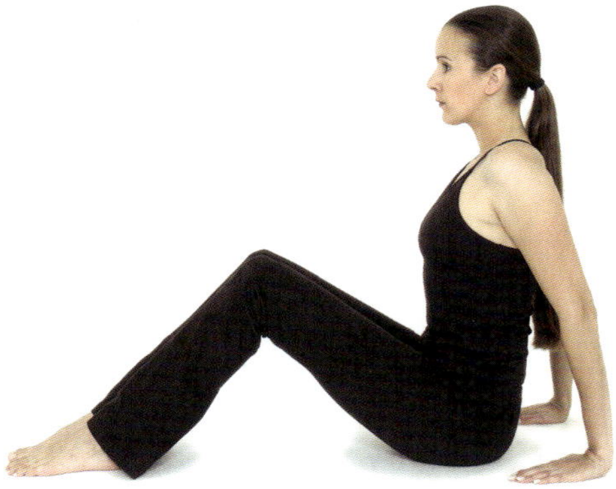

Die Finger zeigen nach vorne.

1 Setzen Sie sich mit gerade ausgestreckten Beinen auf den Boden. Beugen Sie die Knie, und stellen Sie die Füße, hüftweit geöffnet, flach auf den Boden. Stützen Sie die Hände hinter Ihren Hüften auf den Boden. Beugen Sie die Ellbogen, atmen Sie ein, und verlängern Sie Ihre Körperseiten von den Hüften bis zu den Achselhöhlen. Atmen Sie aus, und ziehen Sie die Schulterblätter nach hinten, sodass der Rücken einen leichten Bogen bildet. Halten Sie die Arme gestreckt.

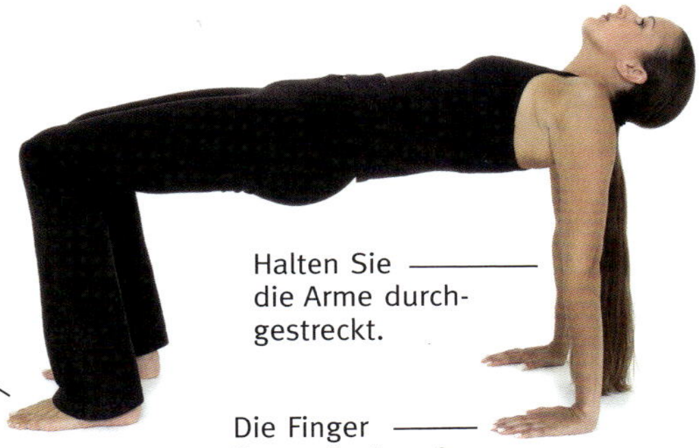

Die Füße stehen flach auf dem Boden.

Halten Sie die Arme durchgestreckt.

Die Finger liegen flach auf dem Boden.

2 Atmen Sie ein, drücken Sie die Hände und Füße nach unten, heben Sie die Hüften vom Boden. Verlängern Sie Ihr Steißbein, und strecken Sie sich aus der Beckenmitte bis zu den Knien.

3 **Strecken Sie Ihr rechtes Bein ganz aus, gefolgt vom linken Bein. Drücken Sie die Fußsohlen nach unten, und bauen Sie einen Zug durch Ihre Muskeln von den Füßen bis ins Becken auf. Die Hüften bleiben oben.**

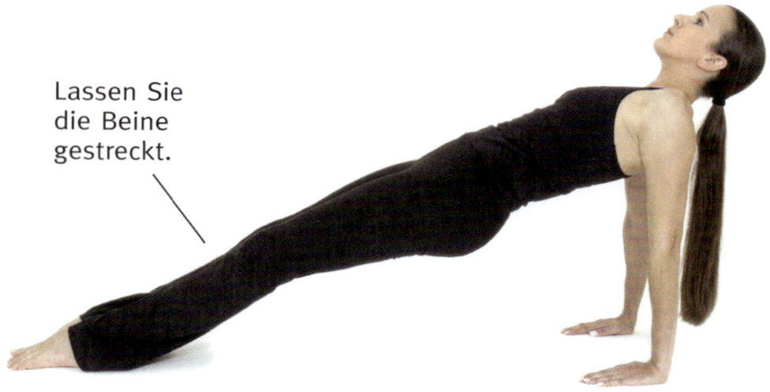

4 **Atmen Sie aus, und verlängern Sie sich von der Beckenmitte bis zum Scheitel. Nehmen Sie beide Halsseiten nach hinten, strecken Sie den Kopf nach hinten. Halten Sie diese Position einige wenige Atemzüge lang. Atmen Sie aus, beugen Sie die Knie und Arme, und senken Sie die Hüften auf den Boden.**

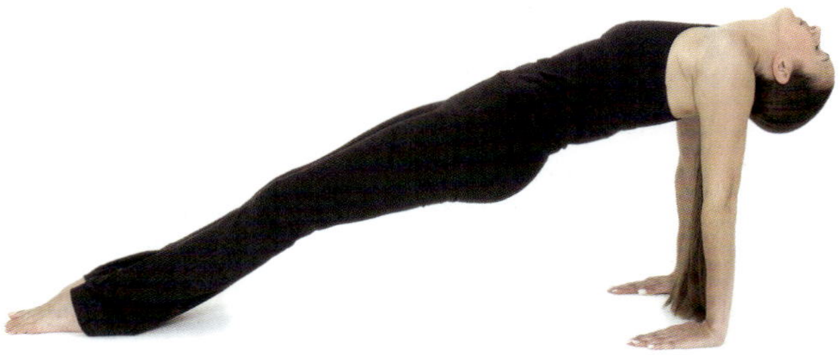

Sanfte Variation

Folgen Sie der Anleitung in Schritt 2, aber heben Sie die Hüften nur so weit, wie Sie können.

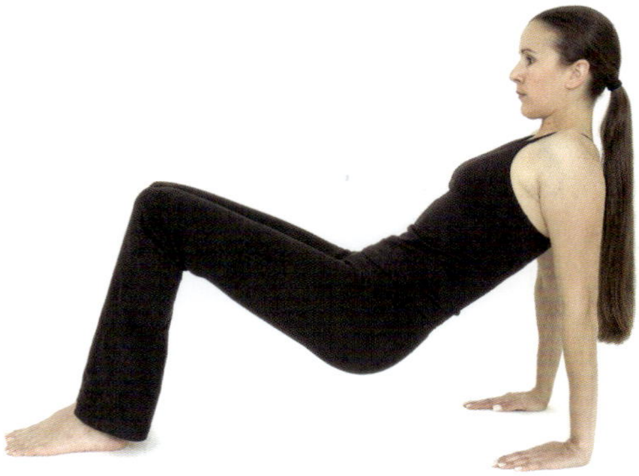

Seitliche schiefe Ebene

Vasisthasana

Gegenhaltung

- Haltung des Kindes (Balasana)

Drishti

- Nach oben zur erhobenen Hand
- Nach vorne
- Nach unten zur unteren Hand

Körperliche Vorteile

- Bessert das Gleichgewicht
- Baut Kraft in der Körpermitte auf
- Kräftigt Beine, Arme, Schultern und Handgelenke
- Dehnt die Handgelenke
- Verlängert die Wirbelsäule

Psychische Vorteile

- Bessert die Konzentration
- Entwickelt die Fähigkeit des Fokussierens

Gegenanzeigen

- Handgelenk-, Ellbogen- oder Schulterverletzung
- Karpaltunnelsyndrom
- Tendinitis (Sehnenentzündung)

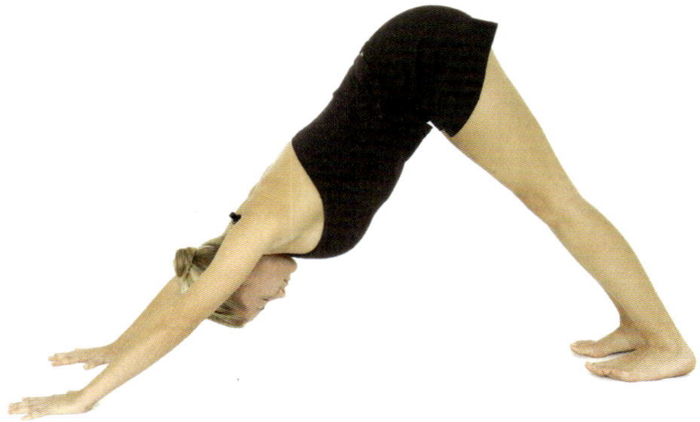

1 Beginnen Sie in der Haltung Nach unten schauender Hund (Adho Mukha Svanasana, siehe S. 30).

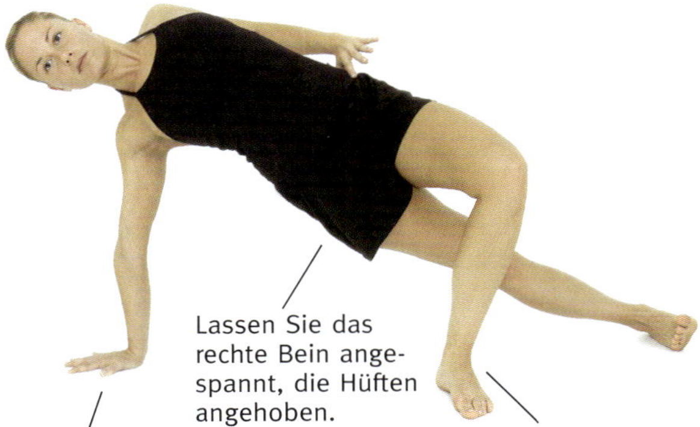

Lassen Sie das rechte Bein angespannt, die Hüften angehoben.

Halten Sie den rechten Arm im rechten Winkel zum Oberkörper, spreizen Sie die Finger, drücken Sie die Fingerknöchel nach unten, und bauen Sie von der Rückseite des rechten Handgelenks bis zur Schulter eine Spannung auf.

Spreizen Sie die Zehen, wobei das Sprunggelenk gerade bleibt (der Fuß steht im rechten Winkel zum Bein, die Distanz von Innen- und Außenknöchel zum Fußende ist gleich).

2 Bringen Sie die linke Hand in die Körpermitte. Somit entsteht ein rechter Winkel mit dem Rumpf. Halten Sie das Gleichgewicht auf der Außenkante des rechten Fußes. Beugen Sie das linke Knie, und stellen Sie den linken Fuß vor dem rechten Bein auf den Boden.

3 **Legen Sie Ihren linken Fuß oben auf Ihren rechten Fuß. Strecken Sie den linken Arm nach oben.**

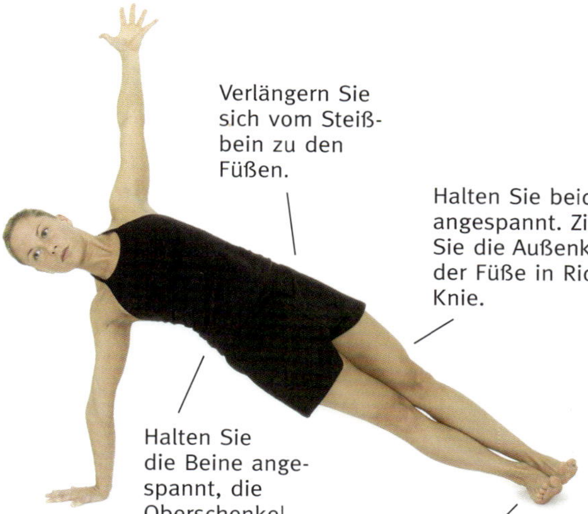

4 **Drehen Sie den Kopf und schauen Sie hinauf zu den Fingern Ihrer linken Hand. Halten Sie die Position für einige wenige Atemzüge. Atmen Sie aus, nehmen Sie den Arm nach unten, nehmen Sie die Haltung Nach unten schauender Hund ein, und wiederholen Sie dann sofort die Seitliche Schiefe Ebene auf der anderen Seite.**

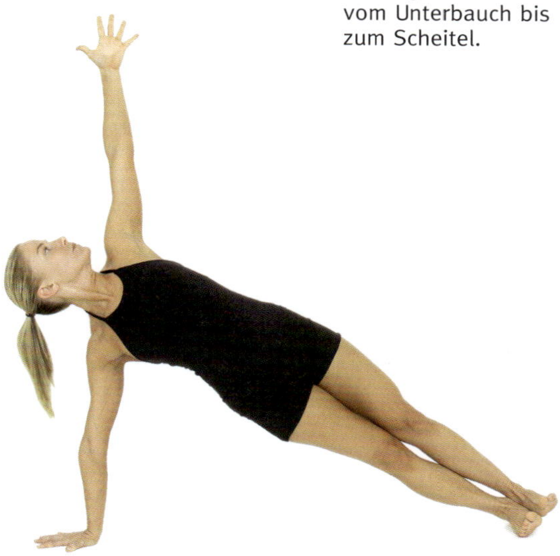

Sanfte Variation

Führen Sie nur die Schritte 1 und 2 aus. Halten Sie die Position etwas. Gehen Sie in die Haltung Nach unten schauender Hund und in die Wiederholung der Seitlichen schiefen Ebene auf der anderen Seite.

Weitere Variation

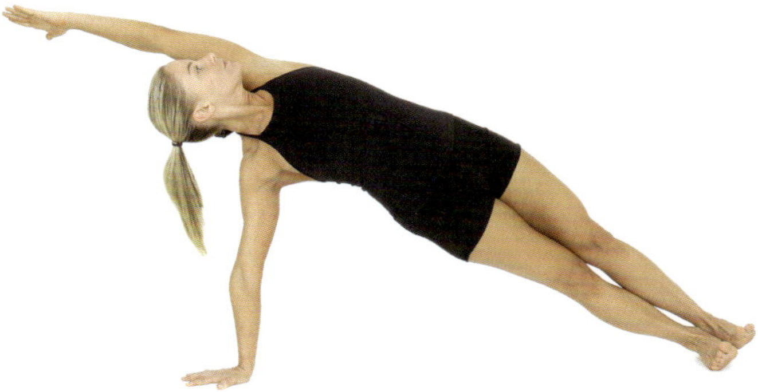

Kranich

Bakasana

Gegenhaltung

- Haltung des Kindes (Balasana)

Drishti

- Nach unten und vorne zu den Fingerspitzen

Körperliche Vorteile

- Bessert Gleichgewicht und Kondition
- Fördert die Verdauung
- Kräftigt die Bauchmuskulatur, baut Kraft in der Körpermitte auf
- Öffnet Hüften und Rücken
- Kräftigt Arme und Handgelenke
- Dehnt die Handgelenke

Psychische Vorteile

- Bessert die Konzentration
- Entwickelt die Fähigkeit des Fokussierens

Gegenanzeigen

- Karpaltunnelsyndrom
- Schwangerschaft
- Handgelenk- oder Schulterverletzung

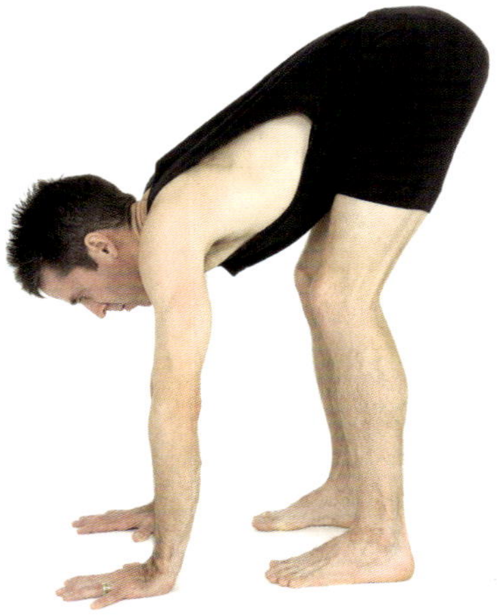

1 Stehen Sie mit hüftbreit geöffneten Füßen, beugen Sie die Knie, und legen Sie die Hände flach auf den Boden.

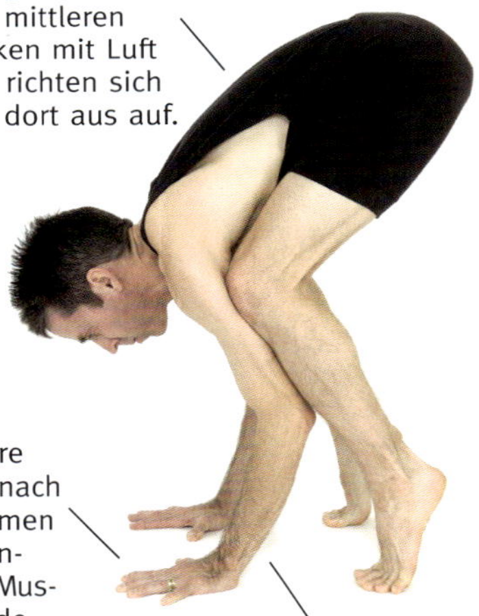

Über die Einatmung füllen Sie den mittleren Rücken mit Luft und richten sich von dort aus auf.

Drücken Sie Ihre Fingerknöchel nach unten, und formen Sie eine Krallenhand, um die Muskeln Ihrer Hände und Handgelenke anzuspannen.

Die Rückseiten der Handgelenke und Unterarme ziehen nach oben in Richtung Schultern.

2 Beugen Sie die Ellbogen, bringen Sie die Knie zur Rückseite Ihrer Oberarme, kommen Sie auf die Zehen, und fangen Sie an, mehr Gewicht nach vorne auf Ihre Hände zu verlagern.

3 **Heben Sie erst das eine, dann auch das andere Bein.**

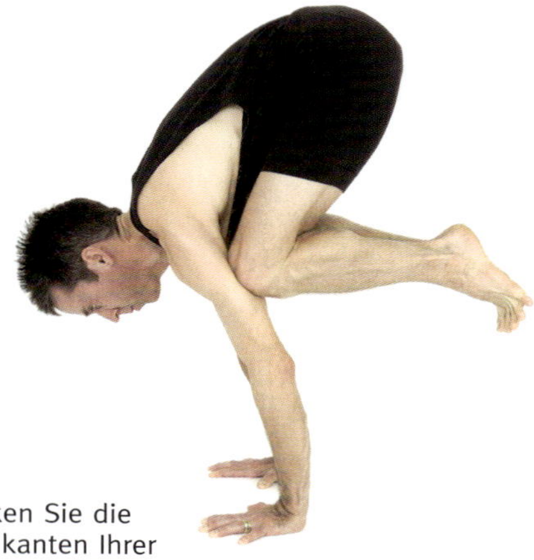

4 **Drücken Sie die Innenkante Ihrer Füße entlang der großen Zehen zusammen, drücken Sie Ihre Beine zur Mittellinie – diese verläuft durch die Körpermitte, in einer Linie mit der Wirbelsäule und zwischen den Beinen.**

Atmen Sie weiter in den mittleren Rücken, und halten Sie ihn so angehoben.

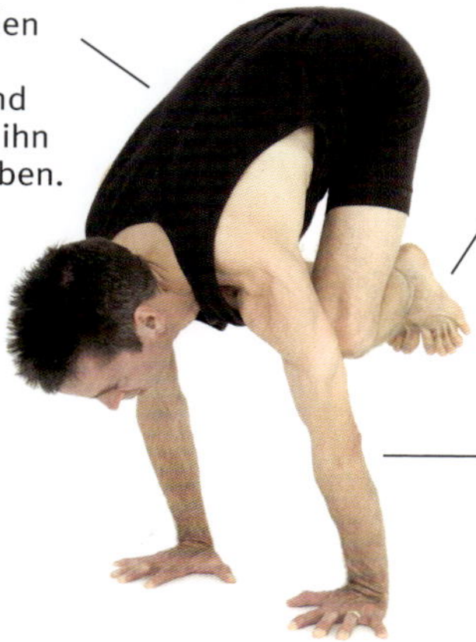

Drücken Sie die Innenkanten Ihrer Füße und die Innenseiten Ihrer Oberschenkel zusammen Richtung Mittellinie.

Strecken Sie die Arme.

Sanfte Variation

Wie Schritt 1–4, aber stellen Sie Ihre Füße auf einen Klotz, um eine höhere Spannung zu erzeugen.

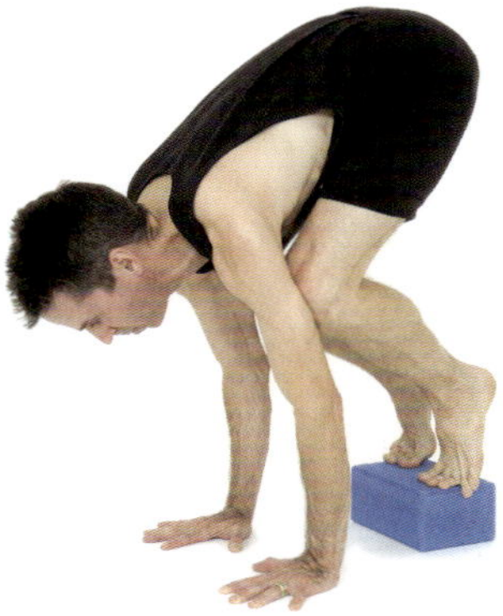

Weitere Variationen

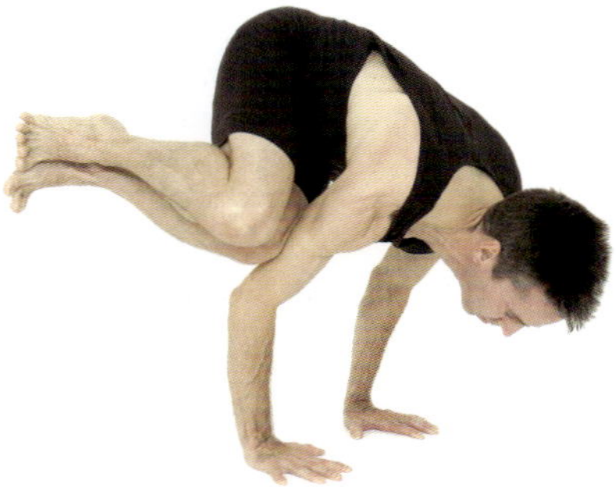

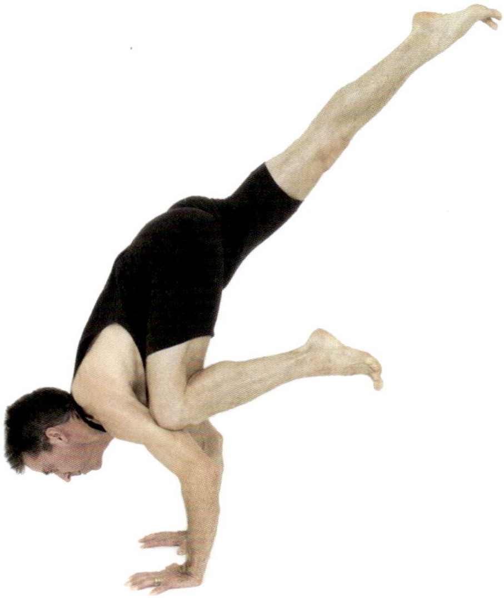

Pfau

Mayurasana

Gegenhaltung

- Haltung des Kindes (Balasana)

Drishti

- Nasenspitze

Körperliche Vorteile

- Kräftigt Handgelenke, Unterarme und Ellbogen
- Verlängert die Wirbelsäule
- Kräftigt die Bauchmuskulatur
- Fördert die Verdauung
- Bessert die Durchblutung des Darms, von Magen, Milz, Nieren und Leber
- Fördert Gleichgewicht und Haltung

Psychische Vorteile

- Bessert die Konzentration
- Entwickelt die Fähigkeit der Fokussierung

Gegenanzeigen

- Niedriger oder hoher Blutdruck
- Schlaflosigkeit
- Migräne
- Karpaltunnelsyndrom

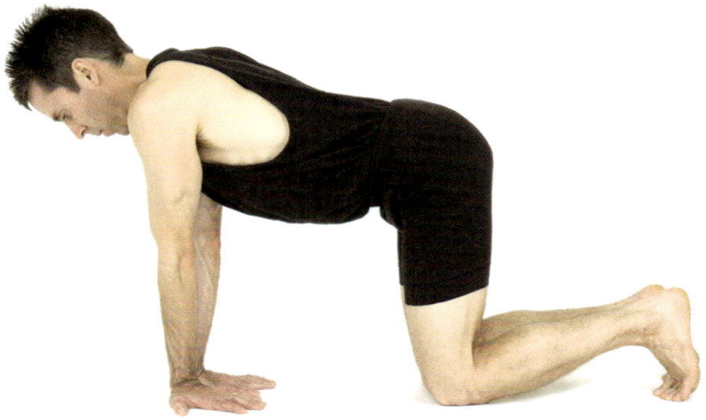

1 Beginnen Sie auf Ihren Händen und Knien. Die Finger zeigen nach hinten zu Ihren Knien, die kleinen Finger berühren sich.

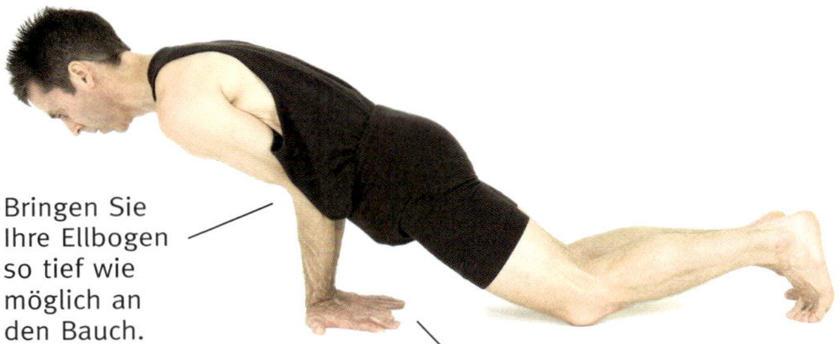

2 Beugen Sie die Ellbogen, halten Sie die Hände zusammen, und lehnen Sie sich nach vorne, sodass Ihr Bauch auf Ihren Ellbogen und Ihre Brust auf Ihren Oberarmen ruht. Frauen müssen Ihre Oberarme etwas weiter voneinander lösen, um Raum zu lassen und die Brüste nicht zusammenzudrücken.

3 Strecken Sie die Beine, und verlagern Sie Ihr Gewicht nach vorne, um auf Ihren Armen und Händen zu balancieren.

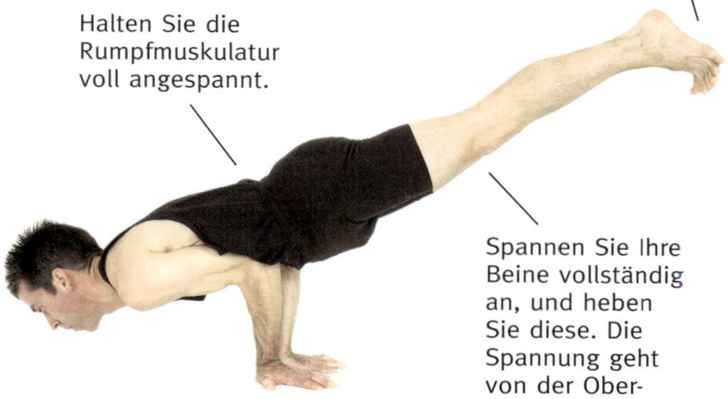

Sanfte Variation

Halten Sie mit Knien und Füßen Bodenkontakt, und heben Sie den Oberkörper nur jeweils kurz.

Weitere Variation

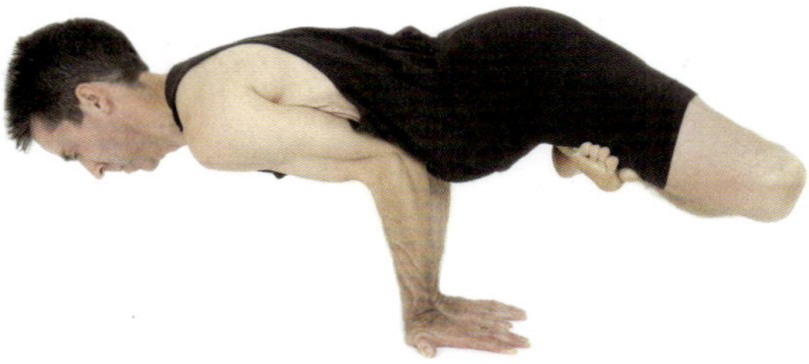

Brett

Chaturanga Dandasana

Gegenhaltung

- Nach unten schauender Hund (Adho Mukha Svanasana)

Drishti

- Auf den Boden
- Nach vorne

Körperliche Vorteile

- Kräftigt Beine, Gesäß, Rücken, Bauchmuskulatur, Schultern, Arme und Handgelenke
- Regt die Durchblutung an, fördert die Verdauung
- Lindert die Beschwerden einer leichten Tendinitis und Erschöpfung
- Führt dem Körper Energie zu
- Baut Kraft in der Körpermitte auf

Psychische Vorteile

- Verbessert die Konzentration
- Entwickelt die Fähigkeit des Fokussierens

Gegenanzeigen

- Karpaltunnelsyndrom
- Schwangerschaft (wählen Sie die sanfte Variation)

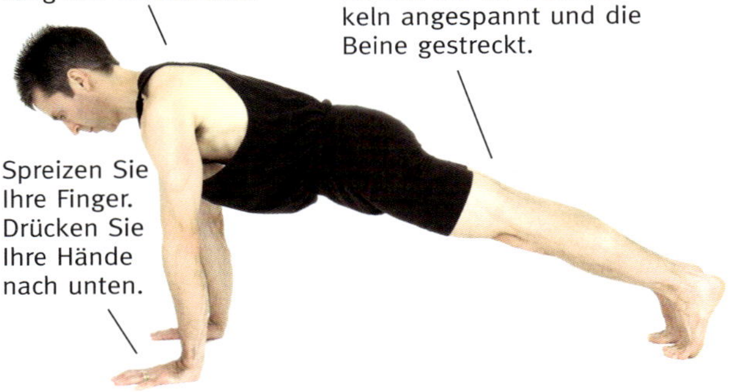

1 Bringen Sie Ihren Körper in eine Bretthaltung. Die Hände sind unterhalb Ihrer Schultern, die Arme gestreckt. Strecken Sie Ihre Beine nach hinten, und beugen Sie die Füße. Heben Sie die Taillendreiecke an. Halten Sie diese Hebung, und ziehen Sie die Schulterblätter nach hinten.

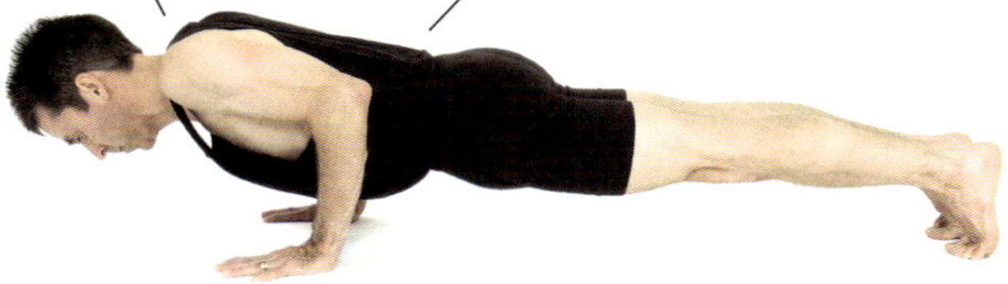

2 Bleiben Sie wie in Schritt 1, dann atmen Sie aus, und senken Sie Ihren Körper, bis die Oberarme parallel zum Boden kommen.

3 Halten Sie die Position für einige wenige Atemzüge, und lösen Sie diese anschließend auf, indem Sie Ihren Körper in Richtung Boden absenken.

Sanfte Variation

Wie Schritt 1–2, aber lassen Sie die Knie am Boden.

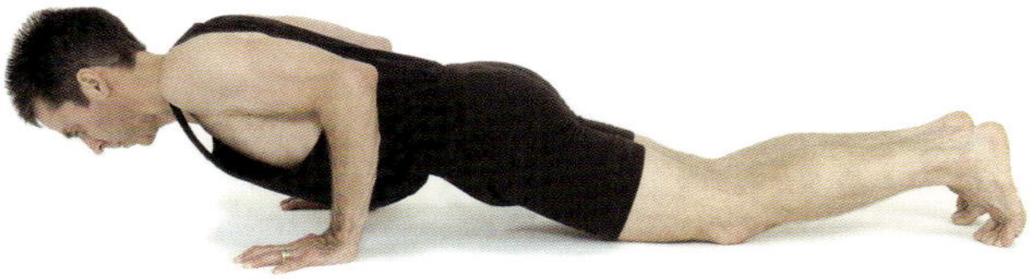

Kapitel 5

Umkehr-haltungen

Umkehrhaltungen kehren die Wirkungen der Schwerkraft um, wodurch sie den gesamten Organismus revitalisieren. Sie regen die Organe und das Drüsensystem an, indem sie den üblichen Blut- und Lymphfluss umkehren. Nach einer solchen Übung werden die normalen Durchblutungsmuster mit neuer Vitalität wiederhergestellt. Umkehrungen kräftigen zudem den Oberkörper und das Nervensystem, sie fördern die Verdauung und Ausscheidung. Sie verlangen eine gute Fokussierung und Konzentration, sorgen für klare Wahrnehmung, Gleichgewicht und Ruhe. Während einer Schwangerschaft werden sie in der Regel nicht ausgeführt, auch nicht während der Menstruation.

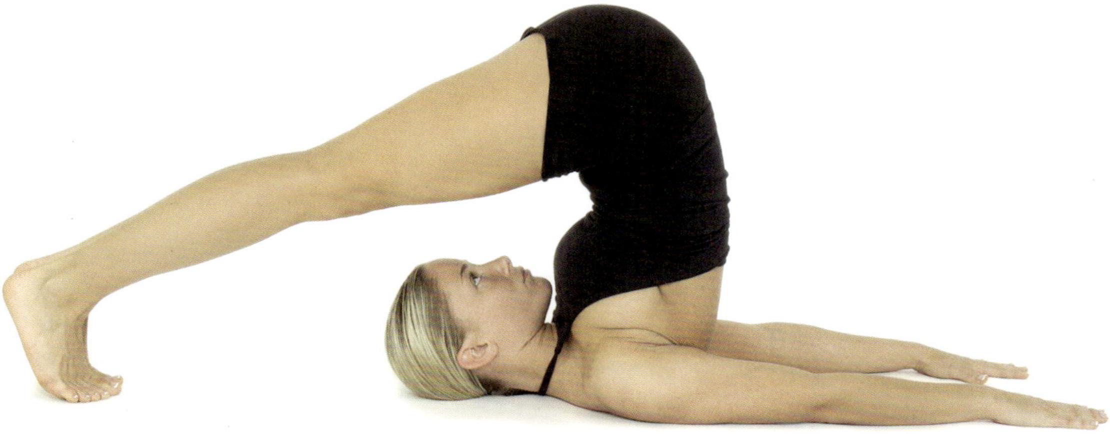

Schulterstand

Sarvangasana

Gegenhaltung

- Fisch (Matsyasana)

Drishti

- Zu den Zehen

Körperliche Vorteile

- Dehnt und kräftigt Nacken, Schultern und Rautenmuskeln
- Bessert Schlaflosigkeit
- Lindert Druckgefühl in den Nasennebenhöhlen
- Regt die Durchblutung an
- Lindert Beschwerden der Menopause
- Regt Schilddrüse, Nebenschilddrüse und die Prostatafunktion an
- Reduziert Krampfadern

Psychische Vorteile

- Bessert leichte Depressionen und Stress
- Beruhigt den Geist

Gegenanzeigen

- Nackenverletzung oder Bandscheibenschaden (wählen Sie die sanfte Variation)
- Menstruation
- Erstes Drittel der Schwangerschaft
- Bluthochdruck

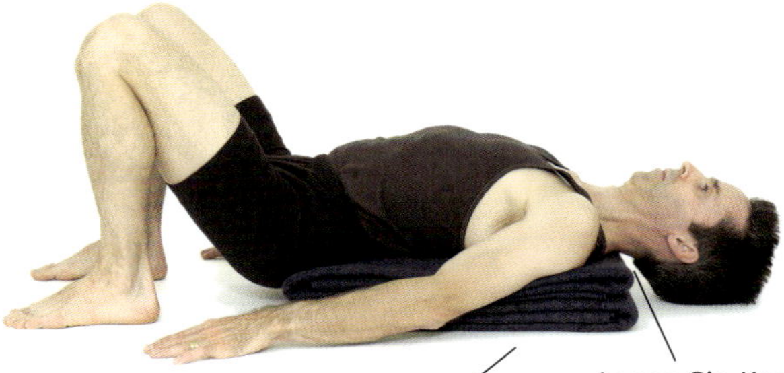

Falten Sie die Decken so, dass sie eine feste Fläche mit klaren Kanten ergeben.

Legen Sie Kopf und Nacken hinter die Decken, um die natürliche Krümmung in der Halswirbelsäule zu erhalten.

1 Liegen Sie auf dem Rücken, mit den Schultern auf dem oberen Rand von zwei oder drei gefalteten Decken. Beugen Sie die Knie, und stellen Sie die Füße flach auf den Boden

Halten Sie Ihr Kinn angehoben von der Brust, sodass die Krümmung im Nacken erhalten bleibt.

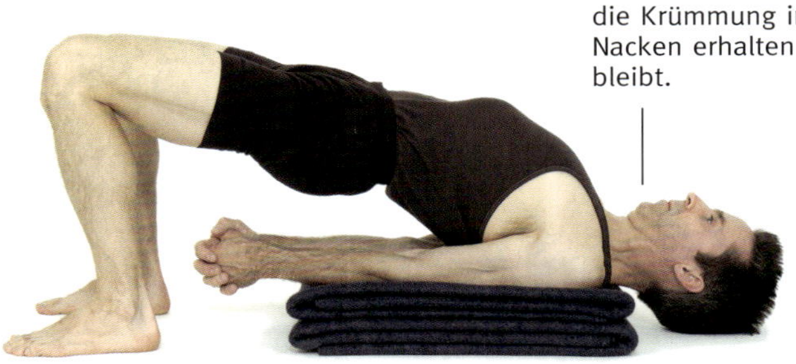

2 Heben Sie die Hüften von den Decken nach oben, und verschränken Sie Ihre Hände unter Ihrem Körper. Bewegen Sie Ihre Schultern nacheinander näher in Richtung Wirbelsäule und näher zu den Ohren. Auf diese Weise entsteht unter dem Nacken und den Schulterblättern ein Hohlraum.

3 Senken Sie die Hüften auf die Decke. Bringen Sie Ihre Beine über Ihren Kopf, und berühren Sie mit den Füßen den Boden in der Pflughaltung (Halasana, siehe S. 92).

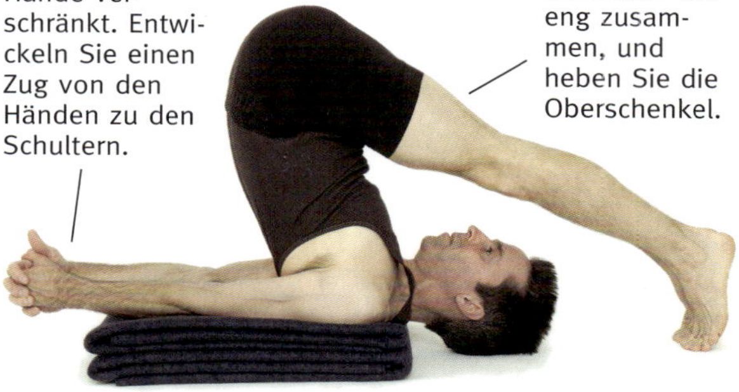

4 Legen Sie Ihre Hände an den Rücken, heben Sie die Beine nach oben. Drehen Sie die Oberschenkel oben nach innen, und ziehen Sie sie dabei nach hinten. Wenn Sie Ihre Oberschenkel hinten halten, verlängern Sie Ihr Steißbein gedanklich bis zu den Füßen.

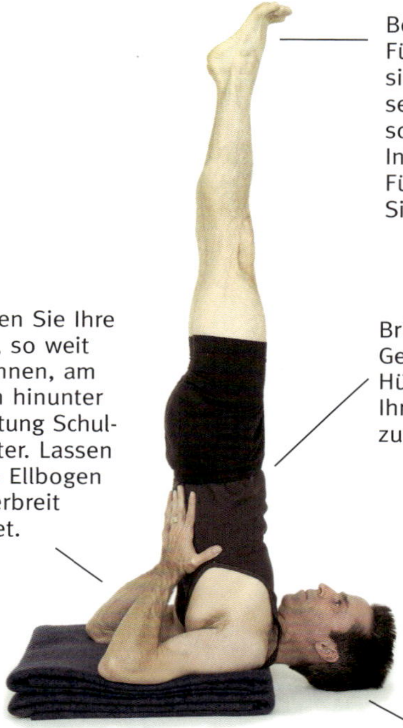

Sanfte Variation

Gehen Sie in den Schulterstand an der Wand (S. 94); legen Sie die Beine an einer Wand hoch. Die Hüften ruhen dabei auf einem Kissen oder einer Decke.

Weitere Variationen

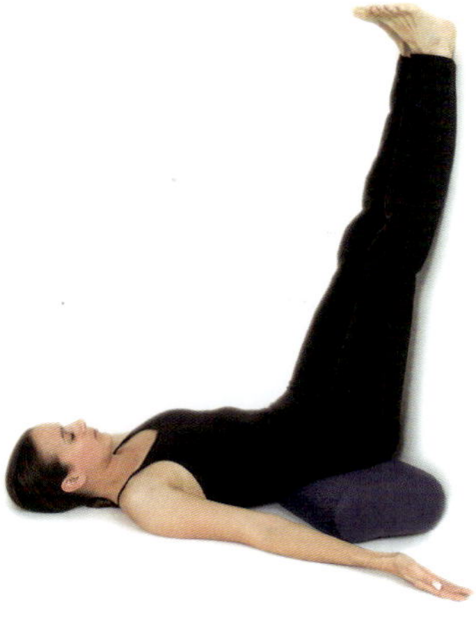

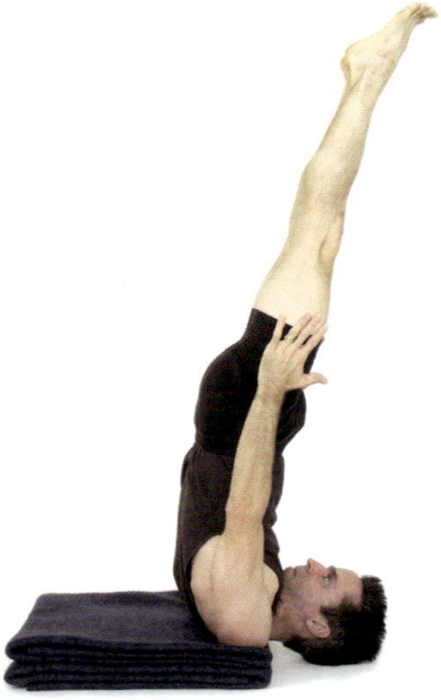

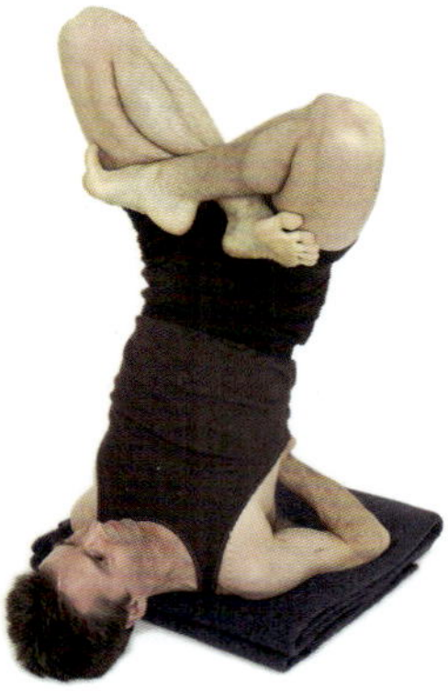

Pflug

Halasana

Gegenhaltung

- Fisch (Matsyasana)

Drishti

- Zu den Oberschenkel-spitzen

Körperliche Vorteile

- Lindert Rückenschmerzen
- Regt Schilddrüse und Nebenschilddrüse an
- Dehnt die Schultern
- Kräftigt die Wirbelsäule
- Bessert Schlaflosigkeit
- Lindert Beschwerden der Menopause

Psychische Vorteile

- Beruhigt den Geist
- Reduziert leichten Stress und innere Unruhe

Gegenanzeigen

- Menstruation
- Nackenverletzung (wählen Sie die sanfte Variation)
- Asthma
- Schwangerschaft
- Bluthochdruck

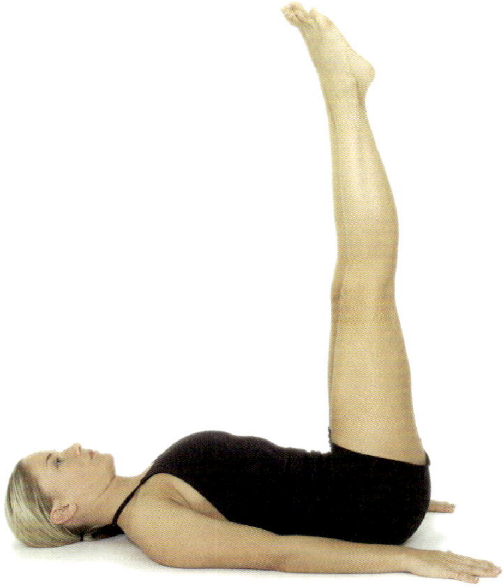

1 Legen Sie sich flach auf den Boden. Strecken Sie Ihre Beine senkrecht nach oben, indem Sie zuerst die Knie zur Brust beugen und anschließend die Füße in Richtung Decke strecken.

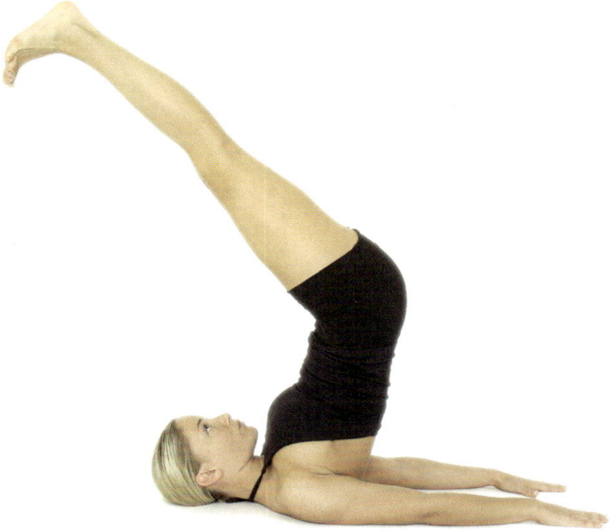

2 Atmen Sie tief ein. Drücken Sie Ihre Hände zum Boden, und schwingen Sie Ihre Beine über Ihren Kopf.

3 Bringen Sie Ihre Zehen auf den Boden. Lassen Sie Ihre Hüften über Ihren Schultern. Bleiben Sie für mehrere Atemzüge in dieser Position. Stützen Sie sich mit Ihren Händen, wenn Sie anschließend langsam auf Ihren Rücken rollen und die Stellung verlassen.

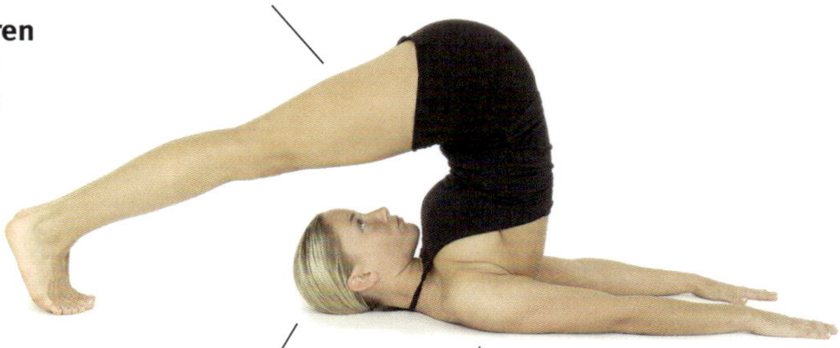

Sanfte Variation

Wie in Schritt 1–3, aber legen Sie zwei gefaltete Decken unter Ihre Schultern. Lassen Sie Kopf und Nacken auf dem Boden, und behalten Sie die natürliche Rundung im Nacken bei.

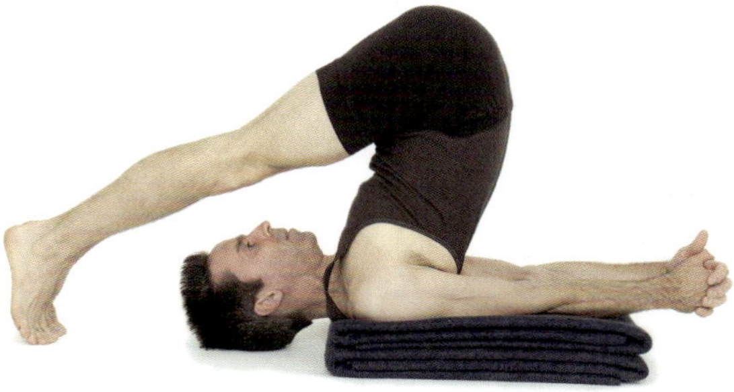

Weitere Variationen

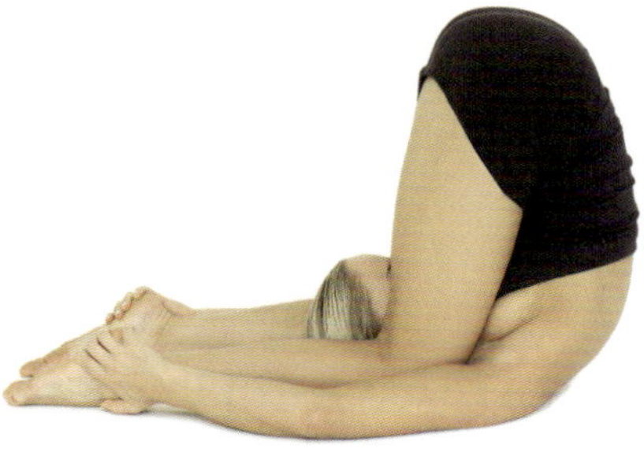

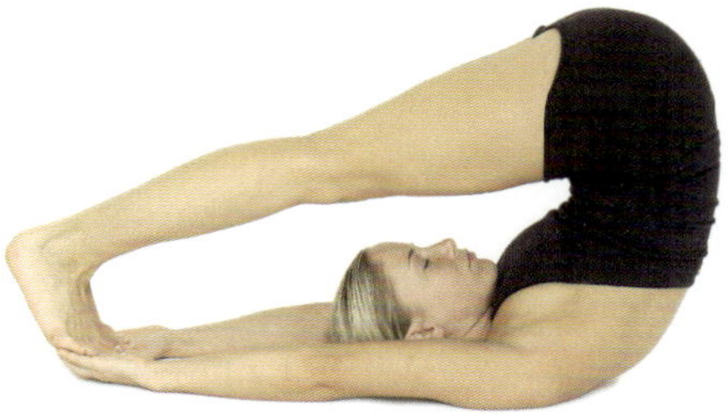

Schulterstand an der Wand

Viparita Karani

Gegenhaltung

- Totenhaltung (Savasana)

Drishti

- Augen geschlossen

Körperliche Vorteile

- Hilft gegen Müdigkeit in Beinen und Füßen
- Beugt Ödemen und Krampfadern vor
- Beruhigt das Nervensystem
- Bessert leichte Rückenschmerzen, Kopfschmerzen und Schlaflosigkeit
- Bessert Arthritissymptome
- Bessert Erkrankungen der Harnwege wie der Atemwege
- Fördert die Durchblutung

Psychische Vorteile

- Beruhigt den Geist
- Bessert leichte Depressionen, Stress und innere Unruhe

Gegenanzeigen

- Glaukom (Grüner Star)
- Schwere Nacken- oder Rückenverletzung

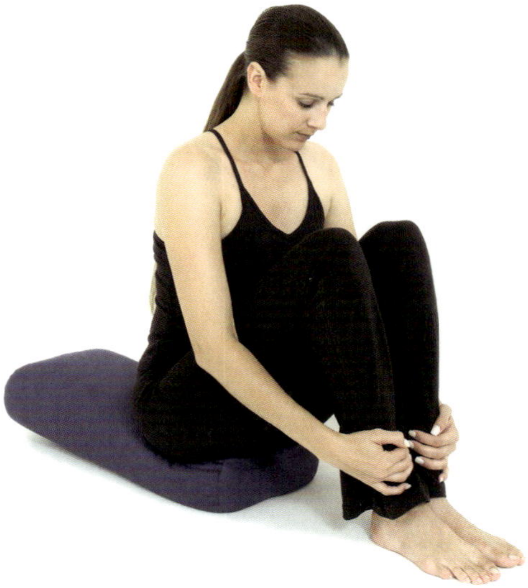

1 Setzen Sie sich auf ein Kissen oder auf zusammengefaltete Decken, die linke Hüfte gegen die Wand. Beugen Sie die Knie.

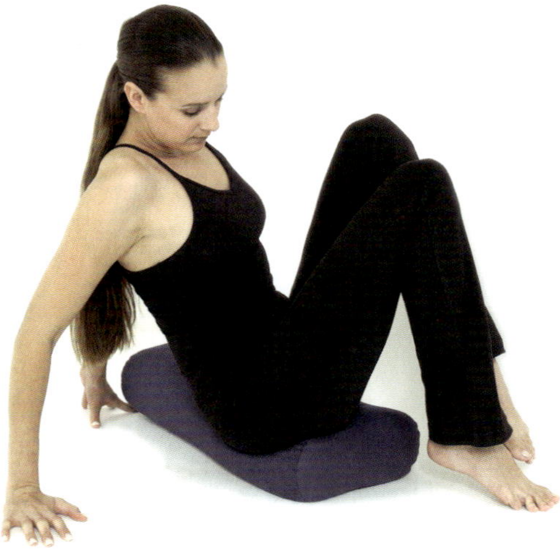

2 Legen Sie Ihre Hände hinter den Körper, und lehnen Sie den Oberkörper zurück.

3 Lehnen Sie sich zurück, und stützen Sie sich auf die Hände, während Sie die Hüften drehen und die Füße nach oben an die Wand bringen.

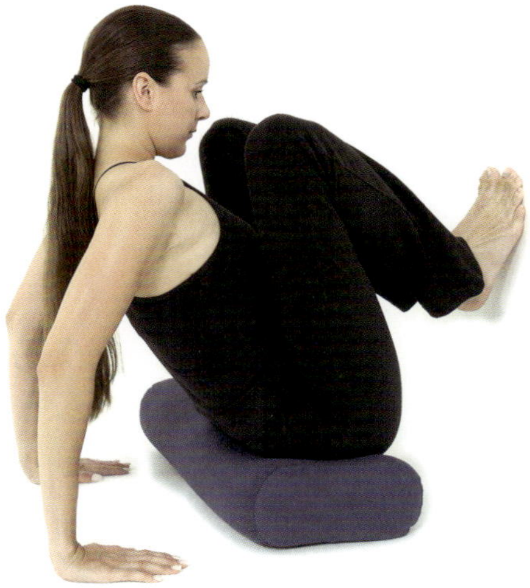

4 Bleiben Sie mit dem Gesäß nah an der Wand. Legen Sie sich auf den Rücken. Die Arme sind seitlich ausgestreckt, die Handflächen zeigen nach oben. Schließen Sie die Augen. Entspannen Sie sich in dieser Position. Atmen Sie sanft und gleichmäßig.

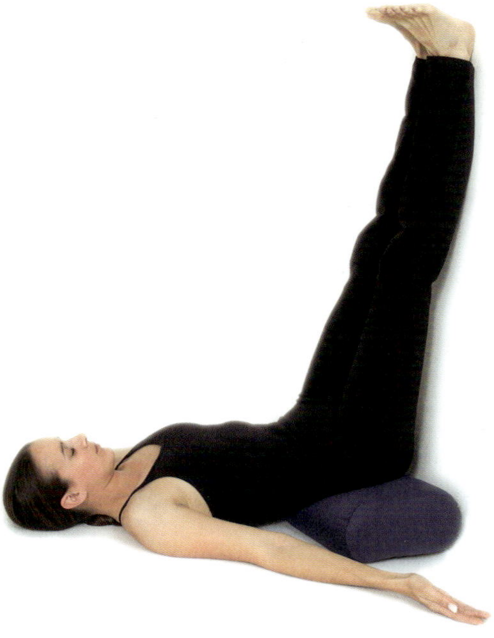

Kopfstand

Sirsasana

Gegenhaltung

- Haltung des Kindes (Balasana)

Drishti

- Zur Nasenspitze

Körperliche Vorteile

- Regt Prostata und Hirnanhangdrüse an
- Fördert die Verdauung
- Kräftigt die Wirbelsäulenmuskulatur
- Kräftigt Arme, Beine und Bauch
- Fördert die Durchblutung
- Reduziert Krampfadern

Psychische Vorteile

- Beruhigt den Geist
- Bessert leichten Stress und innere Unruhe

Gegenanzeigen

- Herzerkrankungen
- Nacken- oder Rückenverletzung
- Menstruation
- Bluthochdruck
- Kopfschmerzen
- Schwangerschaft (im ersten Schwangerschaftsdrittel)
- Glaukom (Grüner Star)

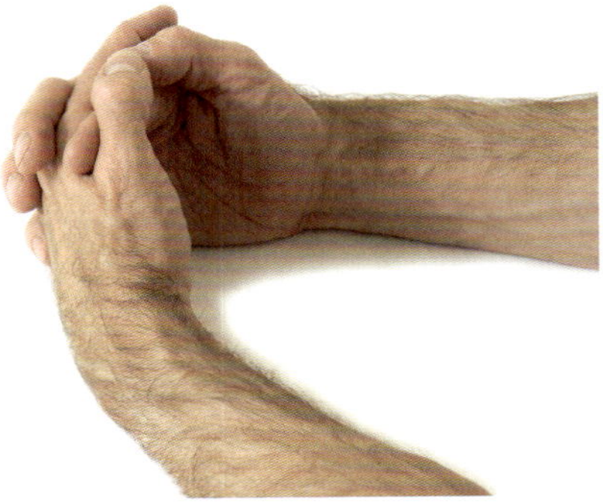

1 Beginnen Sie auf den Knien, die Unterarme liegen auf dem Boden. Verschränken Sie Ihre Finger eng, achten Sie besonders auf Zeige- und Mittelfinger. Bilden Sie mit Ihren Händen einen Kelch. Drücken Sie die Handkanten fest auf den Boden, und verankern Sie Ihre Unterarme am Boden. Halten Sie die Handgelenke rechtwinklig zum Boden.

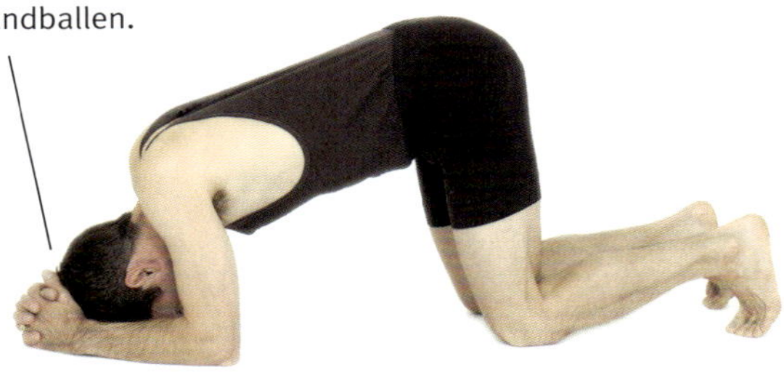

2 Wandern Sie mit den Knien ein paar Zentimeter hinter Ihre Hüften, und verlängern Sie Ihre Körperseiten von der Taille bis zu den Schultern. Atmen Sie aus, lassen Sie Ihr Herz Richtung Boden sinken, und ziehen Sie die Schulterblätter nach hinten. Bringen Sie den Scheitel zum Boden.

3 **Strecken Sie Ihre Beine, und wandern Sie mit Ihren Füßen Richtung Kopf. Positionieren Sie Ihre Hüften in einer Linie mit den Schultern, während Sie Ihre Schulterblätter nach hinten gezogen lassen.**

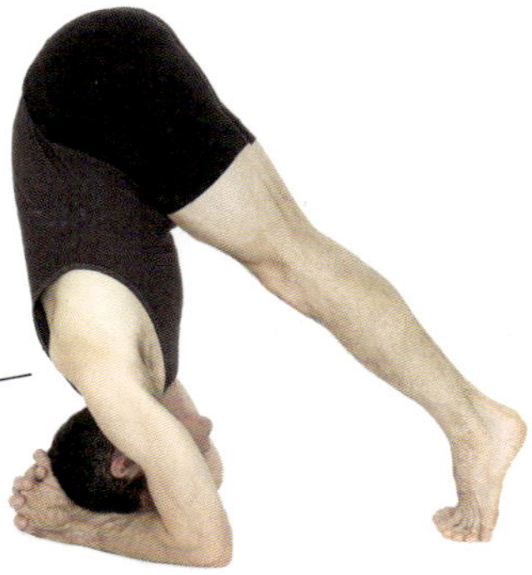

Halten Sie die Ellbogen schulterbreit geöffnet.

4 **Beugen Sie die Knie, und nutzen Sie die Kraft Ihrer Bauchmitte, um die Füße vorsichtig vom Boden zu heben oder abzustoßen.**

5 **Halten Sie die Beine eng zusammen. Heben Sie die Knie direkt über die Schultern, und verlängern Sie Ihr Steißbein gedanklich nach oben zur Decke. Verteilen Sie das Gewicht zwischen Ihrem Kopf und Ihren Unterarmen. Strecken Sie den Kopf aktiv zum Boden, um zu vermeiden, dass Ihr Nacken zusammengepresst wird.**

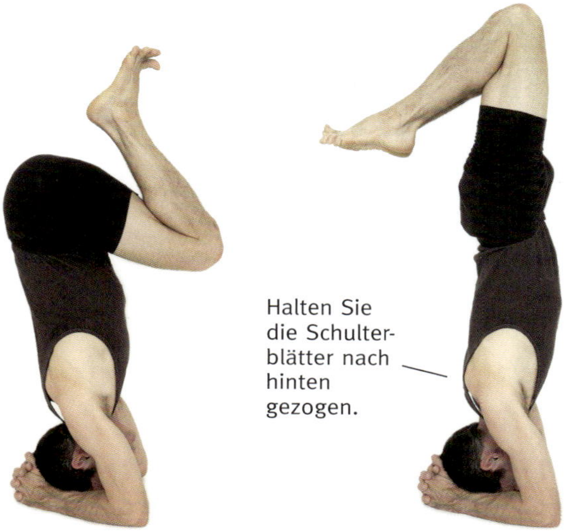

Halten Sie die Schulterblätter nach hinten gezogen.

6 **Strecken Sie Ihre Beine gerade über Ihren Rumpf. Nehmen Sie die Oberschenkel zur Mittellinie eng zusammen, und strecken Sie die Beine. Beugen Sie die Füße, spreizen Sie die Zehen, und ziehen Sie die Seiten der kleinen Zehen in Richtung Boden.**

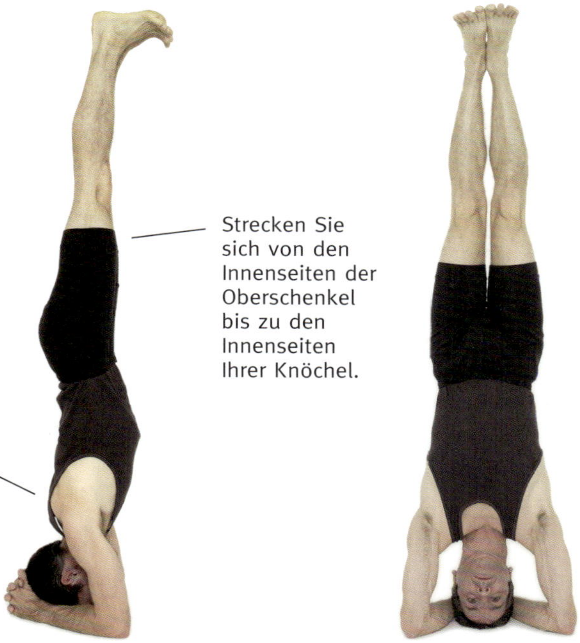

Drücken Sie die Unterarme nach unten, während Sie die Schulterblätter zur Rückenmitte und nach oben in Richtung der Füße ziehen.

Strecken Sie sich vom Gaumen bis hinunter zum Scheitel.

Strecken Sie sich von den Innenseiten der Oberschenkel bis zu den Innenseiten Ihrer Knöchel.

Sanfte Variation

Zur Kräftigung und Vorbereitung für den Kopfstand führen Sie die Schritte 1 und 2 aus, berühren mit dem Kopf aber nicht den Boden. Achten Sie darauf, dass die Hüften hinter den Schultern bleiben, und spannen Sie die Schulterblätter kräftig nach hinten an.

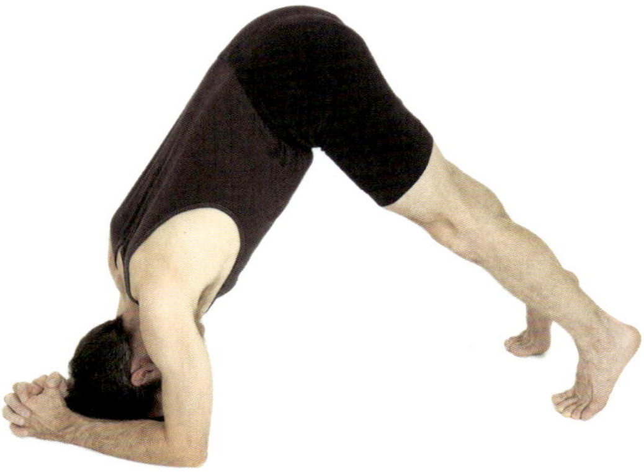

Weitere Variationen

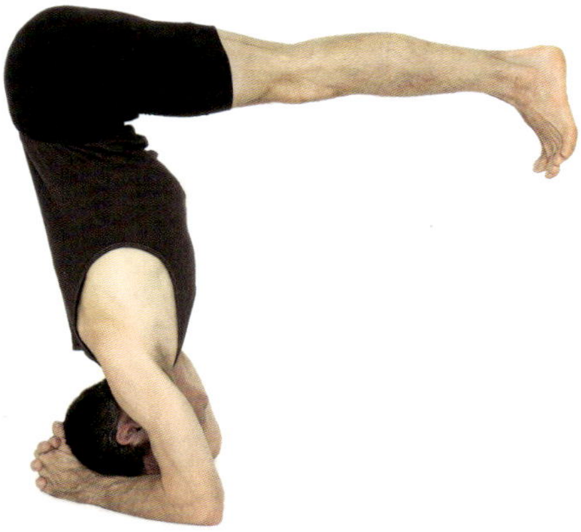

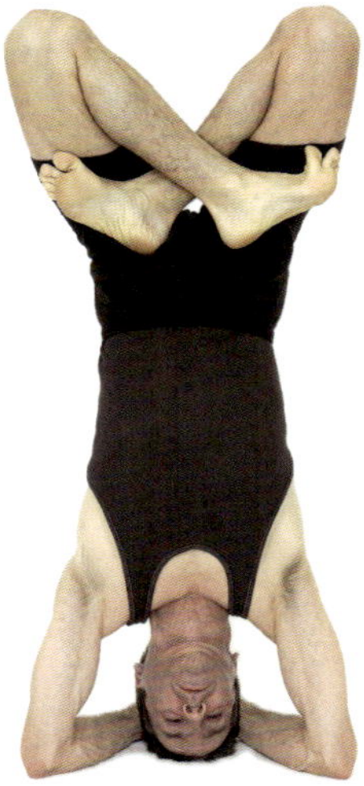

KAPITEL 6

Rückwärts-beugen

Rückbeugen wirken verjüngend, kräftigend und als Wachmacher. Sie sind am wirksamsten, um den oberen Rücken, die Brust, die Schultern und die Leistenregion zu öffnen sowie um die Beweglichkeit der Wirbelsäule zu verbessern. Rückbeugen lösen zurückgehaltene emotionale Energie besser als jede andere Gruppe von Asanas. Sie halten die Wirbelsäule geschmeidig und entwickeln Kraft im Rücken, in den Beinen und den Schultern. Rückwärtsbeugen sollten nicht kurz vor dem Schlafen praktiziert werden, da sie aufheizend und belebend wirken. Danach sollte eine Reihe abkühlender Positionen folgen wie Drehhaltungen oder auch Vorwärtsbeugen, damit sich die Wirbelsäule wieder entsprechend ausrichten kann.

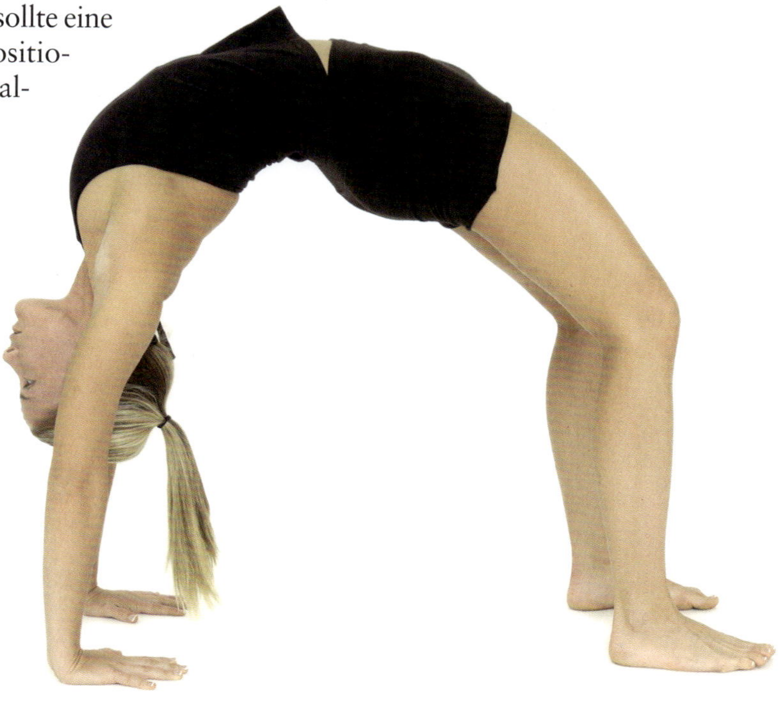

Kobra

Bhujangasana

Gegenhaltungen

- Haltung des Kindes (Balasana)
- Bauchlage

Drishti

- Nach vorne
- Nach oben

Körperliche Vorteile

- Verbessert die Haltung
- Regt das Kreislauf-, das Verdauungs- und das Lymphsystem an
- Öffnet Brust, Schultern und Kehle
- Verlängert die Wirbelsäule und verbessert ihre Beweglichkeit
- Kräftigt den unteren Rücken, die Schultern und Beine
- Reduziert Erschöpfung

Psychische Vorteile

- Belebt den Geist
- Bessert leichte Depressionen und innere Unruhe
- Reduziert Stress

Gegenanzeigen

- Schwangerschaft
- Bluthochdruck
- Schwere Wirbelsäulen- oder Nackenverletzung

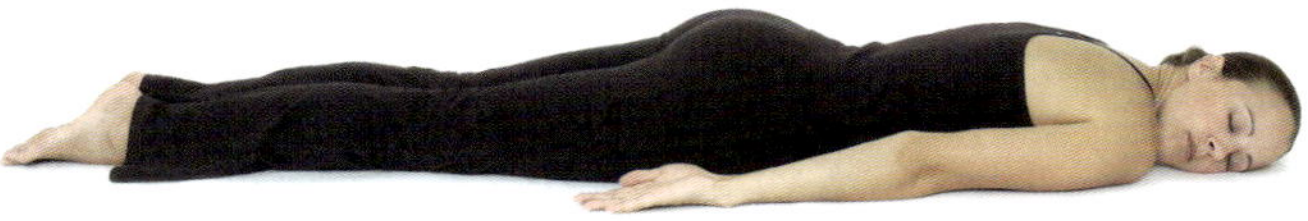

1 Liegen Sie auf dem Bauch.

Die Füße zeigen gerade nach hinten.

Halten Sie die Beine eng geschlossen und parallel.

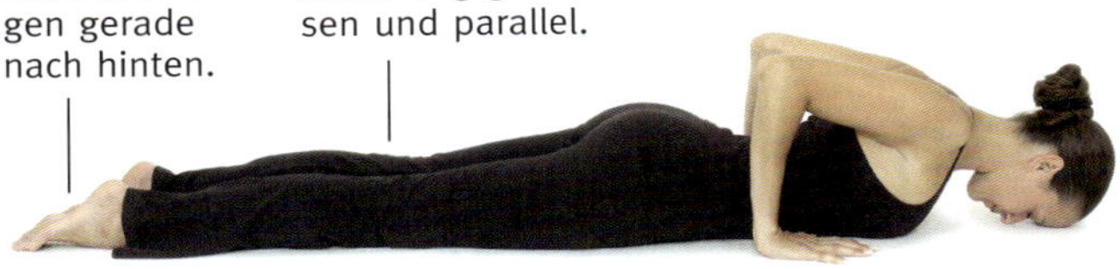

2 Bringen Sie Ihre Stirn auf den Boden. Beugen Sie die Ellbogen. Die Handflächen liegen nah an den unteren Rippen, die Unterarme halten Sie senkrecht zum Boden. Atmen Sie aus, drücken Sie die Hände nach unten, verlängern Sie sich in den Körperseiten, und heben Sie die Oberarmköpfe vom Boden. Ziehen Sie die Schulterblätter nach hinten.

Strecken Sie die Wirbelsäule von der Beckenmitte bis zum Scheitel.

Ziehen Sie die unteren Schulterblattspitzen nach hinten, und heben Sie die Brust, die Bewegung beginnt hinter dem Herzen.

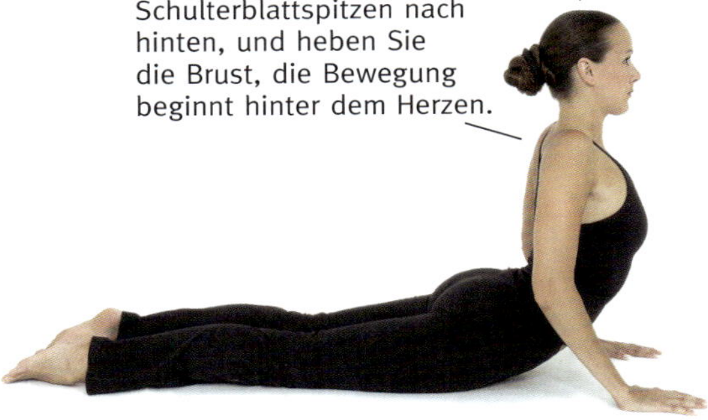

Drücken Sie die Fingerknöchel nach unten. Ziehen Sie die Hände gegen den gedachten Widerstand des Bodens zurück.

3 Drücken Sie alle Zehennägel nach unten. Bauen Sie einen muskulären Zug von den Füßen zur Beckenmitte auf. Verankern Sie Ihr Steißbein nach unten. Bei der nächsten Einatmung drücken Sie die Hände nach unten, und verlängern Sie sich von der Taille bis zu den Achselhöhlen. Heben Sie den Oberkörper vom Boden, drehen Sie die Oberarmköpfe nach hinten.

4 **Halten Sie Ihren Nacken lang, und strecken Sie den Kopf, wobei die Bewegung vom Hals ausgeht. Blicken Sie dabei so weit wie möglich nach oben.**

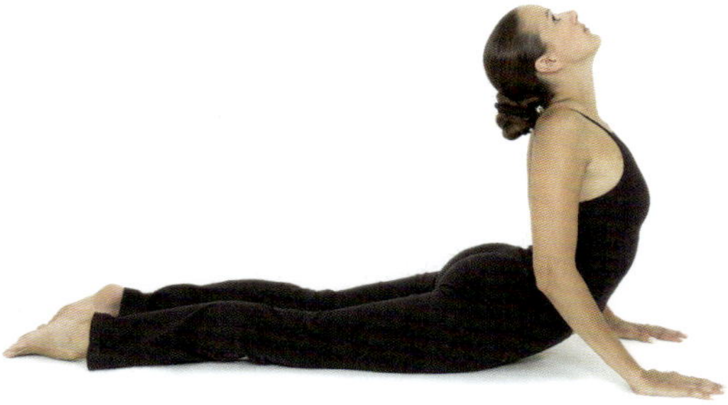

5 **Halten Sie die Position für einige Atemzüge. Atmen Sie aus, lösen Sie die Haltung auf, und bleiben Sie auf dem Bauch liegen.**

Sanfte Variation

Wie in Schritt 1–3. Lassen Sie die Unterarme auf dem Boden liegen.

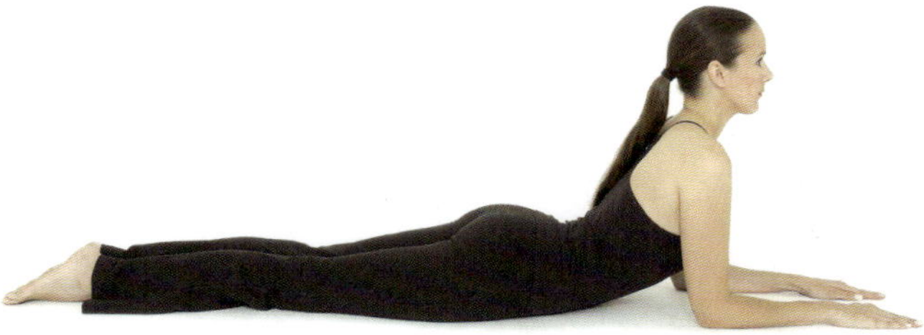

Nach oben schauender Hund

Urdhva Mukha Svanasana

Gegenhaltungen

- Nach unten schauender Hund (Adho Mukha Svanasana)
- Haltung des Kindes (Balasana)

Drishti

- Nach vorne
- Nach oben

Körperliche Vorteile

- Kräftigt Beine, Gesäß, Rumpf, Schultern, Arme und Handgelenke
- Öffnet die Brust, verbessert die Lungenkapazität
- Dehnt Schultern, Rücken
- Verlängert die Wirbelsäule, öffnet den Bauchraum
- Regt das Verdauungssystem und das lymphatische System an
- Bessert die Haltung

Psychische Vorteile

- Belebt den Geist
- Bessert leichte Depressionen und innere Unruhe
- Entwickelt die Fähigkeit des Fokussierens

Gegenanzeigen

- Rücken- oder Nackenverletzung (wählen Sie die sanfte Variation)
- Schwangerschaft (nach dem ersten Schwangerschaftsdrittel)
- Karpaltunnelsyndrom

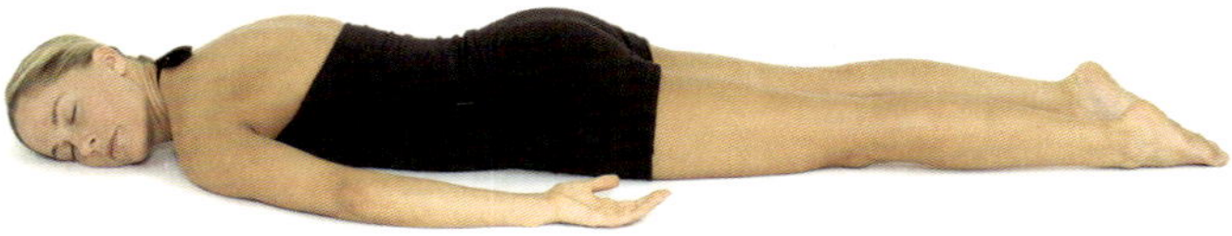

1 Liegen Sie auf dem Bauch.

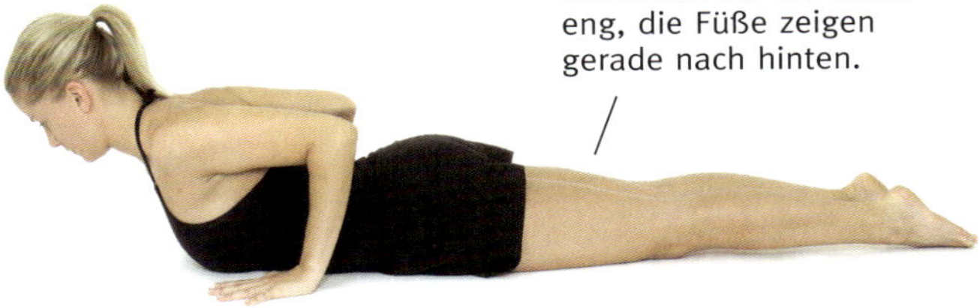

2 Beugen Sie die Arme, und lassen Sie die Handflächen zurückgleiten, bis die Unterarme senkrecht zum Boden sind. Atmen Sie ein, verlängern Sie Ihre Körperseiten, ziehen Sie die Schultern in Richtung der Ohren. Heben Sie die Schultern vom Boden, und ziehen Sie die Schulterblätter weiter nach hinten.

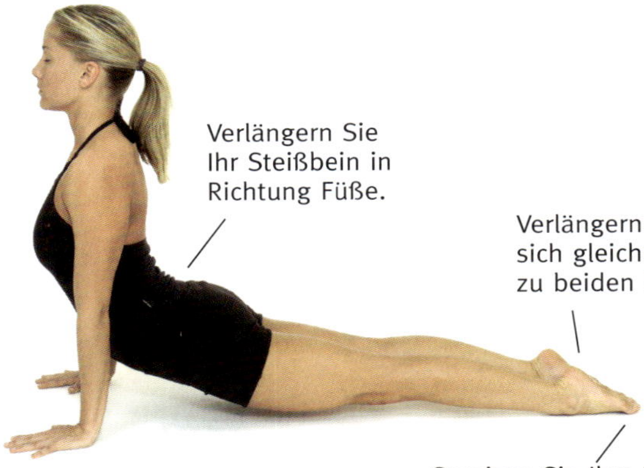

3 Atmen Sie aus, drücken Sie die Hände nach unten, verlängern Sie Ihre Körperseiten, und ziehen Sie die Oberarmköpfe nach hinten. Ziehen Sie auch die Schulterblätter fest nach hinten, und strecken Sie die Arme. Spannen Sie die Muskeln oberhalb der Knie an, und heben Sie die Beine vom Boden an.

4 **Drücken Sie Ihre Fingerknöchel zum Boden, und ziehen Sie Ihre Hände gegen den gedachten Widerstand des Bodens in Richtung Ihrer Füße. Gleiten Sie mit Ihrem Körper und Ihren Beinen zwischen Ihren Händen leicht nach vorne. Verlängern Sie Ihre Körperseiten von der Taille bis zu den Achselhöhlen, und nehmen Sie die Oberarmköpfe noch weiter nach hinten. Lassen Sie Ihren Nacken lang, die Bewegung geht vom Kehlkopf aus, heben Sie den Kopf, um nach oben zu schauen. Bleiben Sie für einige wenige Atemzüge in dieser Haltung, lösen Sie die Position dann langsam zurück zum Boden auf.**

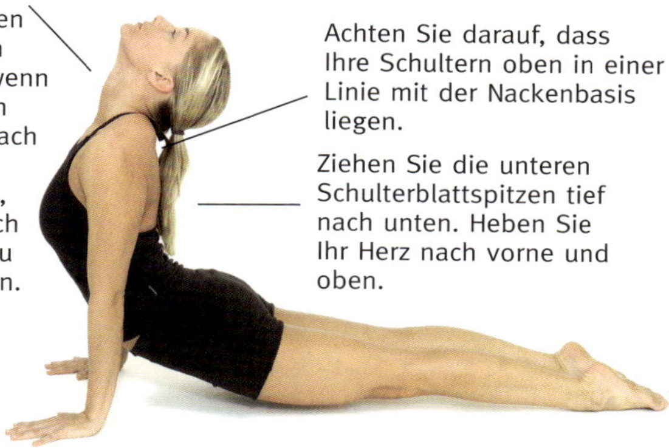

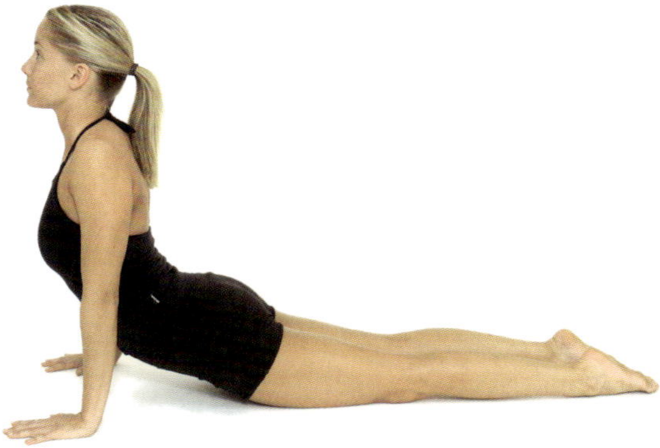

Sanfte Variation

Wie oben beschrieben, nur lassen Sie Ihre Oberschenkel auf dem Boden.

Kamel

Ustrasana

Gegenhaltungen

- Stehende Vorwärtsbeuge (Uttanasana)
- Haltung des Kindes (Balasana)

Drishti

- Nach oben
- Augen geschlossen

Körperliche Vorteile

- Dehnt Oberschenkel, Rumpf, Brust, Schultern und vordere Halsmuskulatur
- Kräftigt Beine, Becken und die untere Rückenregion
- Öffnet die Hüften und die Hüftbeuger
- Unterstützt die Verdauung
- Regt die Durchblutung an
- Bessert die Beweglichkeit der Wirbelsäule
- Bessert die Haltung

Psychische Vorteile

- Belebt den Geist
- Verbessert leichte Depressionen und innere Unruhe
- Reduziert Stress

Gegenanzeigen

- Wirbelsäulen- oder Nackenverletzung
- Niedriger Blutdruck

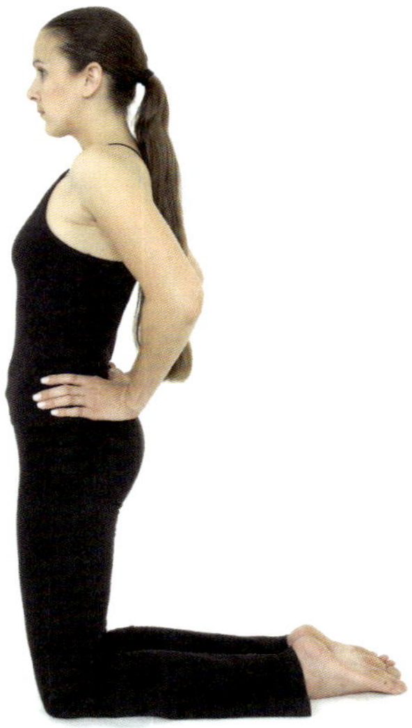

1 Knien Sie auf dem Boden, die Oberschenkel sind parallel, die Handflächen ruhen auf Ihren Hüften. Die Füße zeigen gerade nach hinten, die Fußnägel sind zum Boden gedrückt. Atmen Sie ein, und nehmen Sie die Oberschenkel nach hinten. Bei der nächsten Ausatmung kippen Sie Ihr Steißbein, um den unteren Rücken zu verlängern.

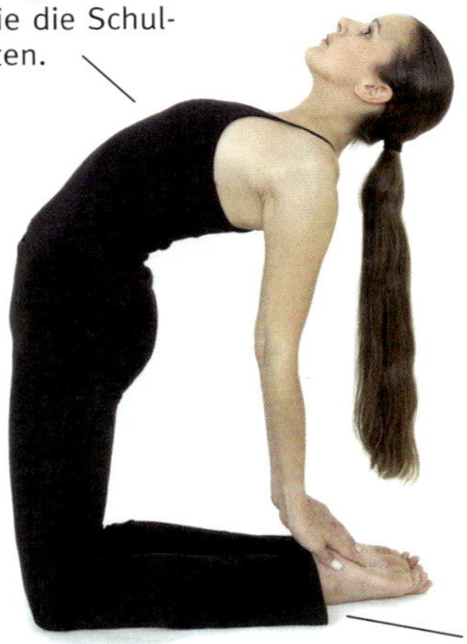

2 Atmen Sie ein. Strecken Sie sich vom Becken bis zum Kopf. Atmen Sie aus, führen Sie die rechte Hand nach hinten, und legen Sie sie auf die rechte Ferse. Das Gleiche mit der linken Hand wiederholen.

3 **Halten Sie den Nacken lang gestreckt, und schieben Sie Ihre Halsseiten nach hinten. Halten Sie die Länge im Nacken, und heben Sie den Kopf weit nach hinten.**

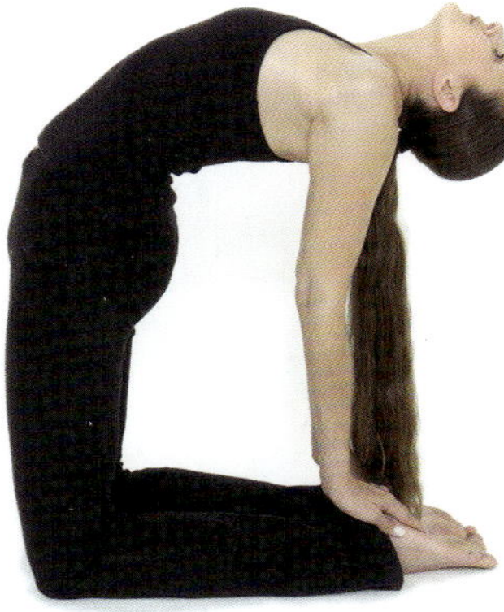

4 **Schieben Sie Ihre Hände zurück, sodass sie auf Ihren Fußsohlen liegen. Bleiben Sie für einige wenige Atemzüge in dieser Stellung. Atmen Sie aus, verwurzeln Sie sich kraftvoll mit den Schienbeinen im Boden, und richten Sie sich auf, die Bewegung beginnt hinter Ihrem Herzen, halten Sie den Kopf beim Hochkommen hinten. Ruhen Sie sich ein paar Atemzüge lang auf den Fersen sitzend aus.**

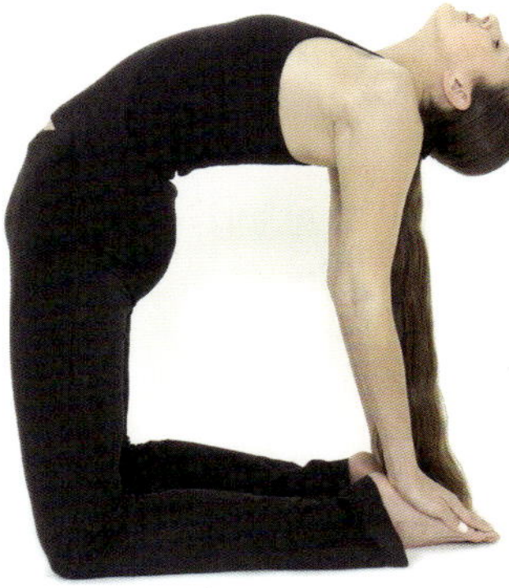

Sanfte Variation

Wie in Schritt 1–4, aber stellen Sie einen Klotz außen neben beide Knöchel, und lassen Sie die Hände auf den Blöcken ruhen statt auf den Füßen.

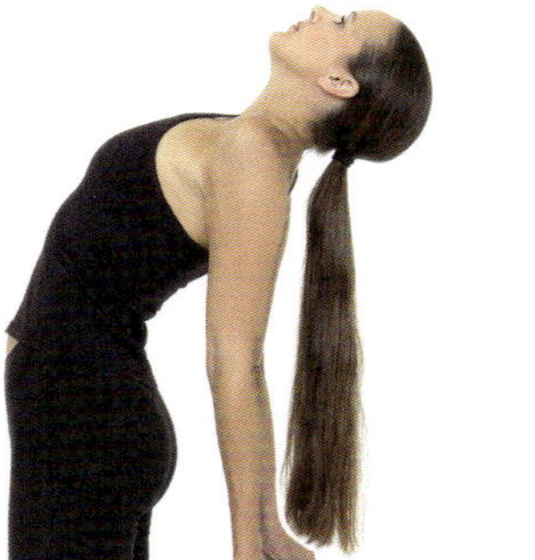

Schulterbrücke

Setu Banda Sarvangasana

Gegenhaltung

- Knie-zur-Brust-Haltung (Apanasana)

Drishti

- Nach oben
- Augen geschlossen

Körperliche Vorteile

- Verbessert die Beweglichkeit von Wirbelsäule und Schultern
- Regt das Nervensystem an
- Fördert die Verdauung
- Öffnet Brust, Nacken und Schultern
- Regt die Schilddrüse und die Nebenschilddrüse an
- Verbessert die Lungenkapazität
- Lindert Beschwerden während der Menstruation, in der Menopause
- Bessert Bluthochdruck, Asthma, Sinusitis (Nasennebenhöhlenentzündung)
- Reduziert Erschöpfung

Psychische Vorteile

- Belebt den Geist
- Lindert leichte Depressionen und innere Unruhe
- Reduziert Stress

Gegenanzeigen

- Nacken- oder Schulterverletzung (wählen Sie die sanfte Variation)
- Handgelenkverletzung (Schritt 4 weglassen)

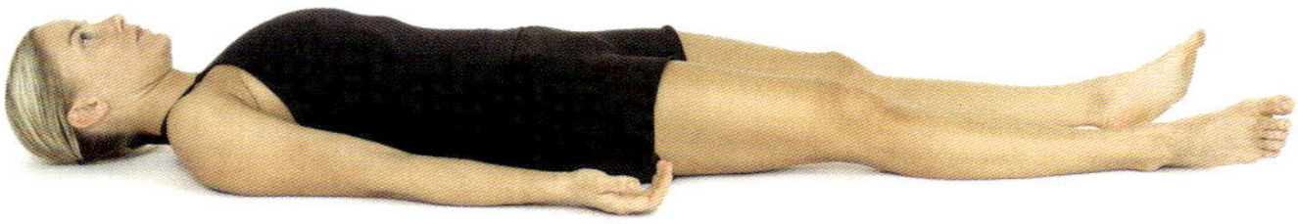

1 Liegen Sie auf dem Rücken.

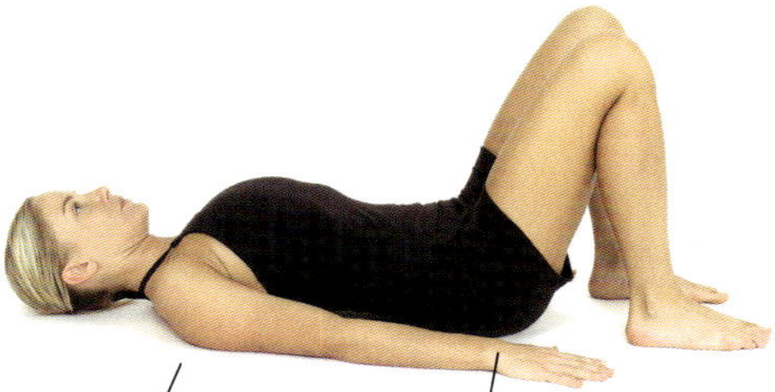

Verlängern Sie die Körperseiten, drücken Sie die Schultern auf den Boden, und bringen Sie die Schulterblätter weiter nach hinten.

Drücken Sie die Sitzbeinhöcker auf den Boden, um im unteren Rücken die natürliche Krümmung zu erhalten.

2 Beugen Sie die Knie, und stellen Sie die Füße parallel nebeneinander und hüftbreit geöffnet auf.

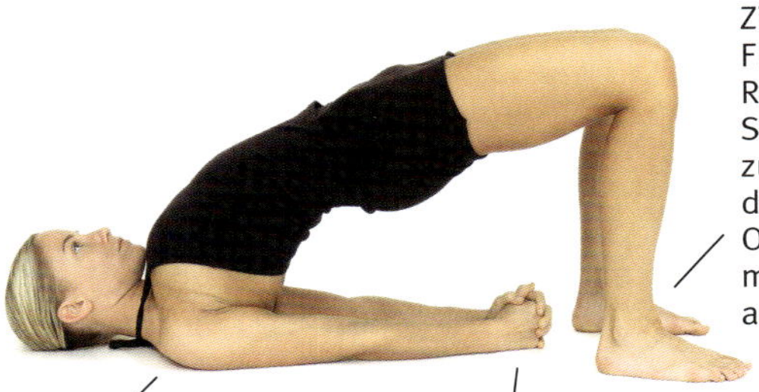

Drücken Sie die Fersen zum Boden. Ziehen Sie die Füße etwas in Richtung der Schultern zurück, um die hintere Oberschenkelmuskulatur anzuspannen.

Halten Sie beide Körperseiten straff. Ziehen Sie beide Schulterblätter weiter in Richtung Rückenmitte.

Drücken Sie die Hände und Arme nach unten, um die Hüften anzuheben.

3 Atmen Sie ein. Drücken Sie die Füße auf den Boden, und heben Sie die Hüften an. Verlängern Sie Ihr Steißbein, und strecken Sie sich vom Becken bis zu den Knien. Verschränken Sie Ihre Hände unter Ihrem Rücken, und drehen Sie nacheinander die rechte und die linke Schulter nach unten, indem Sie die Schulterblätter weiter Richtung Rückenmitte ziehen.

4 Drücken Sie Ihre Füße zum Boden, atmen Sie ein, und heben Sie Ihre Hüften weiter an. Öffnen Sie Ihre Hände, verschieben Sie Ihr Körpergewicht leicht nach rechts, und bringen Sie die linke Hand nach oben, um mit der Handfläche die unteren Rippen zu halten. Auf der anderen Seite wiederholen. Bleiben Sie für einige wenige Atemzüge in dieser Stellung, lösen Sie anschließend die Hände und senken Sie die Hüften langsam zum Boden.

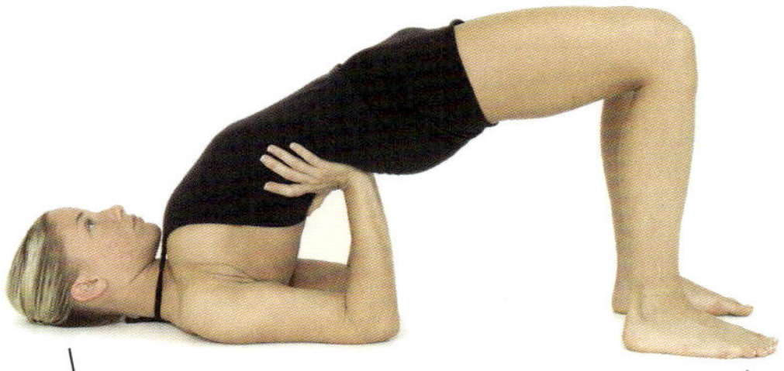

Drücken Sie den Hinterkopf sanft auf den Boden, und halten Sie Ihr Kinn weg von der Brust, um die natürliche Krümmung im Nacken zu erzeugen und zu verstärken.

Spreizen Sie Ihre Zehen, und drücken Sie die Innenkanten der Füße nach unten, um die Oberschenkel parallel zu stellen.

Sanfte Variation

Wie in Schritt 1–4. Lassen Sie Ihre Arme seitlich am Boden liegen, die Handflächen nach unten. Verwenden Sie evtl. eine Decke, um die Schultern zu stützen.

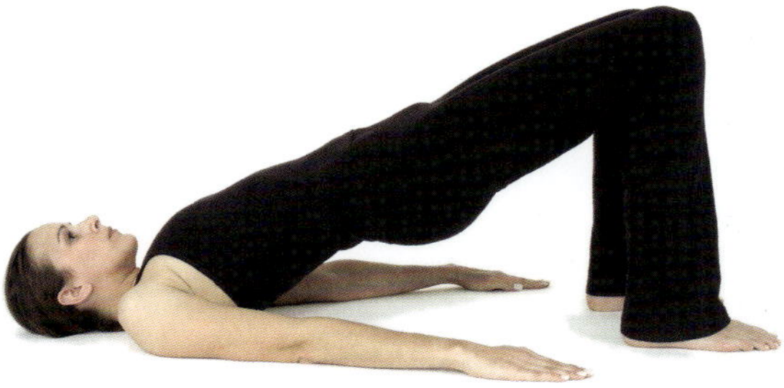

Bogen

Dhanurasana

Gegenhaltungen

- Pflug (Halasana)
- Haltung des Kindes (Balasana)
- Nach unten schauender Hund (Adho Mukha Svanasana)

Drishti

- Nach vorne
- Auf den Boden, steil nach unten

Körperliche Vorteile

- Dehnt Knöchel, Waden, Oberschenkel und die Wirbelsäule
- Kräftigt die Wirbelsäule
- Öffnet Brust und Kehle
- Fördert die Verdauung
- Führt dem Körper Energie zu

Psychische Vorteile

- Belebt den Geist
- Bessert leichte Depressionen und innere Unruhe
- Reduziert Stress

Gegenanzeigen

- Knie- oder Rückenverletzung
- Nackenverletzung (den Blick auf den Boden gerichtet lassen)
- Schwangerschaft

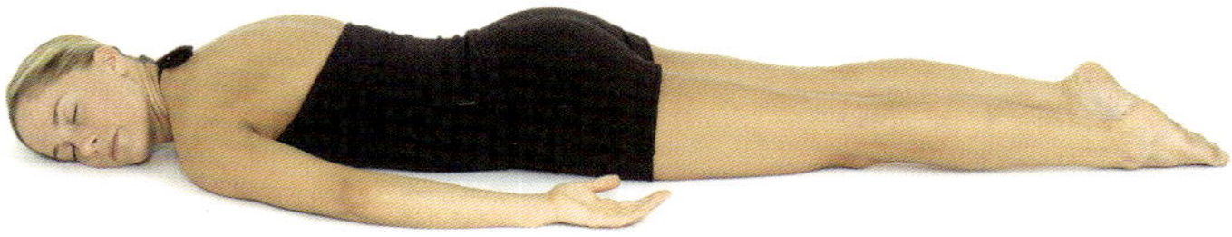

1 Liegen Sie auf dem Bauch.

Spreizen Sie Ihre Zehen, drücken Sie gegen den Großzehenballen.

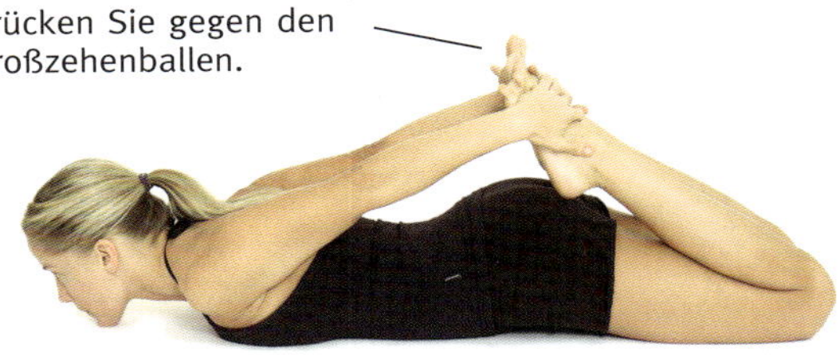

Halten Sie die Oberschenkel parallel.

2 Stützen Sie das Kinn auf den Boden. Atmen Sie ein, beugen Sie die Knie, und halten Sie mit den Händen Ihre Fußrücken

Strecken Sie sich vom Becken bis zum Scheitel, verlängern Sie Ihre Wirbelsäule.

Ziehen Sie die Schienbeine nach innen, und halten Sie die Oberschenkel parallel.

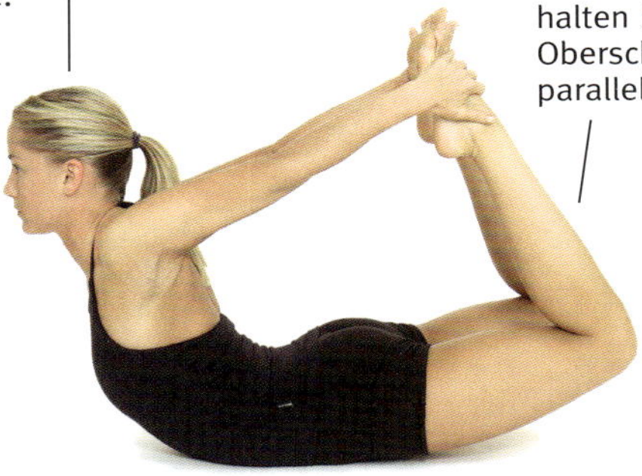

Nur der Bauch bleibt am Boden.

3 Atmen Sie ein. Drücken Sie die Knie zum Boden. Heben Sie Ihre Hüften an. Atmen Sie aus, kippen Sie Ihr Steißbein und strecken es auswärts in Richtung Knie. Atmen Sie wieder ein, verlängern Sie Ihre Körperseiten von den Hüften bis zu den Achselhöhlen. Atmen Sie aus, ziehen Sie die Schulterblätter nach hinten hinter Ihr Herz, drücken Sie die Füße kraftvoll in Ihre Hände. Heben Sie Beine und Rumpf vom Boden. Halten Sie die Position für einige Atemzüge. Atmen Sie aus, senken Sie die Knie, lösen Sie die Hände, und bleiben Sie auf dem Bauch liegen.

Sanfte Variation

Nur Schritt 1 ausführen. Atmen sie ein, und heben Sie Brust, Kopf, Arme und Beine vom Boden.

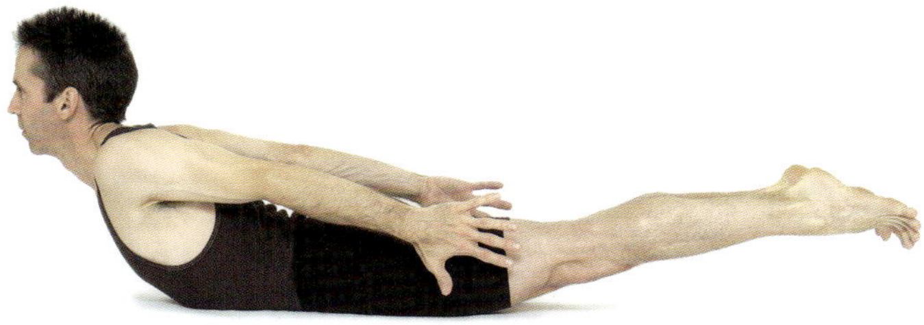

Weitere Variation

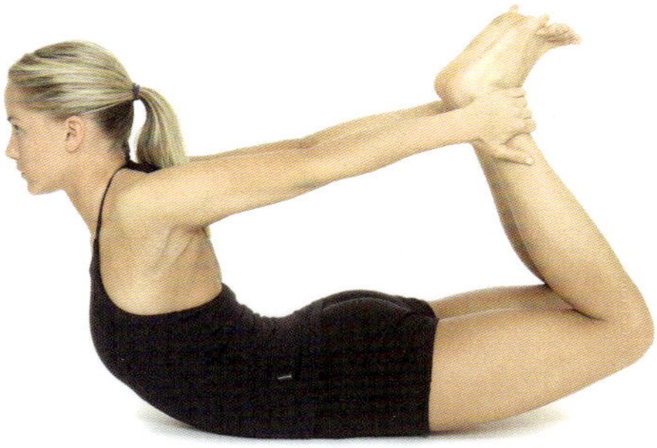

Heuschrecke

Salabhasana

Gegenhaltungen

- Bauchlage
- Haltung des Kindes (Balasana)

Drishti

- Nach vorne
- Zur Nasenspitze

Körperliche Vorteile

- Verlängert die Wirbelsäule
- Öffnet Brust, Schultern und Kehle
- Kräftigt Beine, Gesäß, Schultern und Arme
- Tonisiert den Bauchraum, fördert die Verdauung
- Regt die Durchblutung an
- Bessert die Beweglichkeit
- Bessert die Haltung

Psychische Vorteile

- Reduziert Stress
- Bessert leichte Depressionen und innere Unruhe
- Belebt den Geist

Gegenanzeigen

- Kopfschmerzen
- Bluthochdruck
- Wirbelsäulen- oder Nackenverletzung (wählen Sie die sanfte Variation)
- Schwangerschaft

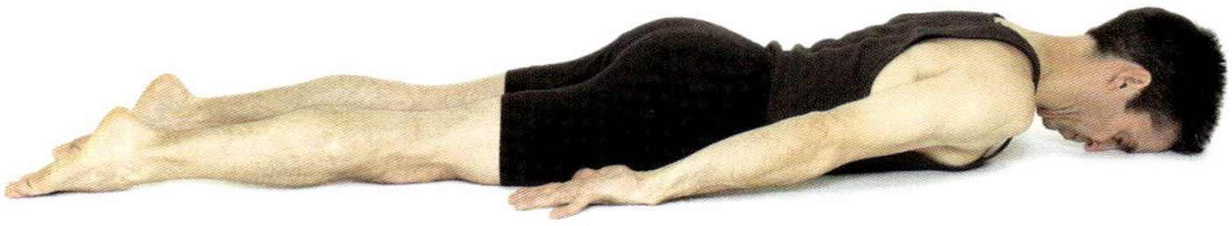

1 **Liegen Sie auf dem Bauch. Strecken Sie die Arme seitlich gerade nach hinten. Legen Sie die Stirn auf den Boden.**

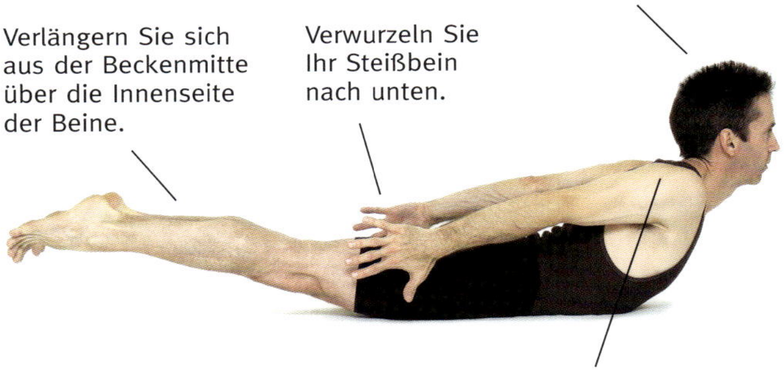

2 **Atmen Sie ein, und heben Sie gleichzeitig Kopf, Brust, Arme und Beine vom Boden. Spreizen Sie kraftvoll Finger und Zehen, um den Muskeltonus zu verstärken. Atmen Sie gleichmäßig weiter.**

3 **Bleiben Sie für einige wenige Atemzüge in dieser Stellung, und lösen Sie diese anschließend.**

Sanfte Variation

Heben Sie im Wechsel gleichzeitig einen Arm und das entgegengesetzte Bein.

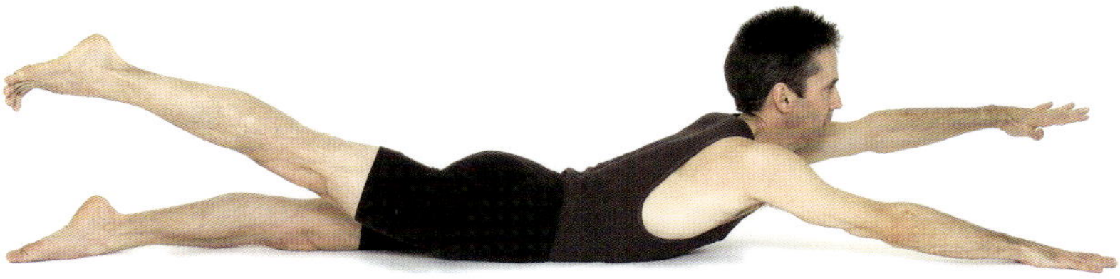

Weitere Variationen

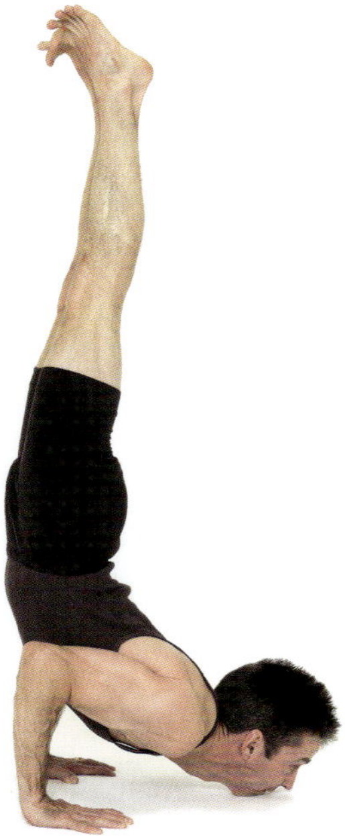

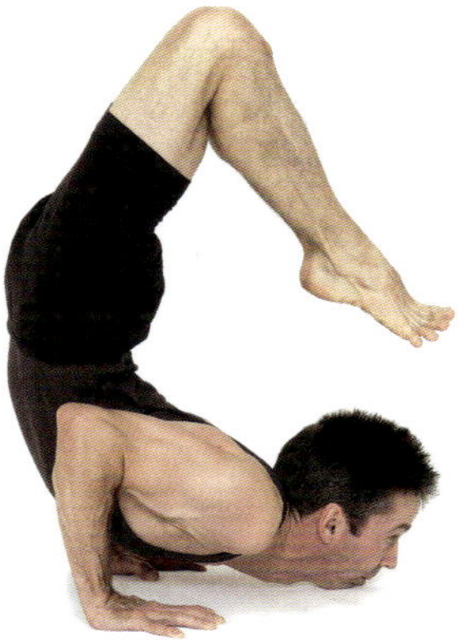

Rad

Urdva Dhanurasana

Gegenhaltungen

- Stehende Vorwärtsbeuge (Uttanasana)
- Knie-zur-Brust-Haltung (Apanasana)

Drishti

- Nach vorne

Körperliche Vorteile

- Erhält die Wirbelsäule stark und geschmeidig, dehnt Handgelenke, Unterarme, Schultern
- Öffnet die Brust, bessert die Lungenkapazität
- Kräftigt Beine, Gesäß, Rücken, Brust, Schultern und Handgelenke
- Regt das lymphatische System, das Verdauungs- und Genitalsystem an
- Trägt zur Besserung von Osteoporose, Rückenschmerzen, Asthma bei
- Fördert die Funktion von Hirnanhang- und Schilddrüse
- Verbessert die Ausdauer

Psychische Vorteile

- Belebt den Geist
- Bessert leichte Depressionen und innere Unruhe, reduziert Stress

Gegenanzeigen

- Hoher/niedriger Blutdruck
- Karpaltunnelsyndrom
- Rücken-, Nacken- oder Knieverletzung

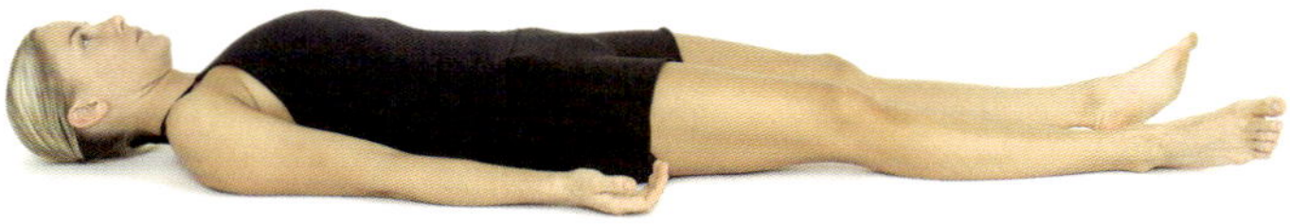

1 Liegen Sie auf dem Rücken.

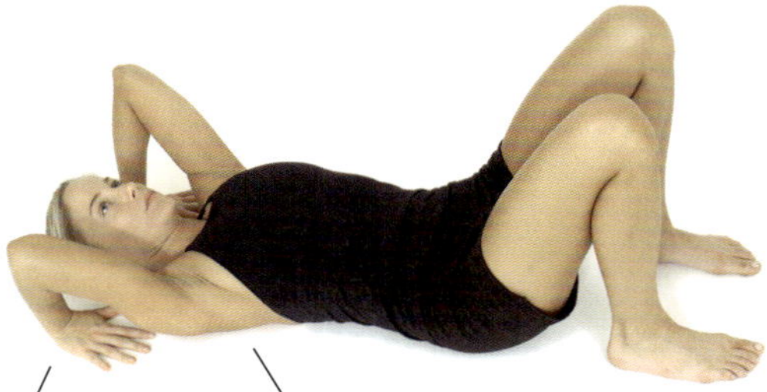

Drücken Sie die Hände nach unten, bauen Sie Spannung zu den Schultern auf.

Spannen Sie die Muskeln von den Ellbogen hinunter zur Schulter an, wobei sich die Achselhöhlen weiten. Drücken Sie die Schultern zum Boden.

2 Beugen Sie die Knie, stellen Sie die Füße hüftbreit und parallel zueinander auf. Beugen Sie die Arme, legen Sie die Handflächen nah zu den Schultern. Die Finger zeigen in Richtung der Füße.

Drücken Sie Ihre Fingerspitzen zum Boden, und spannen Sie die Muskeln von den Ellbogen in Richtung Schultern an, wobei sich die Achselhöhlen runden.

Spreizen Sie die Zehen, und verwurzeln Sie sich gleichmäßig mit allen vier Fußpunkten im Boden. Halten Sie Schienbeine und Füße parallel.

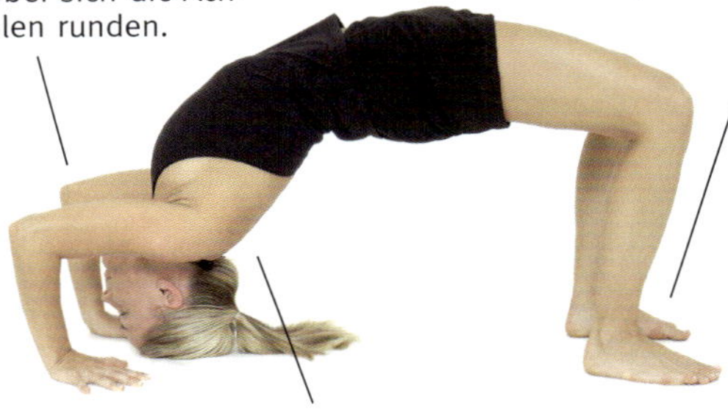

Ziehen Sie Ihre Schulterblätter nach hinten. Behalten Sie den Zug nach hinten in den Ellbogen bei, während Sie Ihre Brust in Richtung Ellbogen nach vorne bringen.

3 Atmen Sie ein, drücken Sie die Handflächen zum Boden, heben Sie den Oberkörper, kommen Sie auf Ihren Scheitel, und pausieren Sie. Stellen Sie Ihre Hände mindestens schulterbreit auseinander, die Zeigefinger sind parallel. Falls Ihre Schultern dicht nebeneinander stehen, vergrößern Sie den Abstand etwas, und drehen Sie die Finger leicht nach außen.

4 Achten Sie darauf, dass Ihre Schultern gerade stehen. Atmen Sie ein, drücken Sie Hände und Füße gegen den Boden, und heben Sie Ihren Körper in einem Bogen an. Bleiben Sie mehrere Atemzüge lang in dieser Position. Beugen Sie die Ellbogen, bringen Sie Ihr Kinn zur Brust, und senken Sie sich auf Ihre Schultern ab, um die Position zu verlassen.

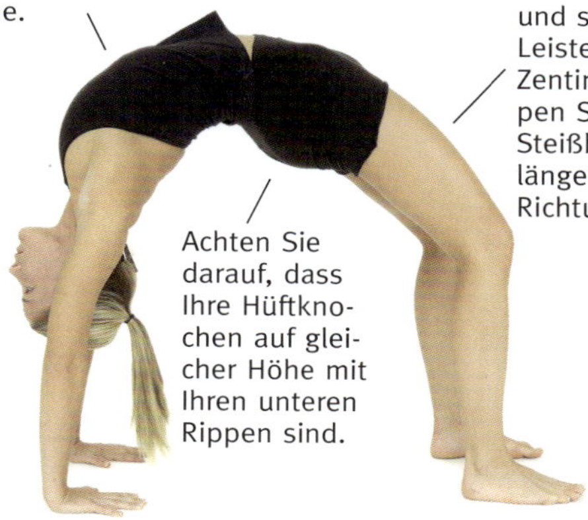

Sanfte Variation

Machen Sie die Schulterbrücke (Setu Banda Sarvangasana, S. 106).

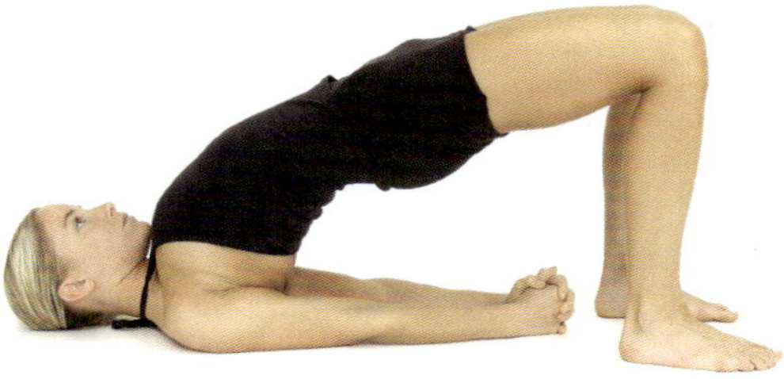

Weitere Variationen

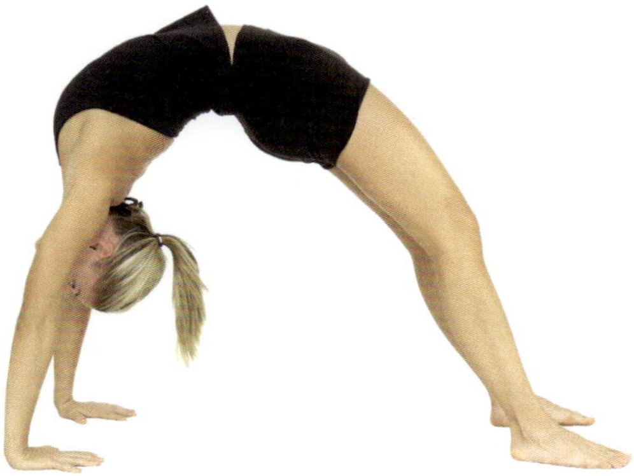

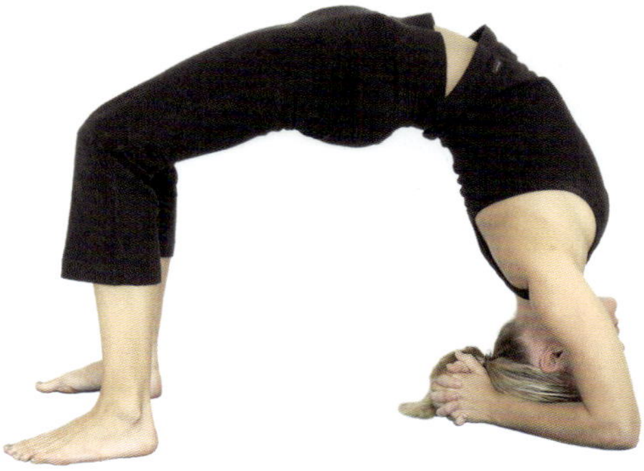

Fisch

Matsyasana

Gegenhaltung

- Sitzende Vorwärtsbeuge (Paschimottanasana)

Drishti

- Nach oben
- Augen geschlossen

Körperliche Vorteile

- Öffnet die Hüften, den Bauchraum, Brust und Kehle
- Dehnt die Hüftbeuger
- Fördert die Verdauung
- Lindert Asthma
- Verbessert die Haltung
- Kräftigt die Muskulatur von oberem Rücken, Nacken und Schultern

Psychische Vorteile

- Belebt den Geist
- Bessert leichte Depressionen und innere Unruhe
- Reduziert Stress

Gegenanzeigen

- Nackenverletzung
- Migräne
- Hoher oder niedriger Blutdruck
- Schlaflosigkeit
- Verletzung im unteren Rücken
- Knie- oder Hüftverletzung (wählen Sie die sanfte Variation)

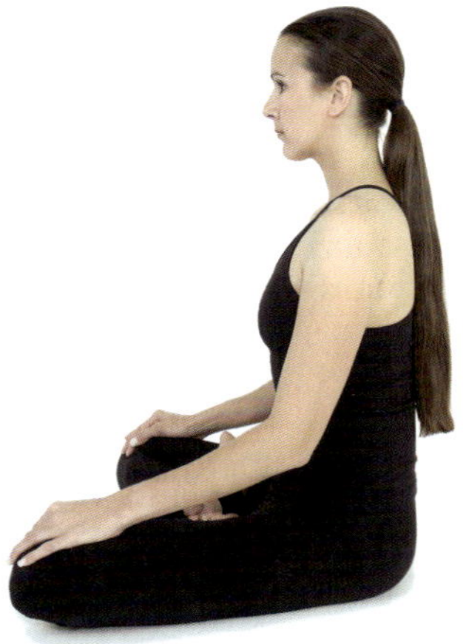

1 Sitzen Sie im Lotussitz (siehe S. 156).

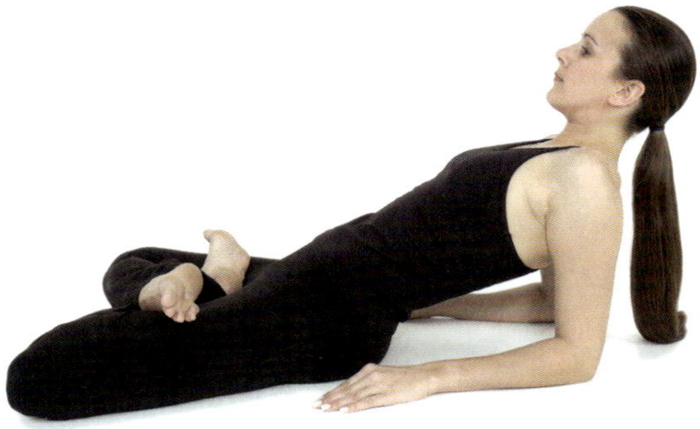

2 Lehnen Sie den Oberkörper zurück, und stützen Sie sich auf Ihre Ellbogen.

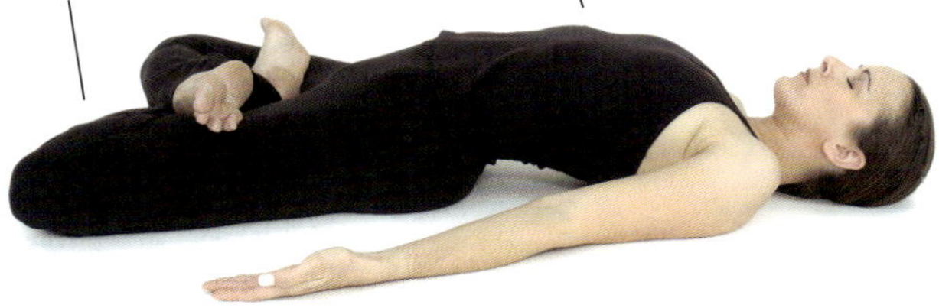

3 Senken Sie Ihre Schultern und Ihren Hinterkopf auf den Boden. Strecken Sie die Arme seitlich nach unten.

4 Atmen Sie ein, drücken Sie die Ellbogen nach unten, heben Sie die Brust, bringen Sie den Nacken weit nach hinten, sodass Ihr Scheitel den Boden berührt. Umfassen Sie mit den Händen Ihre Fußsohlen. Bleiben Sie für mehrere Atemzüge in dieser Haltung. Lösen Sie die Position auf, indem Sie sich mit den Ellbogen abstützen, um den Rücken auf den Boden zu senken. Nutzen Sie dann die Ellbogen, um wieder zum Sitzen zu kommen, und lösen Sie Ihre Beine.

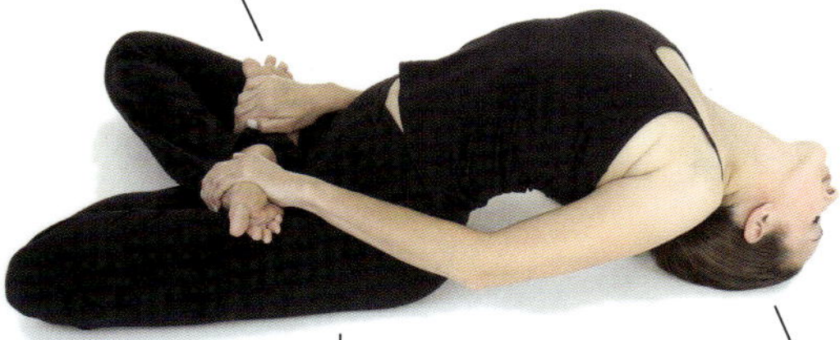

Sanfte Variation

Wie in Schritt 2–4. Lassen Sie die Beine gestreckt und stützen Sie die Oberschenkel mit den Händen.

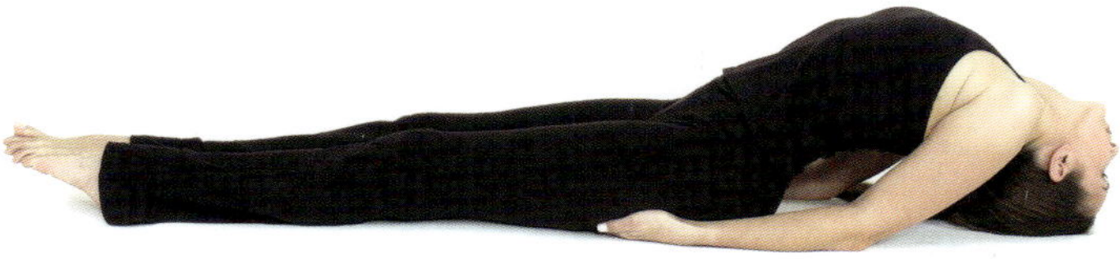

Weitere Variationen

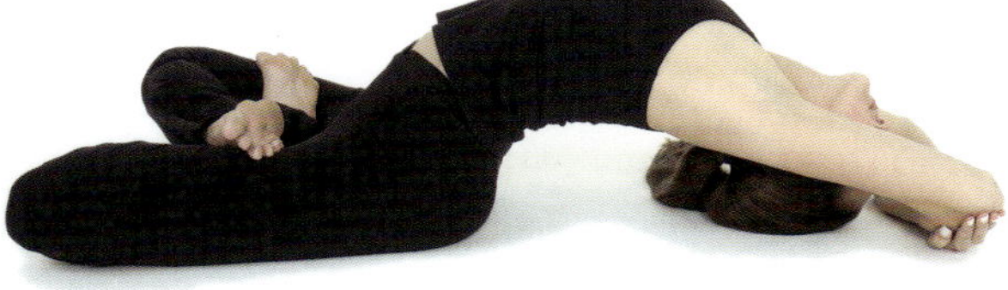

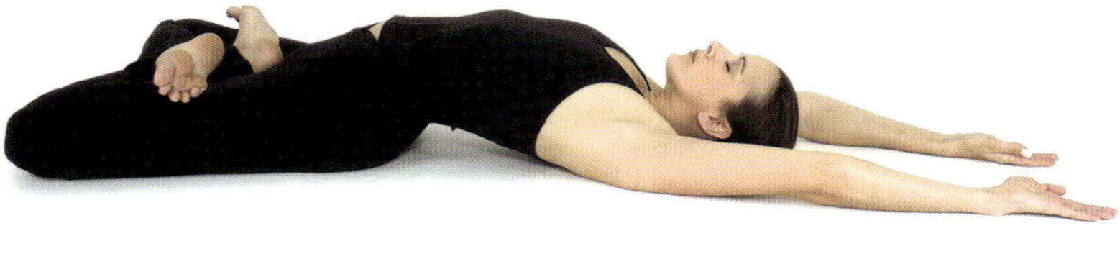

Katze/Kuh

Gegenhaltung

- Haltung des Kindes (Balasana)

Drishti

- Zum Nabel
- Nach vorne
- Nach oben

Körperliche Vorteile

- Verbessert die Beweglichkeit der Wirbelsäule
- Öffnet den unteren Rücken und den Bauchraum
- Fördert die Verdauung
- Öffnet Brust, Kehle und Schultern
- Bessert die Durchblutung
- Regt die Funktion von Schilddrüse und Nebenschilddrüse an
- Wirkt therapeutisch bei leichtem Karpaltunnelsyndrom, leichter Tendinitis (Sehnenentzündung), leichten Ischiasbeschwerden und leichten Störungen im unteren Rücken

Psychische Vorteile

- Belebt den Geist
- Lindert leichte Depressionen und innere Unruhe
- Reduziert Stress

Gegenanzeigen

- Schweres Karpaltunnelsyndrom

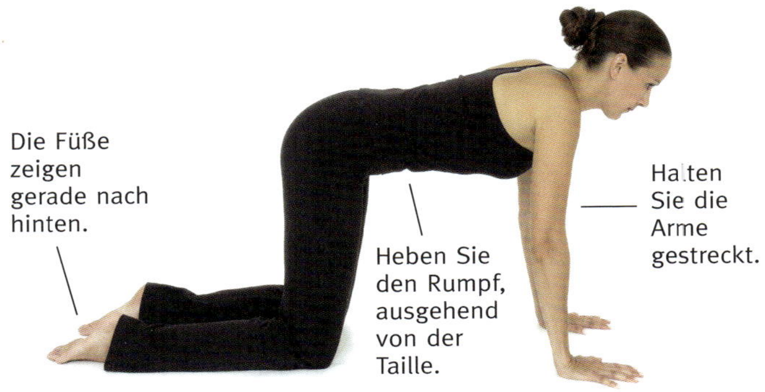

1 Kommen Sie in den Vierfüßlerstand, die Handgelenke direkt unter den Schultern, die Knie unter den Hüften. Atmen Sie ein, und verlängern Sie sich von den Hüften hinauf zu den Achselhöhlen. Spreizen Sie die Finger, und verwurzeln Sie sich mit den Händen im Boden, während Sie die Arme von den Händen bis hinauf in die Schultern anspannen. Bringen Sie die Schulterblätter nach hinten.

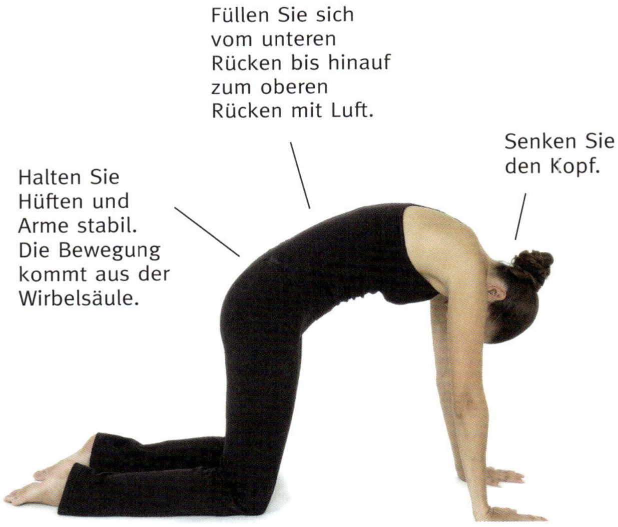

2 Atmen Sie aus, drücken Sie die Hände gegen den Boden, runden Sie die Wirbelsäule in Richtung Decke. Kippen Sie Ihr Becken nach unten, und kippen Sie Ihr Steißbein.

3 **Atmen Sie ein, und bewegen Sie die Wirbelsäule in die Gegenrichtung, sodass die Wirbelsäule nach unten durchsinkt. Kippen Sie Ihr Becken nach oben, und heben Sie den Kopf.**

4 **Die Schritte 2 und 3 fünf bis zehn Atemzüge lang wiederholen. In die Haltung des Kindes gehen, um einige Atemzüge lang darin auszuruhen.**

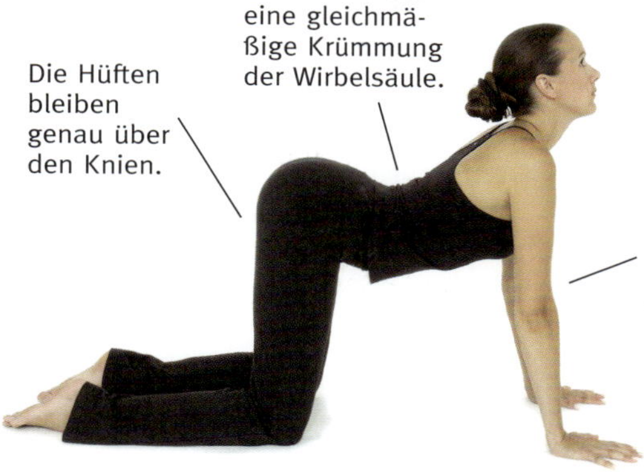

Taube

Eka Pada Rajakapotasana

Gegenanzeigen

- Knie-zur-Brust-Position (Apanasana)
- Sitzende Vorwärtsbeuge (Paschimottanasana)

Drishti

- Nach vorne
- Nach oben
- Augen geschlossen

Körperliche Vorteile

- Belebt den Geist, öffnet Hüftbeuger, Oberschenkel, Brust und Schultern
- Verbessert die Durchblutung im Bauchraum und im unteren Rücken
- Fördert die Verdauung, regt die Genitalorgane an
- Lindert Beschwerden in der Menstruation und der Menopause
- Stabilisiert die Funktion von Schilddrüse, Nebenschilddrüse, Nebennieren
- Wirkt therapeutisch bei niedrigem Blutdruck, Unfruchtbarkeit und Kopfschmerzen

Psychische Vorteile

- Belebt den Geist
- Lindert leichte Depressionen und innere Unruhe
- Reduziert Stress

Gegenanzeigen

- Knie- oder Hüftverletzung
- Rücken- oder Schulterverletzung

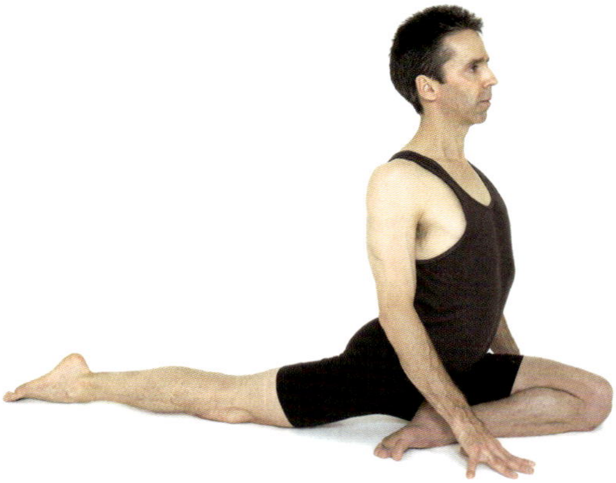

1 Beugen Sie Ihr linkes Knie, und legen Sie den linken Fuß mit gestreckten Zehen nah an die rechte Leiste. Strecken Sie das rechte Bein gerade nach hinten. Oberschenkelvorderseite, Schienbein und Fußrücken liegen auf dem Boden. Dehnen Sie die rechte Hüfte nach außen, und stellen Sie anschließend Ihre Hüften parallel.

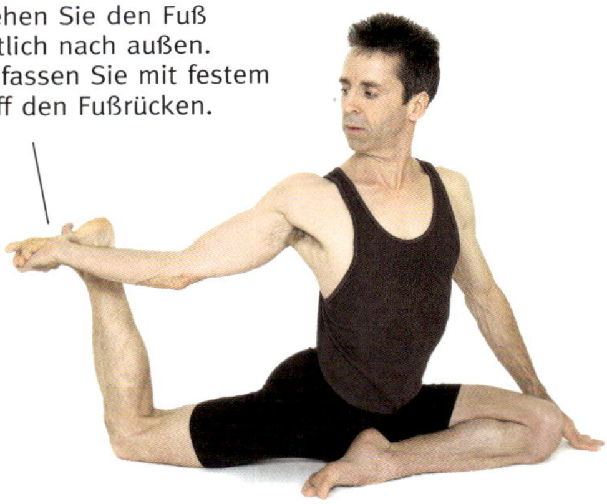

2 Strecken Sie den rechten Arm nach hinten, die Handfläche zeigt nach oben. Atmen Sie ein, und verlängern Sie Ihre Körperseiten. Atmen Sie aus, und drehen Sie Ihren Kopf, Ihren Oberkörper, Ihre Brust und Ihre Schultern nach rechts. Beugen Sie Ihr hinteres Bein. Umfassen Sie den rechten Fuß mit der rechten Hand.

3 **Halten Sie Oberkörper und Schultern nach rechts gedreht. Ziehen Sie den rechten Ellbogen seitlich näher an Ihren Körper. Atmen Sie ein. Schwingen Sie den rechten Ellbogen nach oben. Halten Sie den Fuß mit kräftigem Griff, und drehen Sie die Hand, sodass die Handfläche nach unten zeigt.**

Mit nach oben gestrecktem Ellbogen ausatmen und die rechte Seite des Oberkörpers und die rechte Schulter nach vorne bringen.

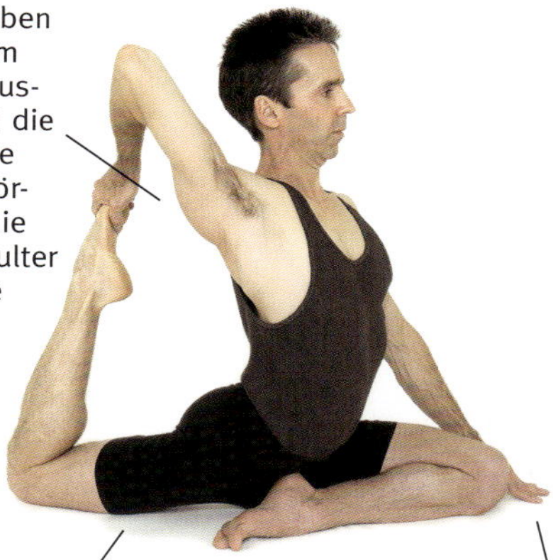

Spannen Sie die Muskeln von den Knien bis in die Beckenmitte an, und schaffen Sie eine starke, ausgeglichene Basis.

Drücken Sie die Fingerspitzen der linken Hand nach unten, verteilen Sie das Gewicht gleichmäßig auf die linke Hüfte und die Vorderseite Ihres rechten Oberschenkels.

4 **Atmen Sie ein, und drücken Sie die Fingerspitzen der linken Hand auf den Boden. Heben Sie den Körper von der Taille bis zur Schulter. Atmen Sie aus, nehmen Sie Ihren linken Arm nach oben und hinten, und umfassen Sie Ihren Fuß.**

Bringen Sie Ihre Ellbogen näher zusammen, die Oberarme parallel. Bauen Sie einen kräftigen Zug von den Ellbogen nach hinten in die Schultern auf.

Ziehen Sie die Schulterblätter nach hinten, und heben Sie die Brust. Die Bewegung beginnt hinter dem Brustbein auf Herzhöhe.

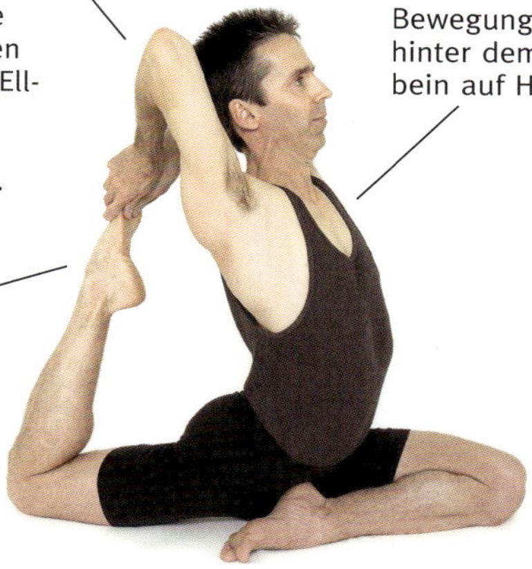

Drücken Sie Ihren rechten Fuß gegen den Widerstand der Hände nach hinten, um die Dehnung in den Schultern zu verstärken.

5 **Rollen Sie Ihren Kopf weit nach hinten, sodass er den rechten Fuß berührt. Bleiben Sie für einige wenige Atemzüge in dieser Position, atmen Sie anschließend aus, lösen Sie nacheinander die Hände, und senken Sie das Bein. Auf der anderen Seite wiederholen.**

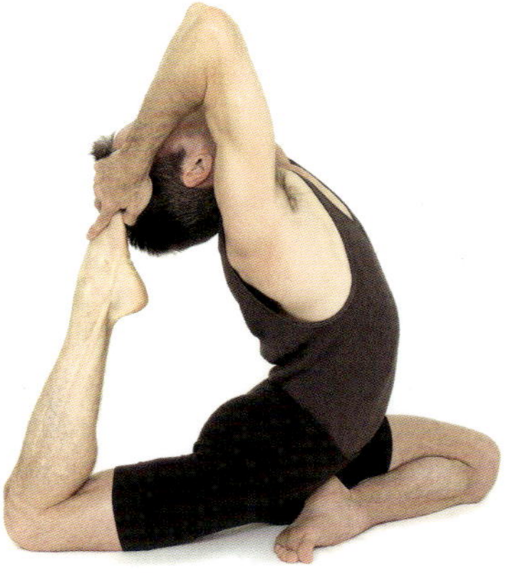

Sanfte Variation

Wie in Schritt 1–4, aber verwenden Sie einen Gurt für Ihren Fuß.

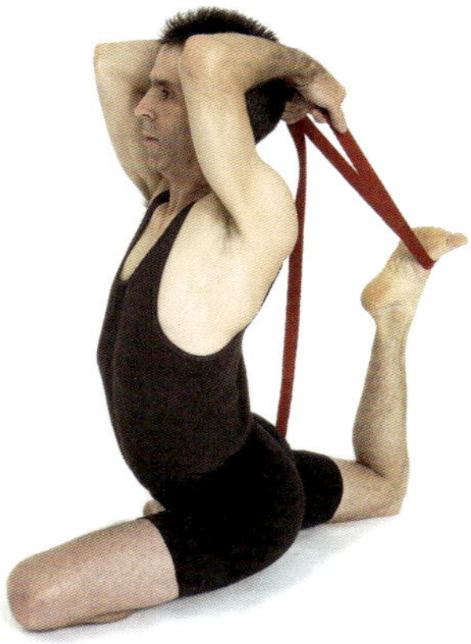

Kapitel 7

Drehhaltungen

Drehhaltungen sind eine besondere Gruppe von Übungen, die nach Rückwärtsbeugen abkühlend und wohltuend wirken, im Anschluss an Vorwärtsbeugen den Organismus anregen. Gelegentlich werden sie als »kluge Haltungen« bezeichnet, weil sie dem Körper das geben, was er braucht, um wieder zur Homöostase zu finden. Drehungen massieren und tonisieren das gesamte viszerale System, entgiften Drüsen und Organe. Zusätzlich regen Sie die Durchblutung der Wirbelsäulenmuskulatur und der Bandscheiben an, was für deren Hydrierung und Beweglichkeit sorgt. Sie komprimieren die Bauchorgane, wenn sich der Rumpf dreht, wodurch nach einer Drehung frisches Blut in die Organe fließt. Wenn Sie schwanger sind, wählen Sie immer die sanfte Version der Drehhaltung.

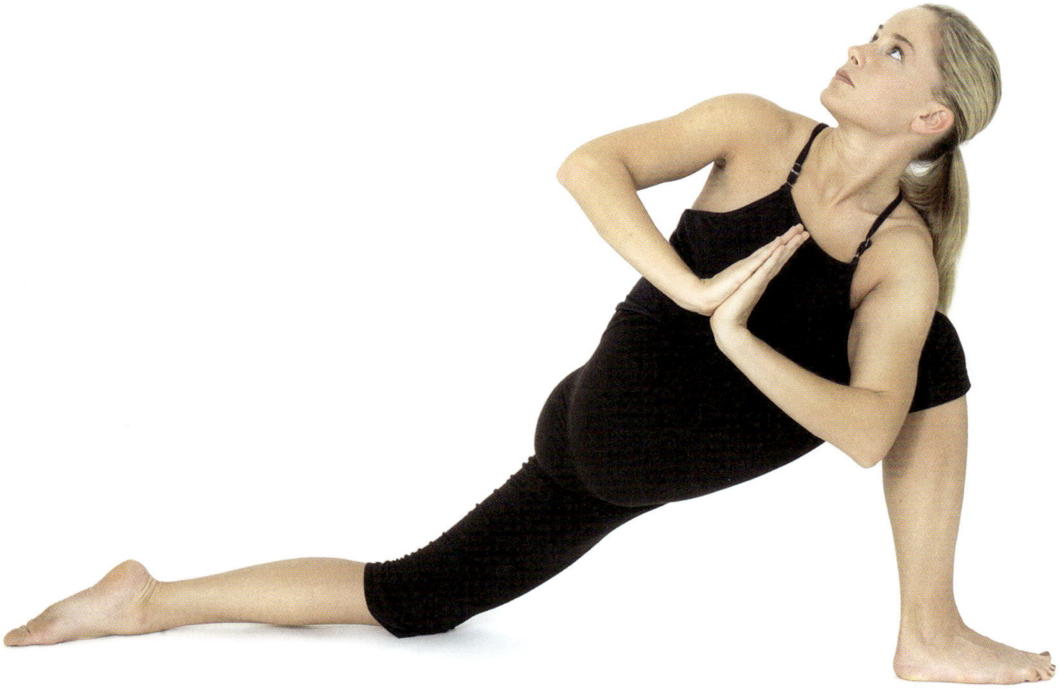

Sanfte Wirbelsäulendrehung

Drishti

- Nach vorne
- Über die Schulter
- Augen geschlossen

Körperliche Vorteile

- Fördert die Verdauung, bessert die Durchblutung
- Reduziert Beschwerden durch Rückenschmerzen, Nackenschmerzen, Ischias
- Dehnt und kräftigt Wirbelsäule, Schultern, Hüften
- Lindert Menstruationsbeschwerden
- Regt das lymphatische System an

Psychische Vorteile

- Mildert Stress, leichte Depressionen und innere Unruhe

Gegenanzeigen

- Verdauungsbeschwerden
- Hoher oder niedriger Blutdruck
- Kopfschmerzen

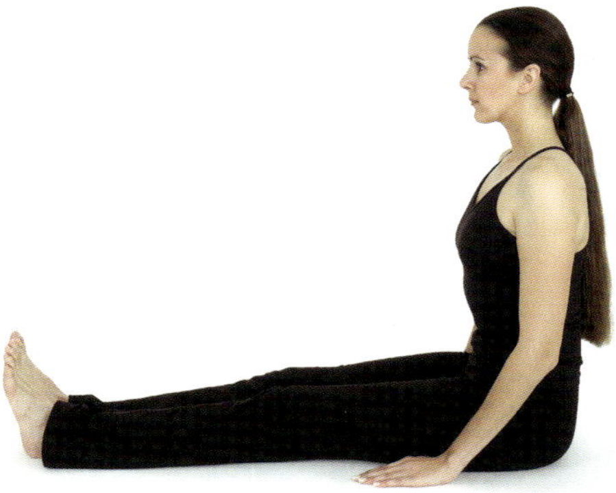

1 Beginnen Sie in der Stockhaltung (Dandasana, siehe S. 170).

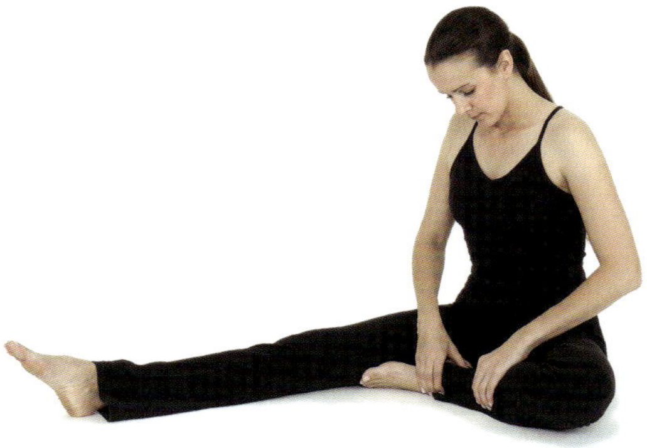

2 Beugen Sie Ihr linkes Bein, und legen Sie den Fuß nah an den Damm.

Verwurzeln Sie sich durch beide Sitzbeinhöcker, und strecken Sie sich aus der Beckenmitte durch die Wirbelsäule.

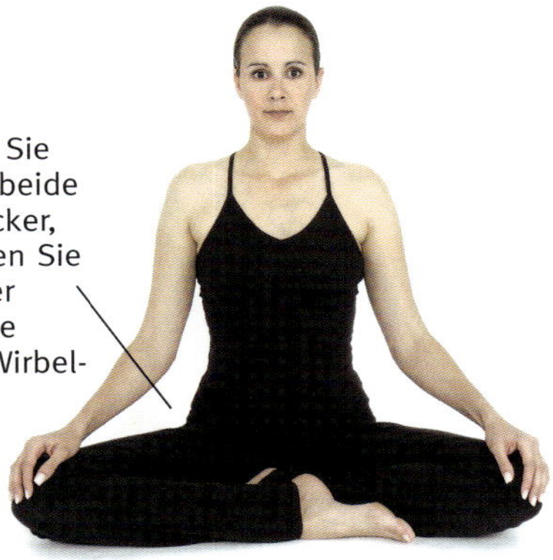

3 Beugen Sie Ihr rechtes Bein. Legen Sie den Fuß vor den linken Knöchel, die Fersen auf einer Linie.

4 **Legen Sie Ihre linke Hand auf Ihr rechtes Knie.**

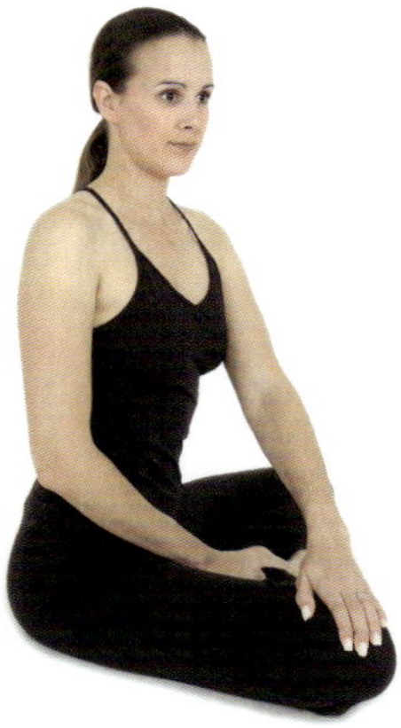

5 **Legen Sie Ihre rechte Hand hinter sich auf den Boden. Halten Sie ein festes Fundament, indem Sie Ihre Sitzbeinhöcker im Boden verwurzeln. Spannen Sie die Muskeln von den Knien bis in die Beckenmitte an, um Becken und Sakrum zu stabilisieren. Atmen Sie ein, und verlängern Sie die Wirbelsäule. Atmen Sie aus, und drehen Sie sich nach rechts. Halten Sie die Position so lange, wie Ihr Atem gleichmäßig bleibt. Kehren Sie dann zu Schritt 3 zurück, und wiederholen Sie die Übung auf der anderen Seite.**

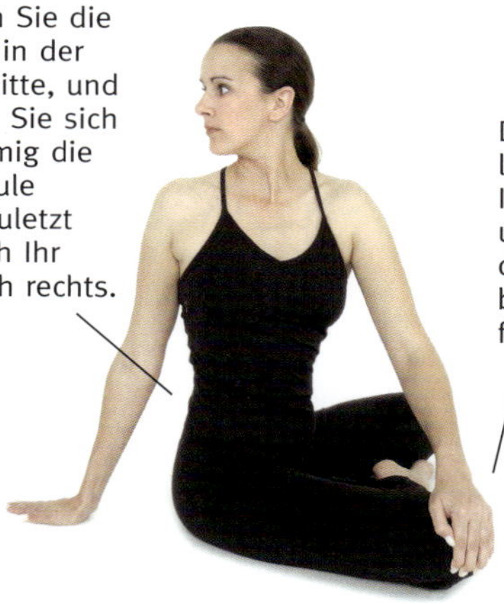

Sanfte Variation

Wie in Schritt 1–5, aber setzen Sie sich auf eine zusammengefaltete Decke, damit die Hüften höher liegen. Halten Sie den Rücken gerade, stützen Sie den Oberkörper, falls nötig, mit den Fingerspitzen ab.

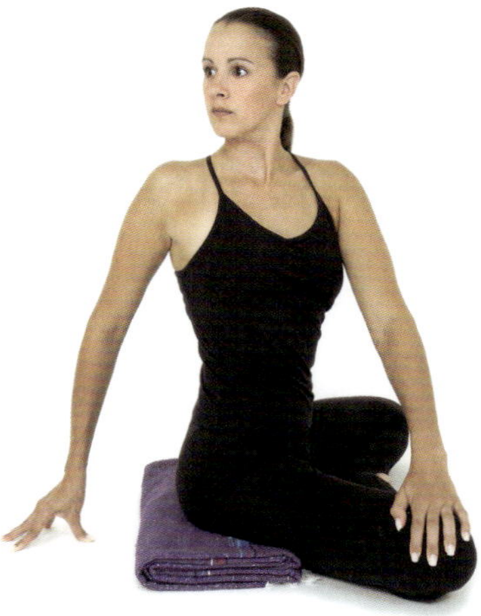

Drehung der Wirbelsäule in Rückenlage

Jathara Parivartanasana

Gegenhaltung

- Knie-zur-Brust-Position (Apanasana)

Drishti

- Nach vorne
- Nach oben

Körperliche Vorteile

- Dehnt die Wirbelsäule und die Schultern
- Fördert die Verdauung, bessert die Durchblutung
- Kräftigt den unteren Rücken
- Lindert Schmerzen im unteren Rücken, Nackenschmerzen und Ischiasbeschwerden
- Öffnet Hüften und Brust

Psychische Vorteile

- Lindert Stress, leichte Depressionen und innere Unruhe

Gegenanzeigen

- Hoher oder niedriger Blutdruck
- Durchfall
- Kopfschmerzen
- Menstruation

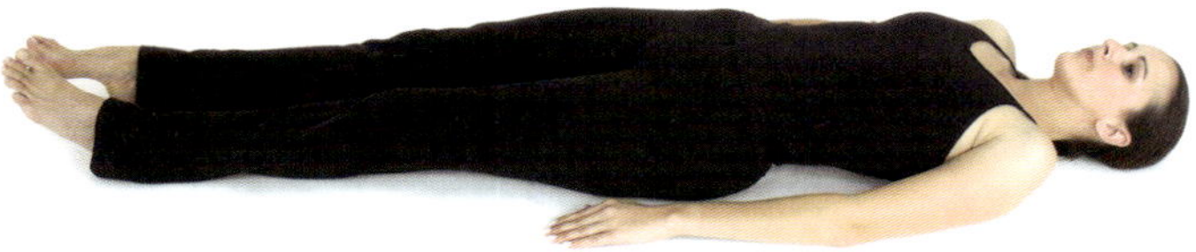

1 Liegen Sie mit ausgestreckten Beinen auf dem Rücken.

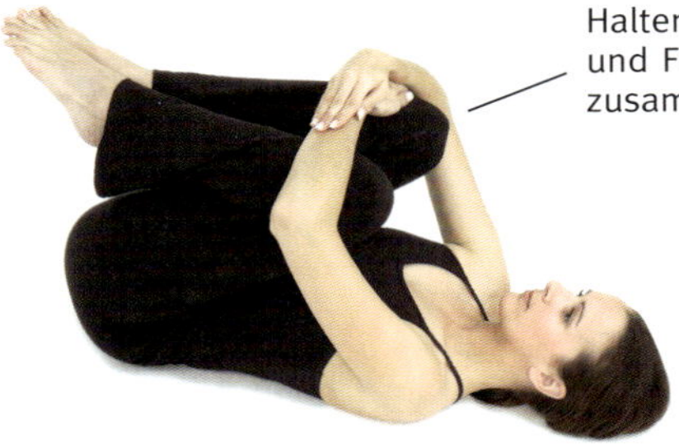

2 Ziehen Sie Ihre Knie zur Brust, und schlingen Sie die Arme um Ihre Beine.

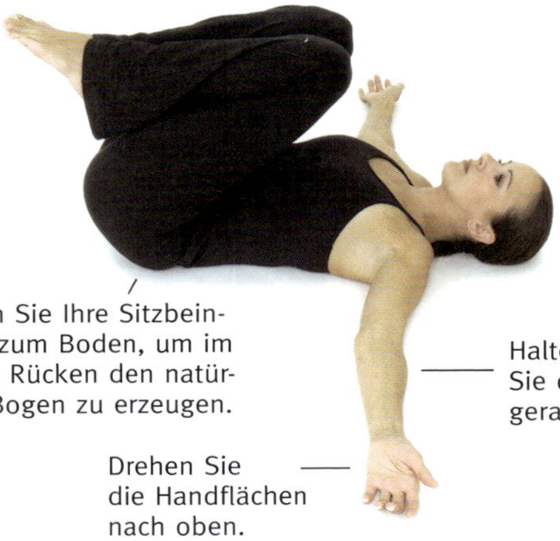

3 Lassen Sie die Knie an der Brust, und breiten Sie Ihre Arme seitlich aus.

4 **Atmen Sie ein. Nehmen Sie die Beine nach links, und drehen Sie anschließend den Kopf nach rechts.**

5 **Halten Sie die Position einige wenige Atemzüge. Atmen Sie ein, führen Sie Knie und Kopf zur Mitte zurück, und wiederholen Sie die Übung auf der anderen Seite.**

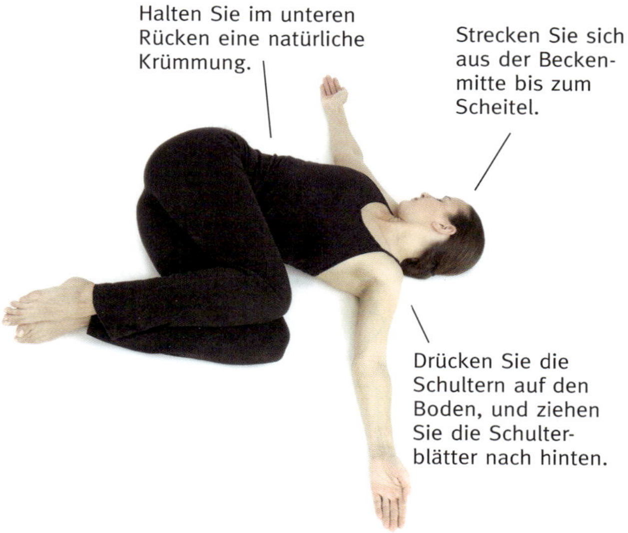

Variationen

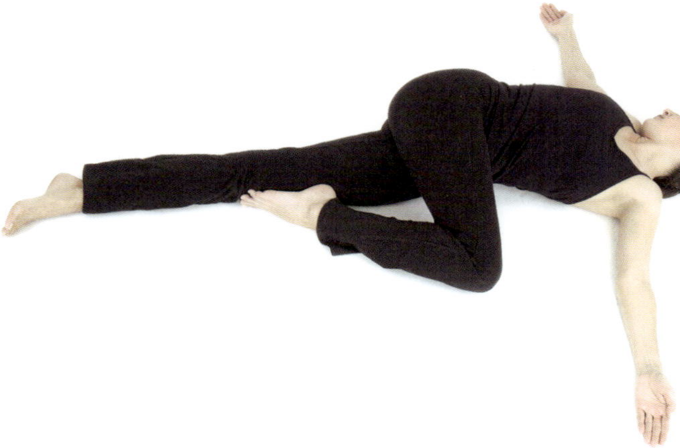

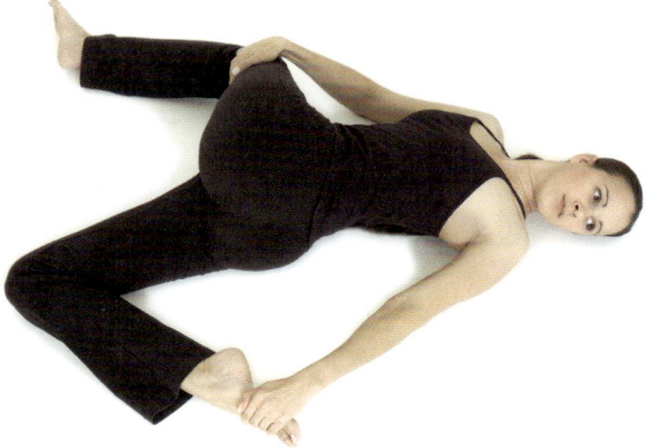

Einfache gedrehte Sitzhaltung

Bharadvajasana I

Gegenhaltung

- Stockhaltung (Dandasana)

Drishti

- Nach vorne
- Über die Schulter
- Augen geschlossen

Körperliche Vorteile

- Öffnet Brust und Nacken
- Regt die Verdauung und das lymphatische System an
- Verbessert die Durchblutung in der Wirbelsäule und im Bauchraum
- Lindert Beschwerden beim Karpaltunnelsyndrom
- Lindert Ischiasbeschwerden
- Kräftigt Hüften, Schultern und Wirbelsäule
- Bessert Beschwerden im unteren Rücken und im Nacken

Psychische Vorteile

- Reduziert Stress
- Bessert leichte innere Unruhe

Gegenanzeigen

- Kopfschmerzen
- Hoher oder niedriger Blutdruck
- Knöchel- oder Knieverletzung (wählen Sie die sanfte Variation)

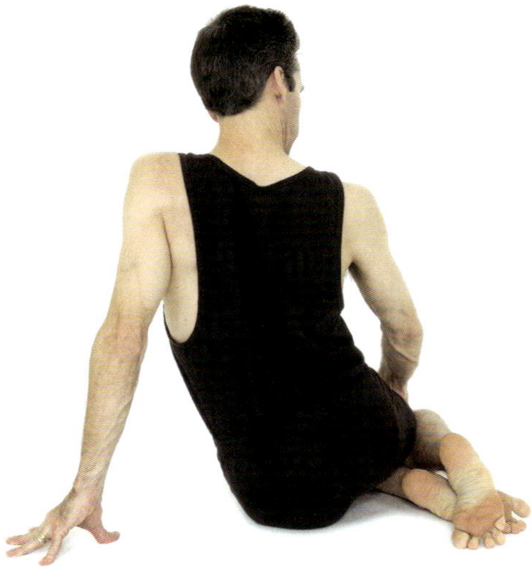

1 Sitzen Sie auf Ihrer linken Hüfte, beugen Sie Ihre Knie. Bringen Sie beide Füße rechts neben Ihre Hüften. Legen Sie Ihren rechten Fußrücken in das linke Fußgewölbe.

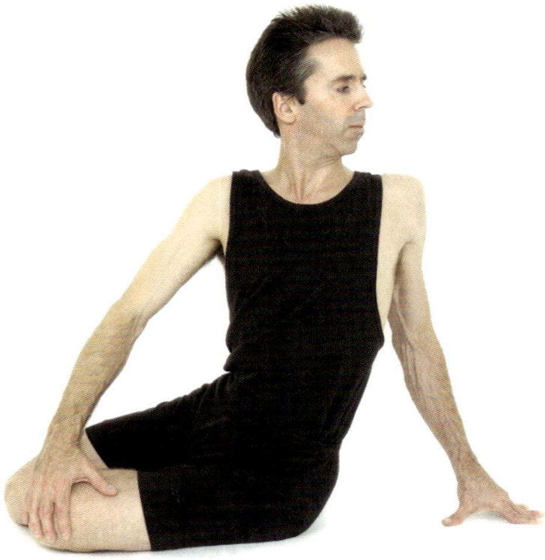

2 Legen Sie Ihre rechte Hand auf Ihr linkes Knie. Bringen Sie Ihre linke Hand hinter sich, stützen Sie die Fingerspitzen auf den Boden. Atmen Sie ein, und verlängern Sie sich aus der Mitte Ihres Unterbauchs bis in den Kopf. Halten Sie die Länge, atmen Sie aus, und drehen Sie sich nach links.

3 **Führen Sie Ihren linken Arm hinter den Rücken, und umfassen Sie die Innenseite Ihres rechten Oberarms. Schieben Sie die rechte Hand unter Ihr linkes Knie, die Handfläche zeigt nach unten. Atmen Sie ein, und strecken Sie sich vom Becken bis zum Scheitel. Atmen Sie aus, und drehen Sie sich weit nach links. Drehen Sie den Kopf, und blicken Sie über Ihre rechte Schulter.**

4 **Halten Sie die Position für einige wenige Atemzüge. Lösen Sie sie auf, und wiederholen Sie sie auf der anderen Seite.**

Verlängern Sie Ihre Körperseiten. Ziehen Sie die Schulterblätter weiter nach hinten, um die Brust zu öffnen.

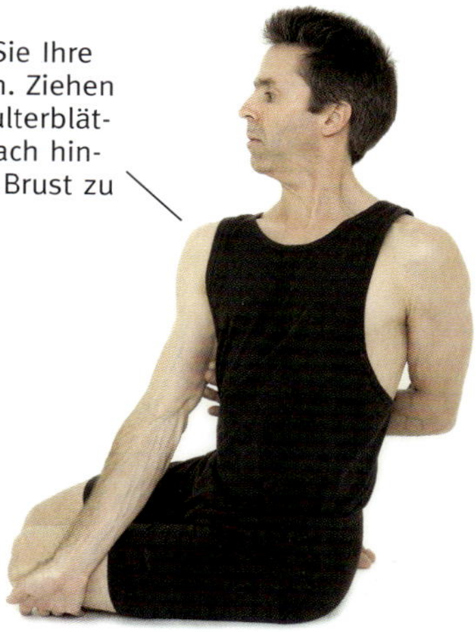

Sanfte Variation

Sanfte Wirbelsäulendrehung (siehe S. 122).

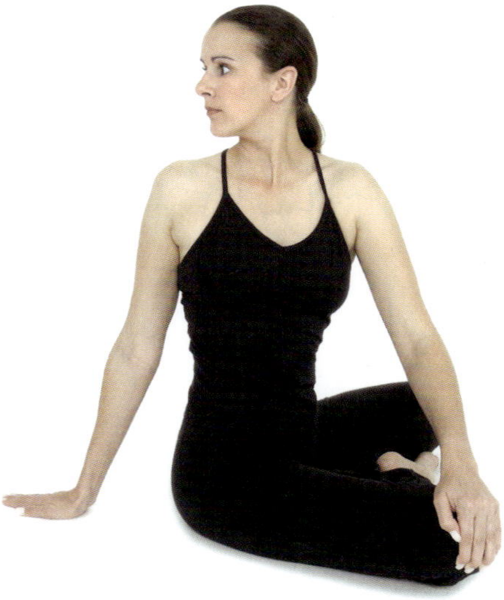

Halber Lotussitz mit Drehung

Bharadvajasana II

Gegenhaltung

- Stockhaltung (Dandasana)

Drishti

- Nach vorne
- Über die Schulter

Körperliche Vorteile

- Kräftigt die Wirbelsäule, Beine und Arme
- Öffnet Schultern und Brust
- Strafft die Bauchmuskulatur
- Fördert die Verdauung, bessert die Durchblutung
- Lindert Rückenschmerzen und Ischiasbeschwerden

Psychische Vorteile

- Reduziert Stress
- Bessert innere Unruhe

Gegenanzeigen

- Verletzungen von Hüfte, Knie oder Sprunggelenk (wählen Sie die sanfte Variation)
- Kopfschmerzen
- Hoher oder niedriger Blutdruck (wählen Sie die sanfte Variation)
- Schlaflosigkeit

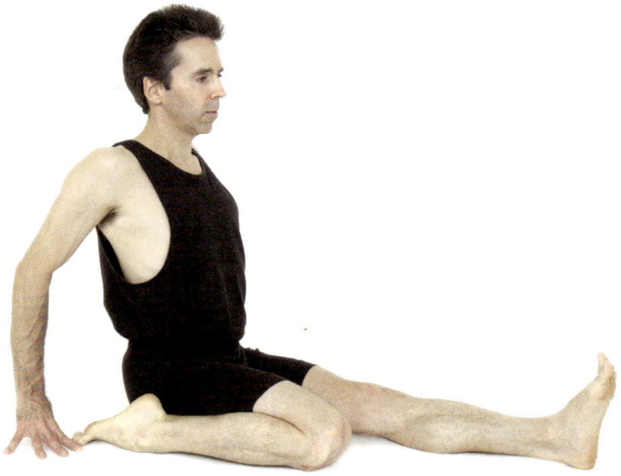

1 Sitzen Sie mit ausgestreckten Beinen auf dem Boden (Stockhaltung). Knicken Sie Ihr rechtes Bein so ab, dass der Knöchel an der Außenseite der Hüfte liegt. Bringen Sie Ihre Hände nach hinten zum Boden, die Finger zeigen nach vorne, drücken Sie die Finger gegen den Boden. Verlängern Sie sich durch Ihre Körperseiten, ziehen Sie den unteren Rücken nach innen und oben.

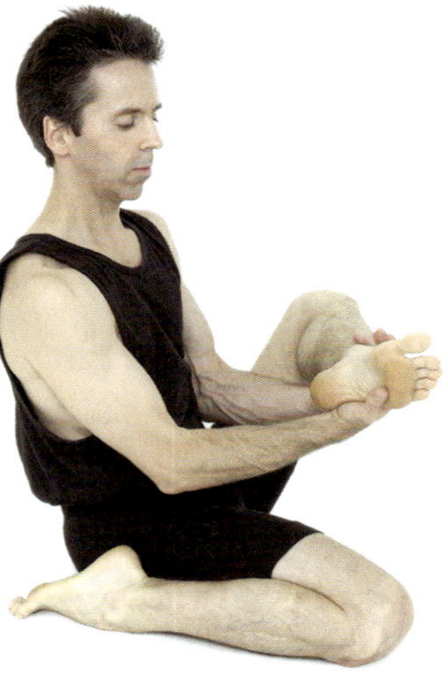

2 Beugen Sie Ihr linkes Bein, und halten Sie Ihren Knöchel und Fuß in Ihren Händen. Lassen Sie den linken Fuß gebeugt, spreizen Sie die Zehen.

3 Bringen Sie Ihr linkes Bein in den halben Lotussitz, indem Sie die Ferse Richtung Nabel ziehen. Den Fußrücken legen Sie nah am rechten Oberschenkel ab. Bringen Sie Ihre rechte Hand hinter Ihren Rücken, und legen Sie Ihre linke Hand auf Ihr rechtes Knie.

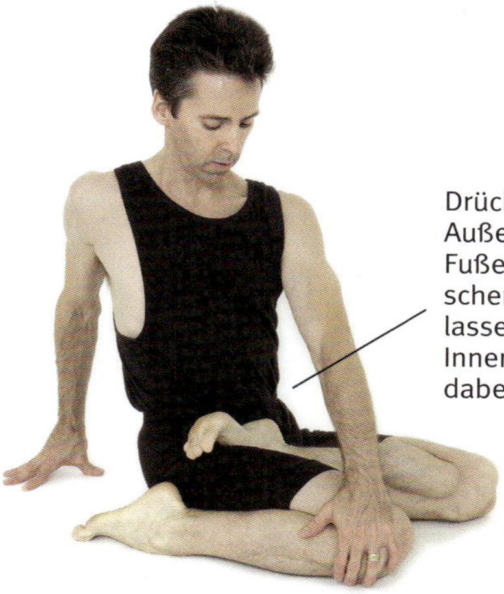

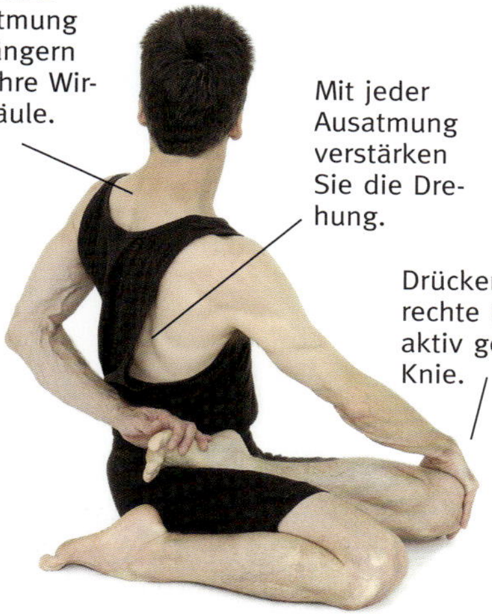

4 Fassen Sie um Ihren Rücken, und halten Sie Ihren linken Fuß. Legen Sie Ihre rechte Hand auf Ihr linkes Knie. Atmen Sie ein, strecken Sie sich vom Unterbauch bis zum Scheitel, atmen Sie aus, und drehen vom Unterbauch ausgehend den Oberkörper.

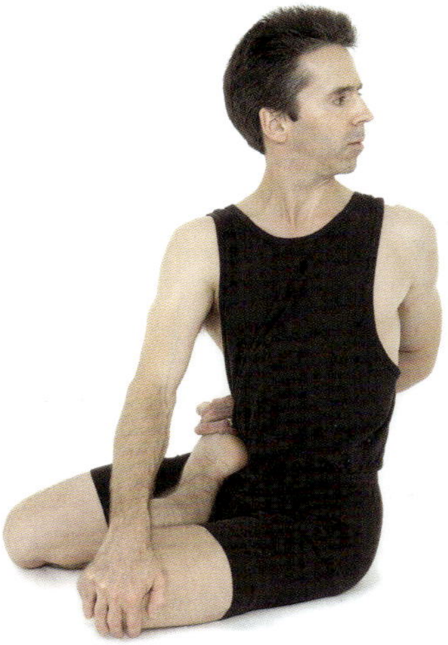

Sanfte Variation

Wählen Sie die Einfache gedrehte Sitzhaltung (Bharadvajasana I, S. 126).

5 Halten Sie die Position für einige wenige Atemzüge. Lösen Sie diese dann auf, und wiederholen Sie sie auf der anderen Seite.

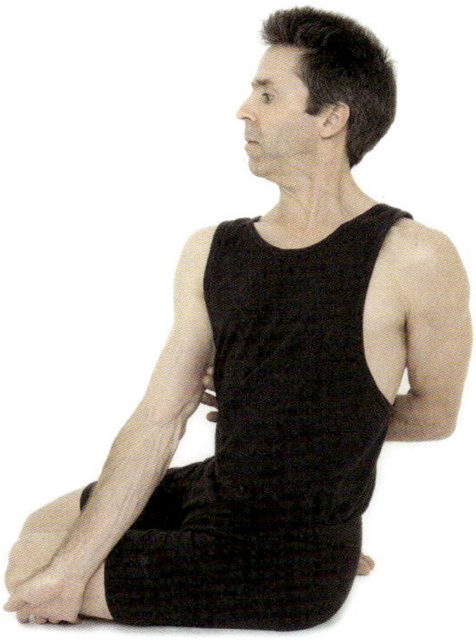

Drehsitz I

Marichyasana I

Gegenhaltung

- Stockhaltung (Dandasana)

Drishti

- Nach vorne
- Nach unten
- Augen geschlossen

Körperliche Vorteile

- Strafft die Bauchmuskulatur
- Regt das Verdauungssystem, die Durchblutung und das lymphatische System an
- Kräftigt und dehnt Beine und Schultern
- Massiert Nieren und Leber
- Öffnet Brust und Schultern
- Unterstützt die Funktion der Hirnanhangdrüse

Psychische Vorteile

- Bessert leichte Depressionen
- Reduziert Stress und innere Unruhe

Gegenanzeigen

- Hoher oder niedriger Blutdruck
- Schwangerschaft (nach den ersten drei Monaten)
- Schlaflosigkeit
- Migräne
- Knie- oder Hüftverletzungen (wählen Sie die sanfte Variation)

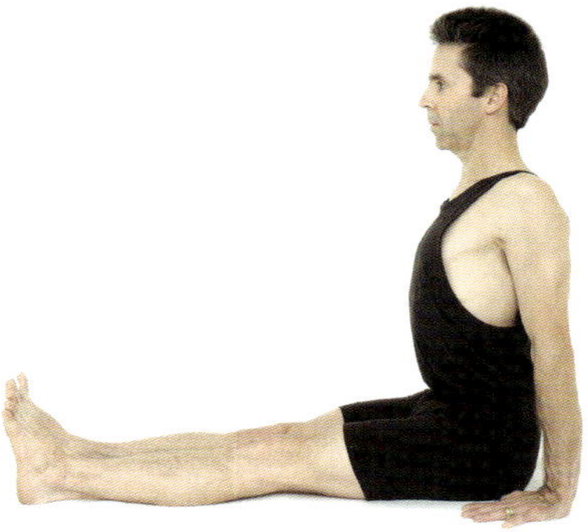

1 Sitzen Sie in der Stockhaltung (Dandasana, siehe S. 170). Drücken Sie die Hände nach unten auf den Boden, um die Wirbelsäule zu verlängern.

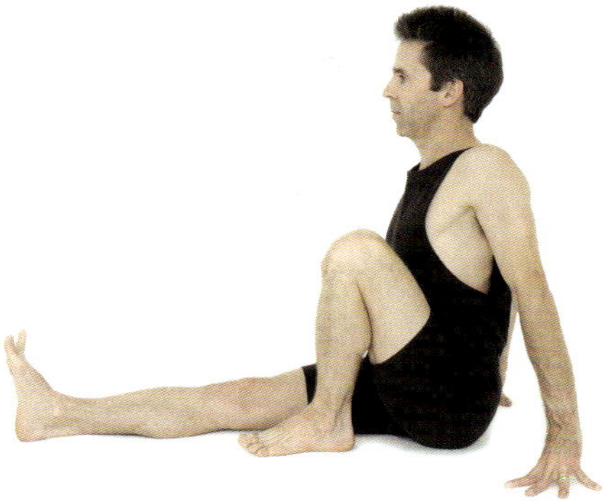

2 Beugen Sie Ihr linkes Knie, und stellen Sie den Fuß nah am rechten Oberschenkel auf den Boden. Verteilen Sie Ihr Gewicht gleichmäßig auf Ihre Sitzbeinhöcker. Mit den Armen hinter dem Rücken drücken Sie Ihre Fingerspitzen gegen den Boden. Atmen Sie ein, strecken Sie sich aus der Beckenmitte bis zum Scheitel.

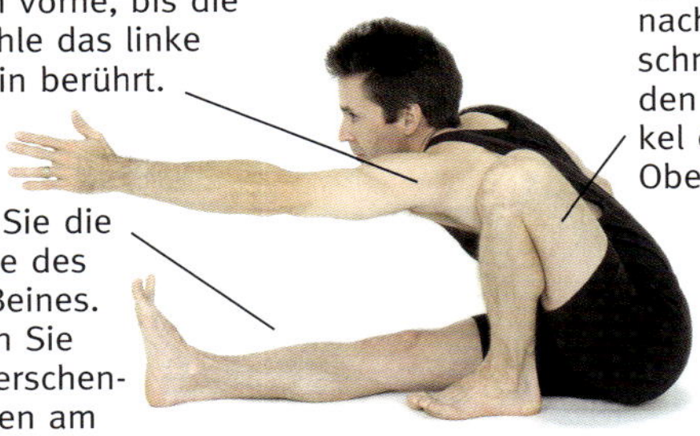

3 Strecken Sie Ihren linken Arm auf der Innenseite Ihres linken Beines nach vorne.

4 **Drehen Sie Ihren linken Arm nach innen. Beugen Sie den Ellbogen. Schlingen Sie den linken Arm außen um Ihr linkes Bein. Bringen Sie die rechte Hand um Ihren Rücken, und greifen Sie mit der linken Hand das rechte Handgelenk. Atmen Sie ein, verlängern Sie Ihre Körperseiten, und ziehen Sie die Schulterblätter weiter nach hinten. Atmen Sie aus, und drehen Sie Ihren Oberkörper nach rechts.**

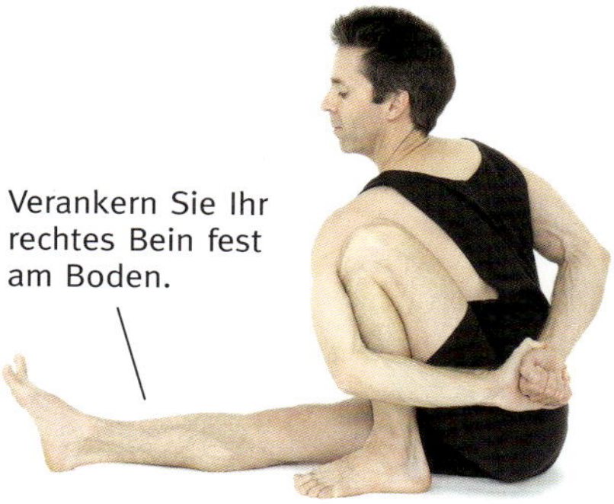

Verankern Sie Ihr rechtes Bein fest am Boden.

Drücken Sie die Innenseite des linken Fußes zum Boden, damit beide Sitzbeinhöcker gut im Boden verwurzelt bleiben.

5 **Atmen Sie ein, und strecken Sie sich vom Becken bis zum Scheitel. Atmen Sie aus, und beugen Sie sich über Ihr rechtes Bein nach vorne. Halten Sie diese Position für einige wenige Atemzüge. Lösen Sie die Haltung auf, und wiederholen Sie diese auf der anderen Seite.**

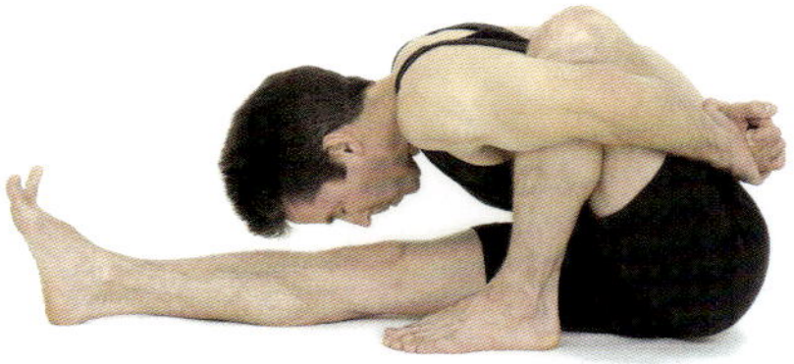

Sanfte Variation

Wie in Schritt 1–4, aber sitzen Sie auf einer zusammengefalteten Decke. Halten Sie einen Gurt zwischen den Händen, statt mit einer Hand das andere Handgelenk zu umfassen.

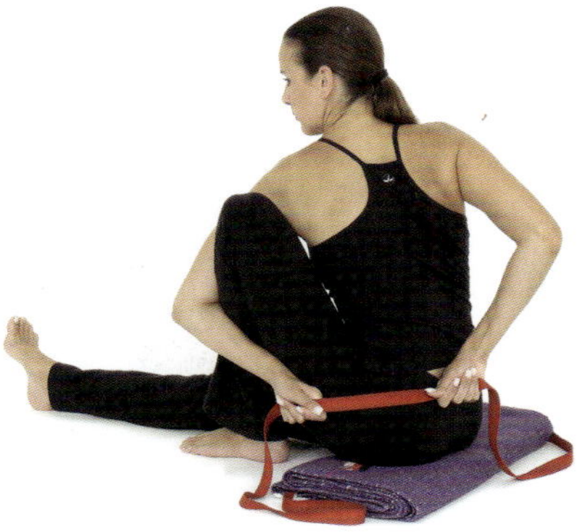

Weitere Variation

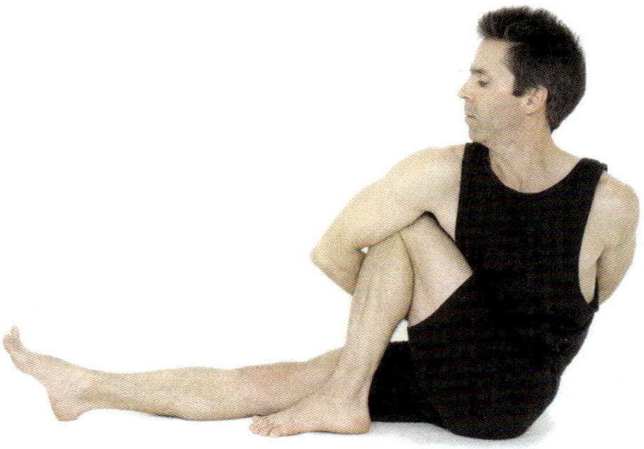

Drehsitz II

Marichyasana II

Gegenhaltung

- Stockhaltung (Dandasana)

Drishti

- Nach vorne
- Nach unten
- Augen geschlossen

Körperliche Vorteile

- Strafft die Bauchmuskulatur
- Regt das Verdauungssystem, die Durchblutung und das lymphatische System an
- Unterstützt die Funktion der Hirnanhangdrüse
- Kräftigt und dehnt Beine und Schultern
- Massiert Nieren und Leber
- Öffnet Brust und Schultern

Psychische Vorteile

- Bessert leichte Depressionen
- Reduziert Stress und innere Unruhe

Gegenanzeigen

- Hoher oder niedriger Blutdruck
- Schwangerschaft (nach den ersten drei Monaten)
- Schlaflosigkeit
- Migräne
- Knie- oder Hüftverletzungen (wählen Sie die sanfte Variation)

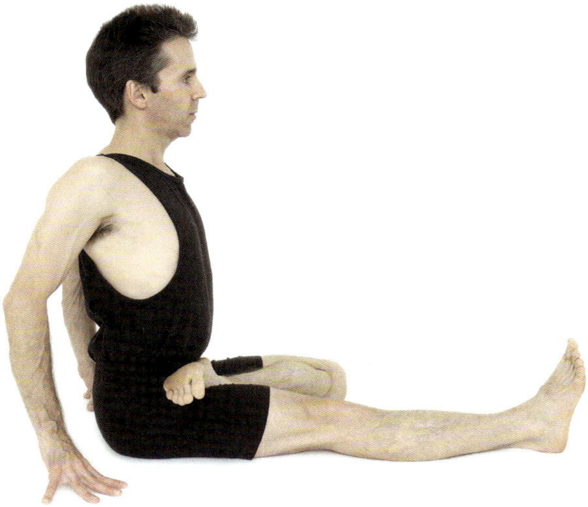

1 Sitzen Sie mit ausgestreckten Beinen (Stockhaltung, siehe S. 170). Winkeln Sie Ihr linkes Bein zum Halben Lotussitz an, und bringen Sie den Fuß oben an die rechte Oberschenkelfalte. Drücken Sie die Hände zum Boden, um die Wirbelsäule zu verlängern.

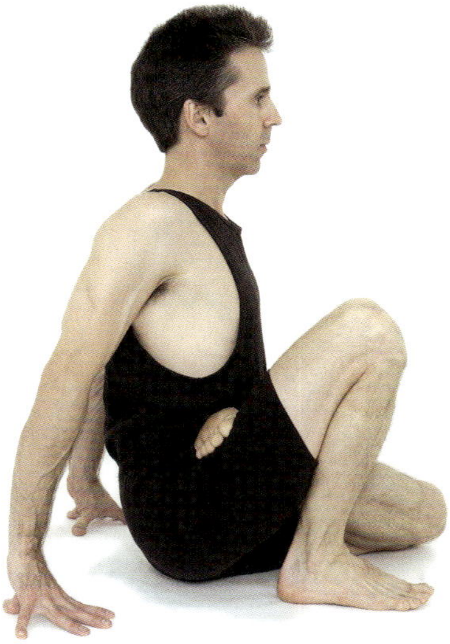

2 Beugen Sie Ihr rechtes Bein, und stellen Sie den Fuß nah zur Hüfte.

3 **Atmen Sie ein. Verlängern Sie die Wirbelsäule. Beugen Sie den Oberkörper, und strecken Sie den rechten Arm nach vorne.**

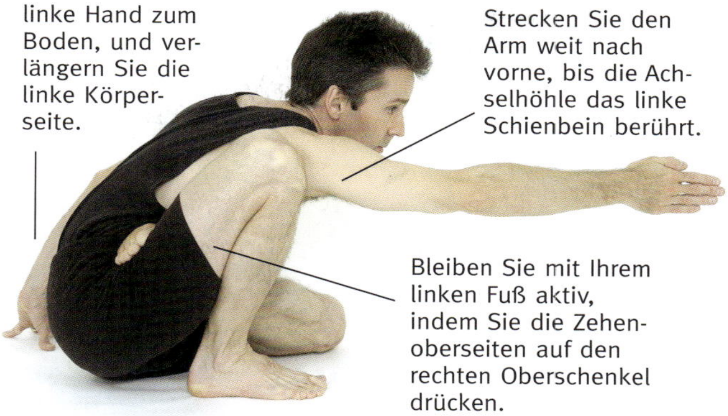

4 **Atmen Sie aus, und drehen Sie den rechten Arm nach innen. Beugen Sie den Ellbogen. Schlingen Sie den Arm außen um das rechte Schienbein und den rechten Oberschenkel. Bringen Sie den linken Arm um den Rücken. Umfassen Sie mit der linken Hand das rechte Handgelenk. Atmen Sie ein, verlängern Sie die Körperseite, und ziehen Sie die Schulterblätter weiter nach hinten. Atmen Sie aus, beugen Sie sich nach vorne, und bringen Sie nun Ihren Kopf in Richtung Knie.**

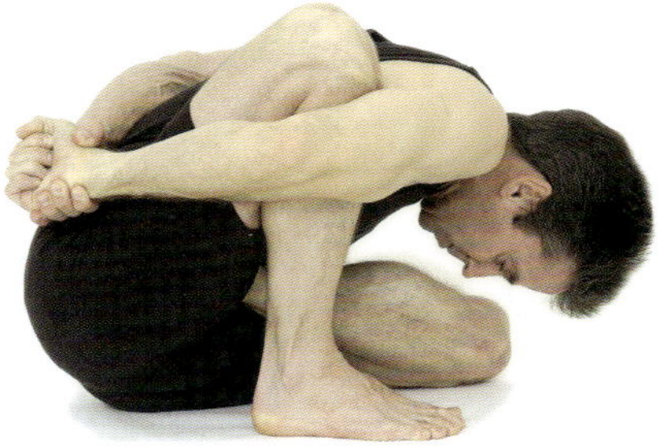

5 **Halten Sie die Position für einige wenige Atemzüge. Lösen Sie sie auf, kehren Sie zurück zu Schritt 1, und wiederholen Sie die Übung auf der anderen Seite.**

Sanfte Variation

Wie Schritt 1–5, nur sitzen Sie auf einer zusammengefalteten Decke, lassen ein Bein ausgestreckt und halten einen Gurt zwischen den Händen.

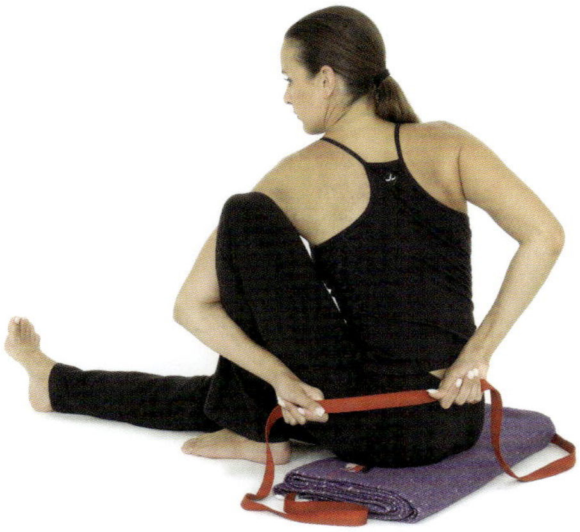

Weitere Variation

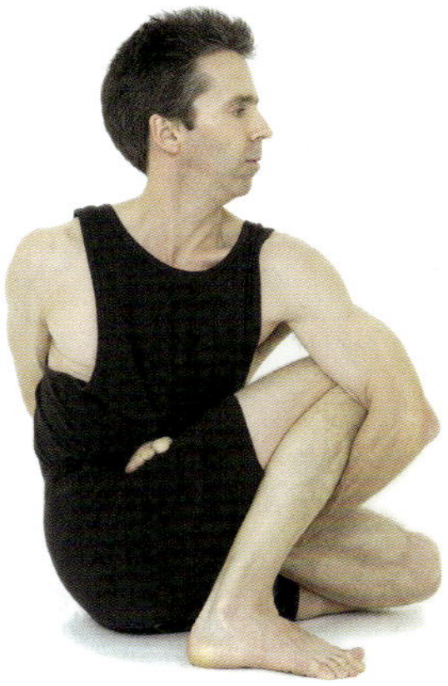

Kapitel 8

Vorwärts-
beugen

Vorwärtsbeugen wirken auf das Nervensystem wohltuend und erhöhen die innere Achtsamkeit. Sie öffnen die gesamte Körperrückseite, dehnen die hintere Oberschenkelmuskulatur, das Gesäß und den unteren Rücken. Sie lösen Spannungen und fördern durch eine Massage der verschiedenen Bauchorgane die Verdauung und die Ausscheidung. Hinzu kommen eine Reinigung der Leber und des Darms. Sitzende Vorwärtsbeugen verbessern die Durchblutung der unteren Extremitäten und versorgen das Gehirn mit frischem Blut und Sauerstoff.

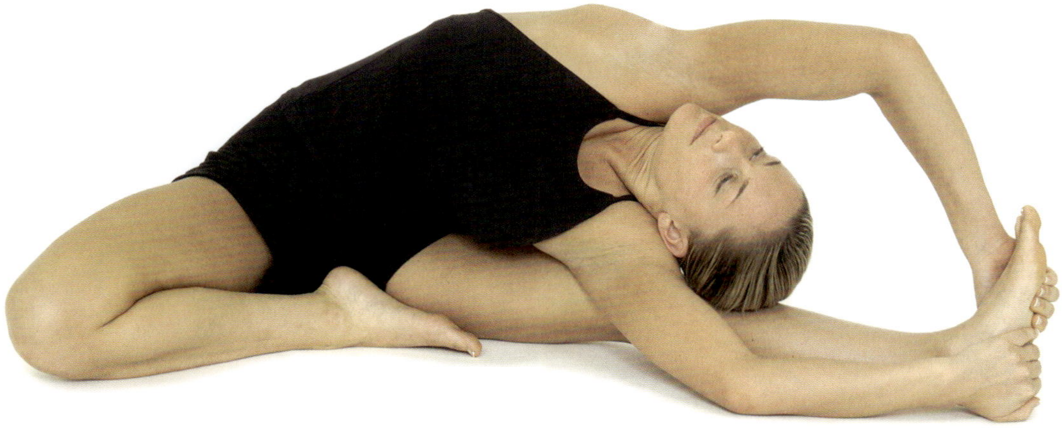

Sitzende Vorwärtsbeuge

Paschimottanasana

Gegenhaltung

- Knie-zur-Brust-Haltung (Apanasana)

Drishti

- Augen geschlossen
- Zu den Schienbeinen

Körperliche Vorteile

- Dehnt die Wirbelsäule, hintere Oberschenkelmuskulatur und Waden
- Fördert die Verdauung
- Regt das lymphatische System und die Genitalorgane an
- Lindert Beschwerden während der Menstruation, in der Menopause
- Verbessert die Funktion von Leber, Nieren und Dickdarm
- Günstig bei Bluthochdruck und Sinusitis (Nasennebenhöhlenentzündung)
- Reduziert Erschöpfung und Schlaflosigkeit

Psychische Vorteile

- Wohltuend für die Nerven
- Reduziert Stress, Unruhe, leichte Depressionen

Gegenanzeigen

- Verletzung des unteren Rückens (wählen Sie die sanfte Variation)
- Asthma
- Schwangerschaft (sanfte Variation wählen, Beine weit geöffnet lassen)

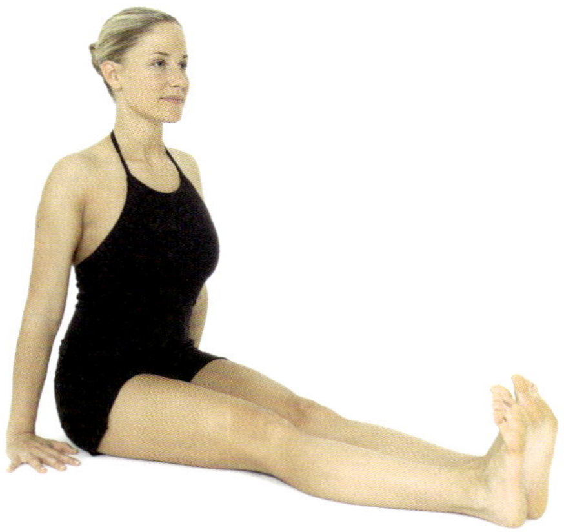

1 Sitzen Sie mit ausgestreckten Beinen. Atmen Sie ein, und drücken Sie die Hände zum Boden, um die Wirbelsäule zu verlängern. Ziehen Sie den unteren Rücken nach innen und oben.

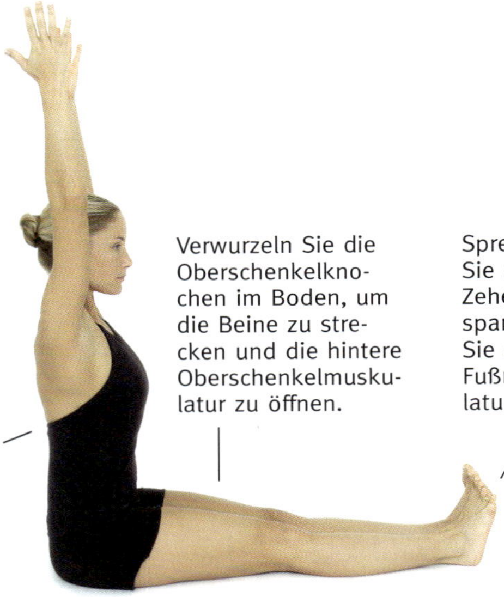

2 Atmen Sie ein, heben Sie die Arme über den Kopf.

3 **Atmen Sie aus, beugen Sie sich nach vorne, und umfassen Sie mit einem festen Griff von Zeige- und Mittelfingern die großen Zehen. Drücken Sie die großen Zehen gegen den Widerstand der Finger nach vorne.**

Bauen Sie von den Händen zu den Schultern eine Muskelspannung auf. Ziehen Sie die Schulterblätter weit nach hinten.

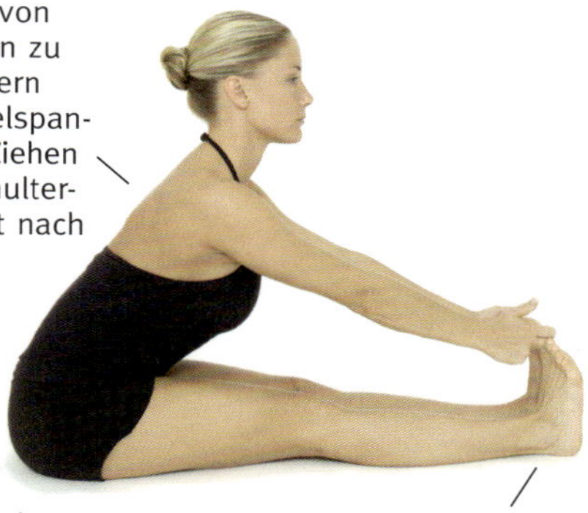

Kippen Sie das Becken nach vorne. Ziehen Sie den unteren Rücken nach innen und oben, sodass im unteren Rücken eine Krümmung entsteht.

Verankern Sie die Innenseiten der Oberschenkel fest im Boden. Strecken Sie sich aus der Beckenmitte bis zu den Füßen.

4 **Atmen Sie ein. Strecken Sie sich vom Unterbauch bis zum Scheitel. Schieben Sie Ihre Hände an die Außenseiten Ihrer Füße. Atmen Sie aus, öffnen Sie die Ellbogen, und ziehen Sie Ihren Oberkörper in Richtung Füße. Lassen Sie die Beine aktiv angespannt und gerade. Überlassen Sie die Führung eher Ihrem Herzen als Ihrem Kopf.**

Halten Sie die Wirbelsäule gestreckt und das Kreuzbein nach vorne gekippt.

Drücken Sie die Fußseiten der großen Zehen nach vorne, die der kleinen Zehen nach hinten.

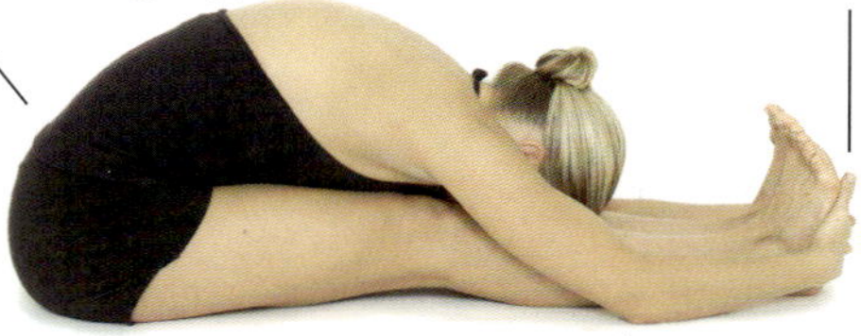

Drücken Sie die Hände gegen den Widerstand Ihrer Füße, bauen Sie eine Muskelspannung von den Händen nach hinten zu den Schultern auf, und öffnen Sie die Ellbogen aktiv, um den Oberkörper weiter nach vorne zu ziehen.

Sanfte Variation

Wie in Schritt 1–3, aber setzen Sie sich auf eine zusammengefaltete Decke, und legen Sie einen Gurt um Ihre Füße.

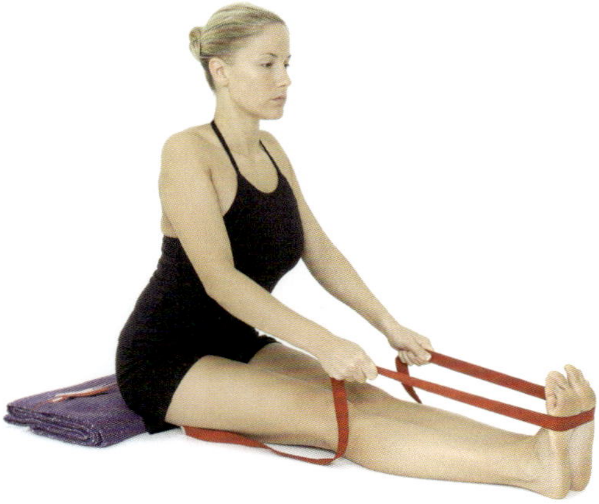

Weitere Variationen

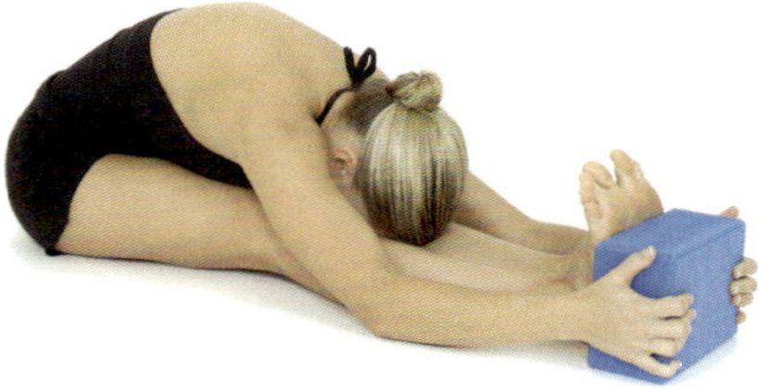

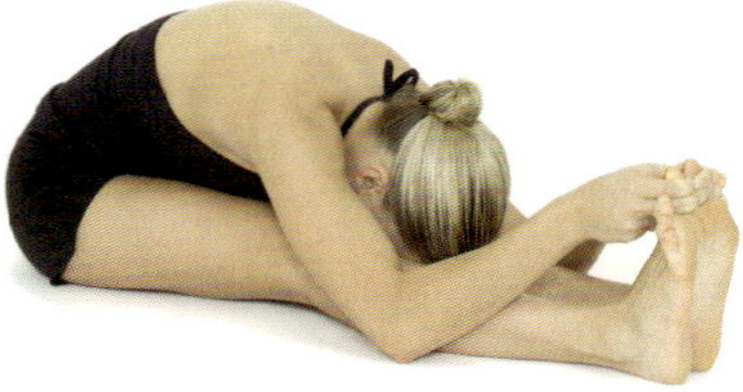

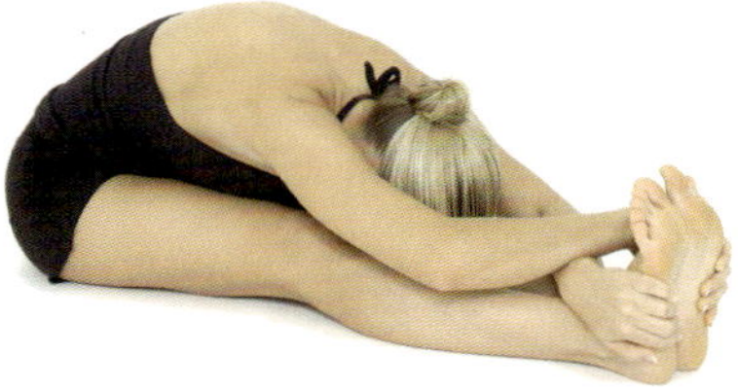

Stehende Vorwärtsbeuge

Uttanasana

Drishti

- Zu den Schienbeinen
- Augen geschlossen

Körperliche Vorteile

- Kräftigt Füße, Knie und Oberschenkel
- Dehnt die hintere Oberschenkelmuskulatur und die Waden
- Fördert die Funktion des Verdauungs- und des Genitalsystems
- Öffnet Hüften und Leisten
- Regt Leber und Nieren an
- Lindert Beschwerden in der Menopause, Kopfschmerzen, Schlaflosigkeit und Erschöpfung
- Lindert die Beschwerden bei einer Sinusitis (Nasennebenhöhlenentzündung)

Psychische Vorteile

- Wirkt wohltuend auf das Nervensystem
- Reduziert Stress und innere Unruhe, bessert leichte Depressionen

Gegenanzeigen

- Rückenverletzung (die Knie gebeugt lassen)
- Niedriger Blutdruck
- Schwangerschaft (die Füße etwas grätschen, die Knie gebeugt lassen)

1 Stehen Sie in der Berghaltung (Tadasana, siehe S. 28), die Füße sind parallel.

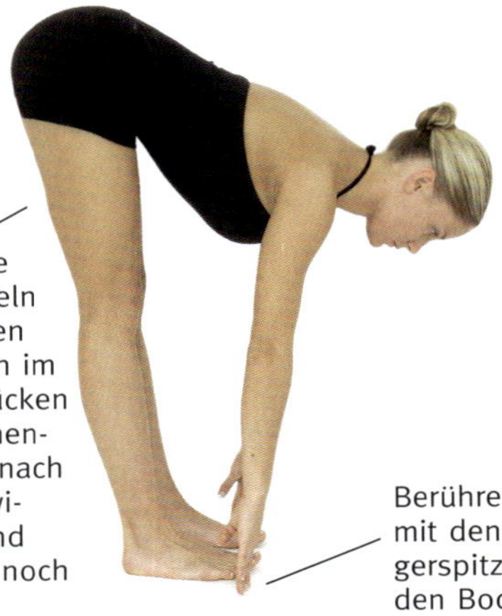

2 Atmen Sie ein, strecken Sie Ihre Arme nach oben, strecken Sie sich vom Unterbauch bis in die Fingerspitzen. Halten Sie diese Länge, atmen Sie aus, beugen Sie sich nach vorne, berühren Sie den Boden.

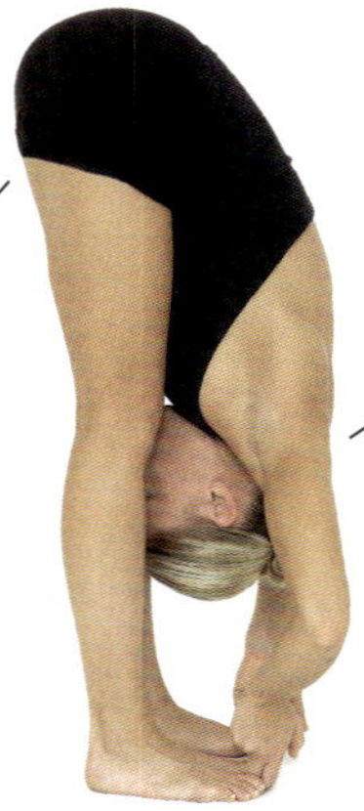

3 Halten Sie den Abstand zwischen Bauch und Oberschenkeln, umfassen Sie Ihre großen Zehen. Nutzen Sie die Kraft der Oberschenkelinnenseiten, um die Sitzbeinhöcker weiter voneinander zu entfernen. Atmen Sie ein, spannen Sie die Taillendreiecke nach oben an, verwurzeln Sie Ihr Steißbein nach unten. Atmen Sie aus, beugen Sie den Oberkörper tief nach vorne. Verharren Sie mehrere Atemzüge lang in dieser Haltung.

4 **Bringen Sie Ihre Hände nach hinten an die Waden.**

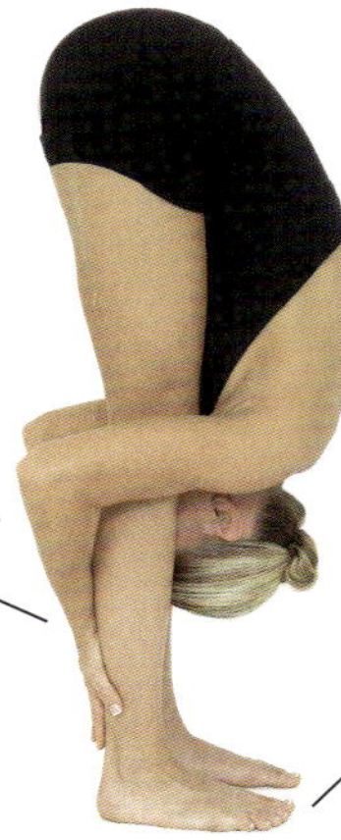

Sanfte Variation

Wie Schritt 1–3, aber verwenden Sie Klötze unter den Händen, um die Beine gestreckt und den unteren Rücken konkav halten zu können.

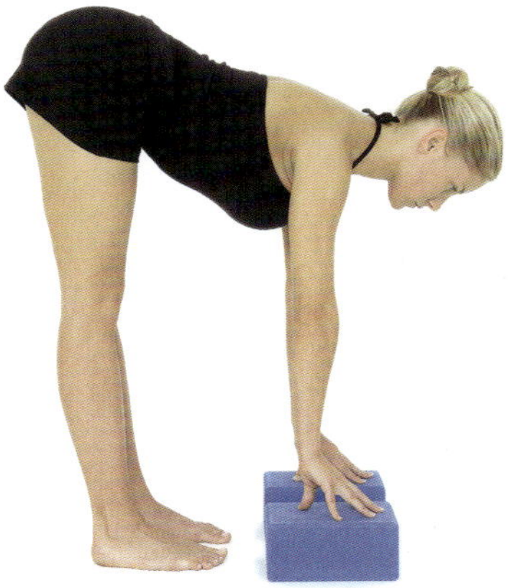

Weitere Variationen

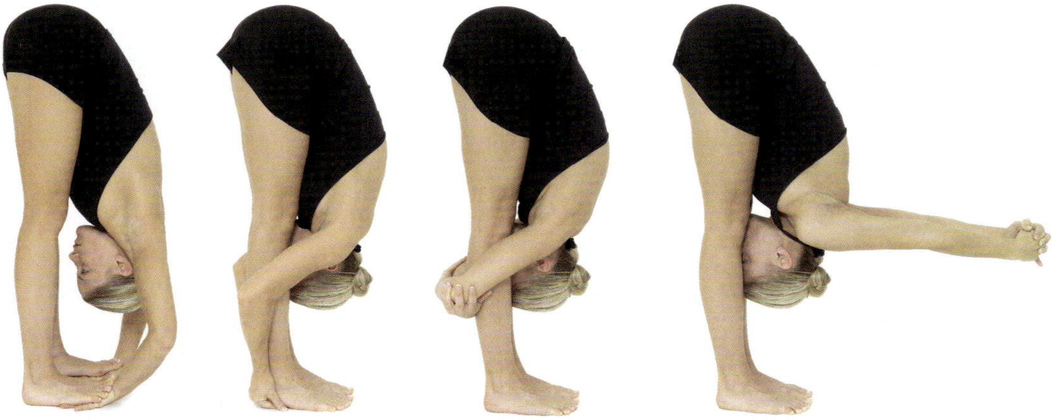

Knie-Kopf-Haltung

Janu Sirsasana

Gegenhaltung
- Knie-zur-Brust-Haltung (Apanasana)

Drishti
- Nach vorne
- Zu den Schienbeinen

Körperliche Vorteile
- Öffnet Brust und Lungen
- Dehnt die Waden, die hintere Oberschenkelmuskulatur und die Muskulatur des unteren Rückens
- Lindert Beschwerden während der Menstruation und in der Menopause
- Fördert die Verdauung
- Bessert die Durchblutung von Leber, Nieren und Dickdarm
- Bessert Erschöpfung und Kopfschmerzen
- Kräftigt den unteren Rücken

Psychische Vorteile
- Wirkt wohltuend auf das Nervensystem
- Reduziert Stress und innere Unruhe, bessert leichte Depressionen

Gegenanzeigen
- Niedriger Blutdruck
- Knieverletzung (wählen Sie die sanfte Variation)
- Asthma

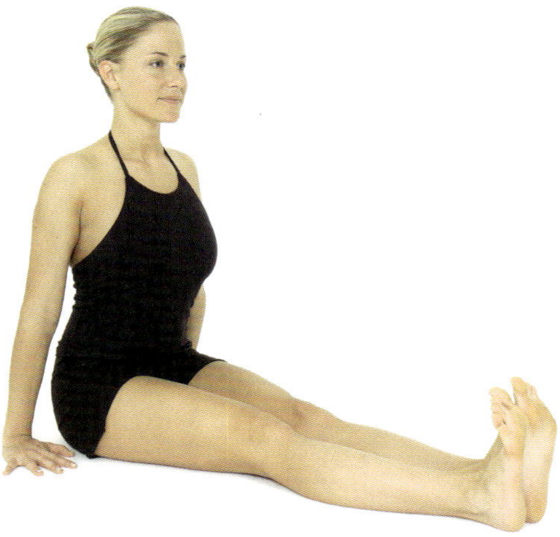

1 **Sitzen Sie mit ausgestreckten Beinen. Drücken Sie die Hände zum Boden, verlängern Sie die Wirbelsäule nach oben.**

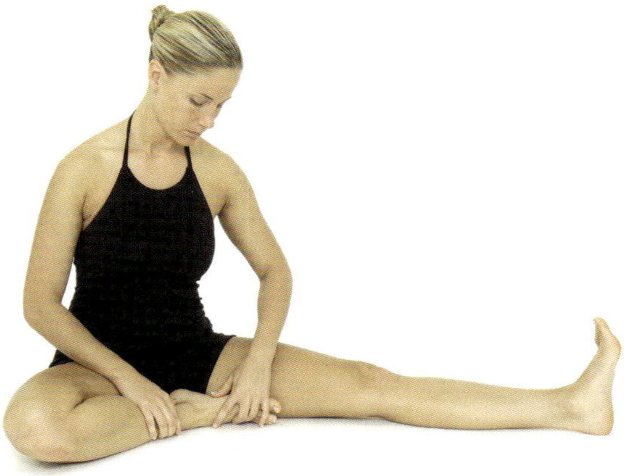

2 **Beugen Sie das rechte Bein, und bewegen Sie das Knie nach außen. Legen Sie die rechte Ferse nah am Damm gegen die Innenseite des rechten Oberschenkels. Drehen Sie das linke Bein etwas nach innen, sodass Knie und Fuß genau nach oben zeigen.**

3 Drehen Sie den Oberkörper zum gestreckten Bein. Strecken Sie die Arme nach vorne. Halten Sie Ihren Fuß mit beiden Händen. Atmen Sie ein, und verlängern Sie sich vom Becken bis zum Kopf.

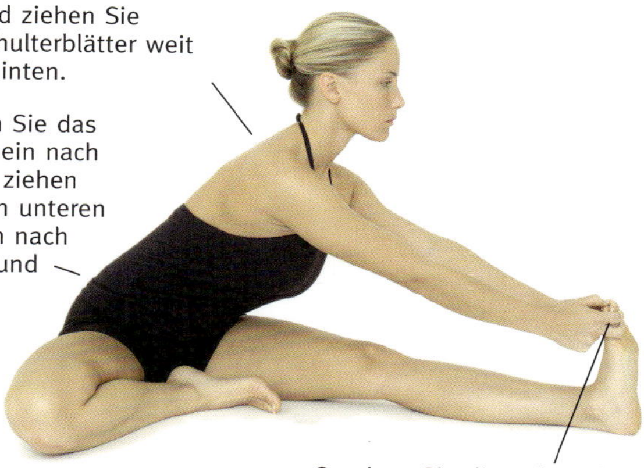

4 Atmen Sie aus. Strecken Sie sich nach vorne über Ihr linkes Bein, überlassen Sie die Führung Ihrem Herzen. Führen Sie die Hände um den linken Fuß. Öffnen Sie die Ellbogen, und ziehen Sie Ihren Oberkörper nach vorne. Wenn Sie die Wirbelsäule gestreckt halten können, legen Sie die Stirn oben auf Ihr Schienbein. Halten Sie Ihr linkes Bein aktiv angespannt und gerade. Drücken Sie die Hände gegen den Widerstand des Fußes, und öffnen Sie aktiv die Ellbogen, um den Oberkörper tief nach vorne zu ziehen.

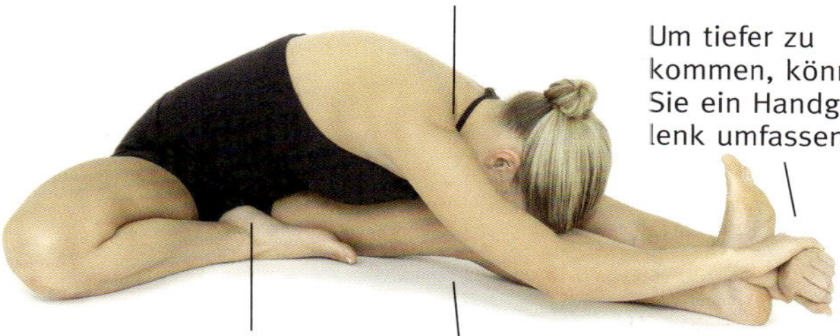

5 Bleiben Sie für mehrere Atemzüge in dieser Stellung. Lösen Sie sie auf, und wiederholen Sie die Übung auf der anderen Seite.

Sanfte Variation

Wie Schritt 1–3. Wenn die Muskulatur der Oberschenkelrückseite und des unteren Rückens verkürzt ist, setzen Sie sich auf eine zusammengefaltete Decke, und legen einen Gurt um Ihre Füße.

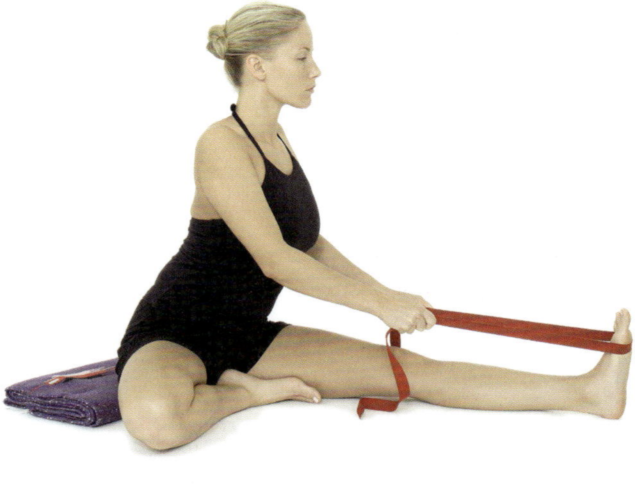

Umgedrehte Knie-Kopf-Haltung

Parivrtta Janu Sirsasana

Gegenhaltung

- Sitzende Vorwärtsbeuge (Paschimottanasana)

Drishti

- Augen geschlossen
- Nach oben
- Nach vorne

Körperliche Vorteile

- Fördert die Verdauung
- Dehnt die Waden, die hintere Oberschenkelmuskulatur, die Muskulatur des unteren Rückens
- Öffnet Hüften, Leisten, Schultern
- Öffnet die Muskulatur und die Faszien im Bereich von Taille, Brustkorb und Brust
- Regt das Genitalsystem an
- Verbessert die Durchblutung von Leber, Dickdarm, Nieren

Psychische Vorteile

- Wirkt wohltuend auf das Nervensystem
- Reduziert Stress, innere Unruhe und bessert leichte Depressionen

Gegenanzeigen

- Niedriger Blutdruck
- Verletzung des unteren Rückens
- Nacken- oder Schulterverletzung
- Schwangerschaft (nach dem dritten Monat)

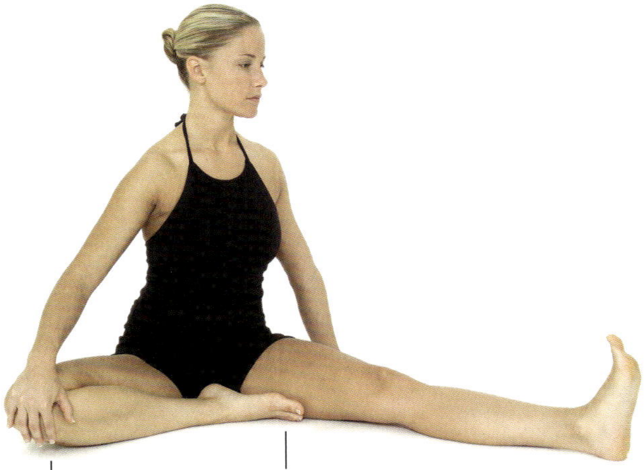

Ziehen Sie Ihr rechtes Knie so weit wie möglich zurück.

Legen Sie die rechte Ferse nah am Damm dicht an die Innenseite des rechten Oberschenkels.

1 Sitzen Sie mit ausgestreckten Beinen. Beugen Sie Ihr rechtes Bein, und bringen Sie den Fuß an den linken Oberschenkel, das Knie zeigt nach außen. Atmen Sie ein, und verlängern Sie Ihre Wirbelsäule. Atmen Sie aus. Drehen Sie den Oberkörper zum gestreckten Bein.

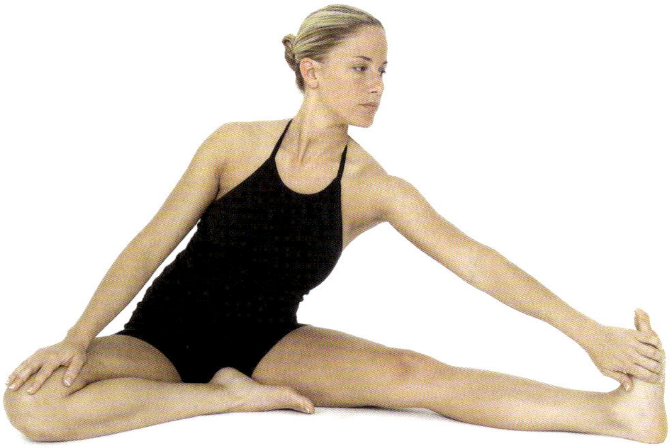

2 Strecken Sie den linken Arm, und umfassen Sie die Innenseite Ihres linken Fußes. Legen Sie die rechte Hand auf das rechte Knie.

3 **Atmen Sie ein, und strecken Sie sich vom Unterbauch bis zum Scheitel. Halten Sie diese Länge, atmen Sie aus, und drehen Sie Bauch und Brust nach rechts. Nehmen Sie dabei die linke Schulter zur Innenseite des linken Oberschenkels. Umfassen Sie mit dem rechten Arm die Außenseite Ihres linken Fußes.**

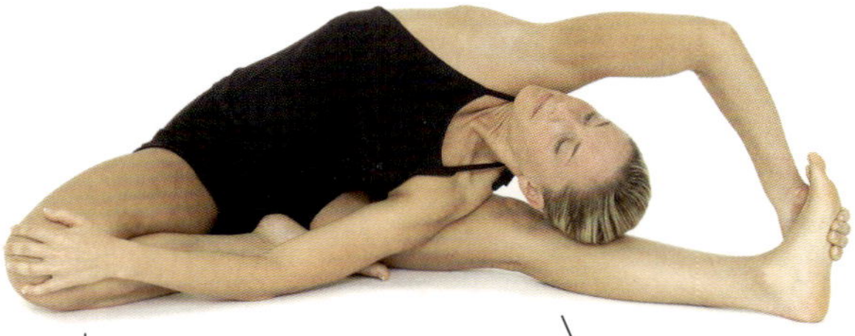

4 **Führen Sie Ihren linken Arm so, dass er die Innenseite Ihres linken Fußes umfasst, ziehen Sie dabei die linke Schulter noch weiter nach innen zum linken Oberschenkel. Strecken Sie sich mit jeder Einatmung weiter vom Unterbauch bis zum Kopf. Mit jeder Ausatmung gehen Sie noch tiefer in die Drehung. Halten Sie die Position während mehrerer Atemzüge, dann lösen Sie die Position auf, und wiederholen sie diese auf der anderen Seite.**

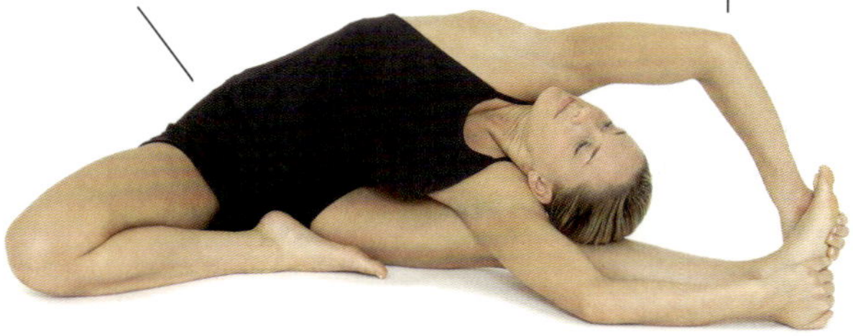

Sanfte Variation

Führen Sie die Schritte 1 und 2 aus. Legen Sie die linke Hand auf Ihr linkes Schienbein, und dehnen Sie Ihre rechte Hand nach oben in Richtung Decke.

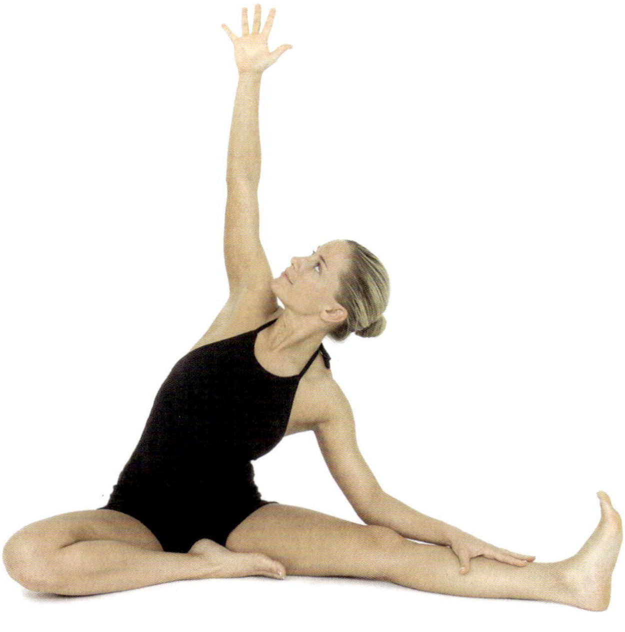

Weite Grätsche im Sitzen

Upavistha Konasana

Gegenhaltung

- Knie-zur-Brust-Haltung (Apanasana)

Drishti

- Nach vorne
- Auf den Boden, steil nach unten

Körperliche Vorteile

- Kräftigt den unteren Rücken
- Verlängert die Wirbelsäule
- Öffnet die Hüften, Leisten, Schultern
- Dehnt die hintere Oberschenkelmuskulatur, Waden und Innenseiten der Oberschenkel
- Regt die Verdauung und das Genitalsystem an
- Bessert die Durchblutung von Leber und Nieren

Psychische Vorteile

- Wirkt wohltuend auf das Nervensystem
- Reduziert Stress, innere Unruhe und bessert leichte Depressionen

Gegenanzeigen

- Niedriger Blutdruck
- Verletzung des unteren Rückens
- Verletzung der Leiste oder der hinteren Oberschenkelmuskulatur

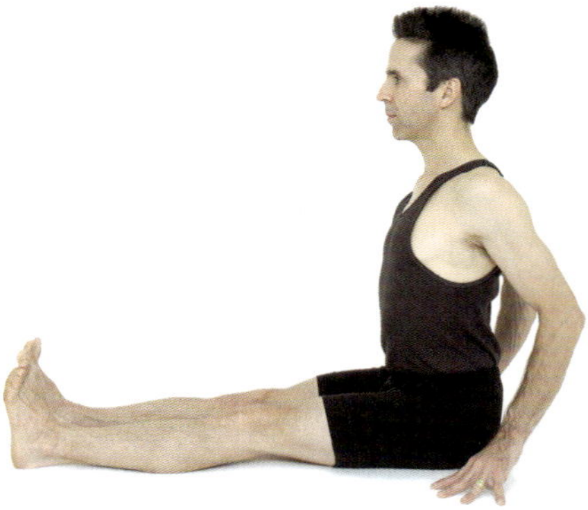

1 Sitzen Sie mit gestreckten Beinen. Drücken Sie die Fingerspitzen gegen den Boden, und verlängern Sie Ihre Wirbelsäule nach oben.

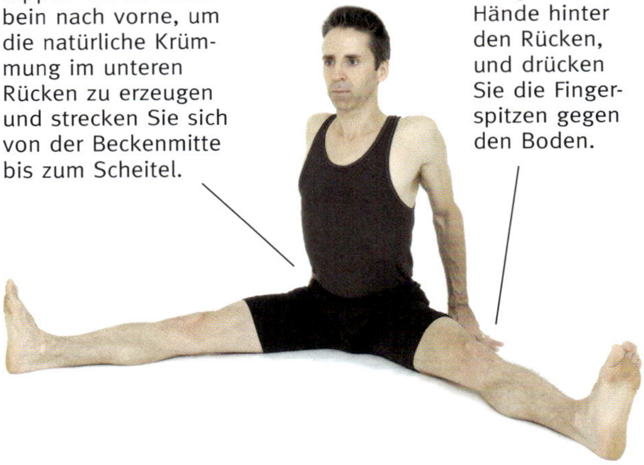

2 Öffnen Sie die Beine, und drehen Sie diese etwas nach innen, sodass Füße und Knie genau nach oben zeigen. Schieben Sie mit den Händen Ihre Oberschenkelmuskulatur nach innen (die Innenseite bewegt sich nach unten), und weiten Sie Ihren Beckenboden, indem Sie Ihr Gesäß nach außen und hinten bewegen. Spreizen Sie die Zehen.

3 Halten Sie die Krümmung im unteren Rücken. Atmen Sie ein, verlängern Sie Ihre Wirbelsäule, und bringen Sie die Hände nach vorne auf die Fingerspitzen. Verwurzeln Sie die Innenseiten Ihrer Oberschenkel fest im Boden, strecken Sie sich vom Unterbauch bis zu den Füßen, und spreizen Sie die Zehen.

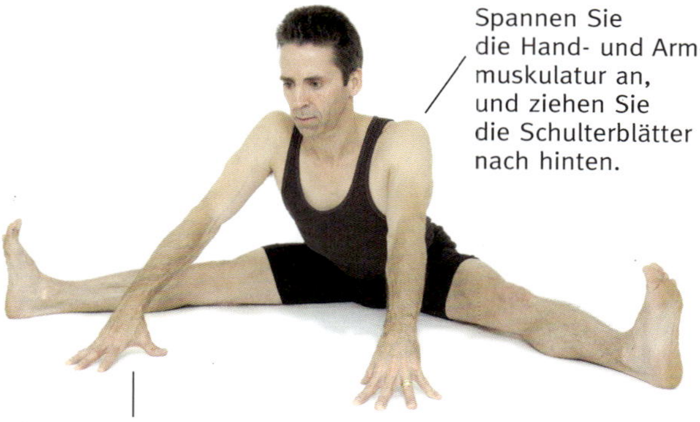

Spannen Sie die Hand- und Armmuskulatur an, und ziehen Sie die Schulterblätter nach hinten.

Drücken Sie die Fingerspitzen nach unten, und bauen Sie gegen den gedachten Widerstand des Bodens einen Zug von den Händen zum Körper auf.

4 Atmen Sie ein, und verlängern Sie sich aus der Beckenmitte bis zum Scheitel. Atmen Sie aus, beugen Sie die Ellbogen nach außen, und bringen Sie den Oberkörper nach vorne; die Führung übernimmt das Herz. Wenn Sie die Wirbelsäule gestreckt lassen können, legen Sie die Stirn auf den Boden. Bleiben Sie für mehrere Atemzüge lang in dieser Stellung, und lösen Sie diese anschließend auf.

Heben Sie Ihre Ellbogen und die Schultervorderseiten, und ziehen Sie die Schulterblätter tiefer nach hinten.

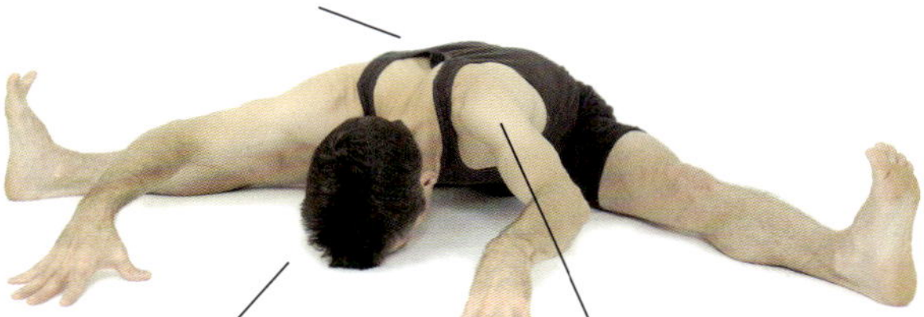

Verlängern und öffnen Sie die Körpervorderseite.

Behalten Sie den Zug von den Fingern zu den Schultern bei. So helfen Sie Ihren Schulterblättern, nach hinten gezogen zu bleiben.

Sanfte Variation

Wie in Schritt 1–4, aber legen Sie eine zusammengefaltete Decke unter Ihre Hüften.

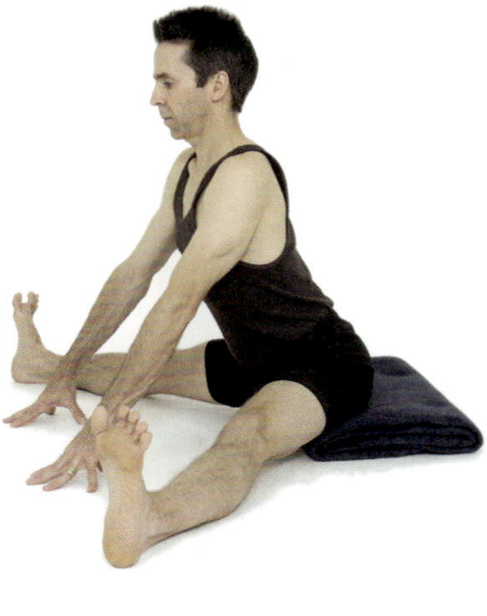

Weitere Variationen

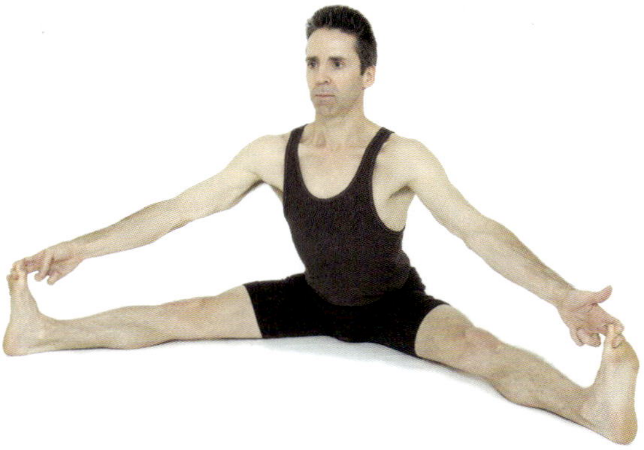

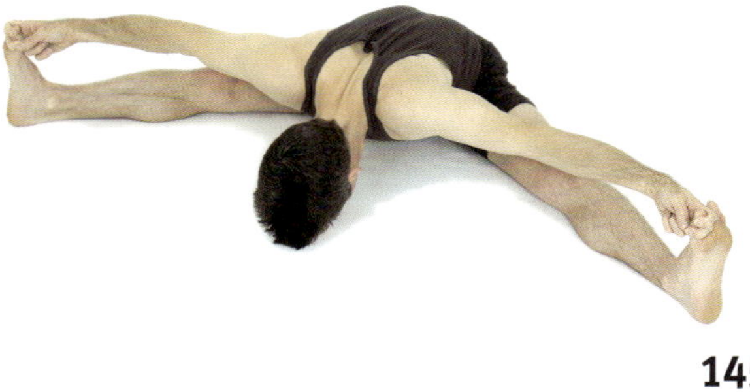

Weite Grätsche im Sitzen zur Seite

Parsva Upavistha Konasana

Drishti

- Nach vorne
- Zum Knie oder Schienbein

Körperliche Vorteile

- Fördert die Verdauung
- Dehnt die Muskulatur von Waden, hinteren Oberschenkeln und dem unteren Rücken
- Kräftigt den unteren Rücken
- Fördert die Beweglichkeit der Wirbelsäule
- Öffnet die Muskulatur und die Faszien rund um Taille und Brustkorb
- Öffnet Hüften, Leisten und Schultern
- Regt das Genitalsystem an
- Bessert die Durchblutung von Leber und Nieren

Psychische Vorteile

- Wirkt wohltuend auf das Nervensystem
- Reduziert Stress und innere Unruhe, bessert leichte Depressionen

Gegenanzeigen

- Niedriger Blutdruck
- Verletzung des unteren Rückens (wählen Sie die sanfte Variation)

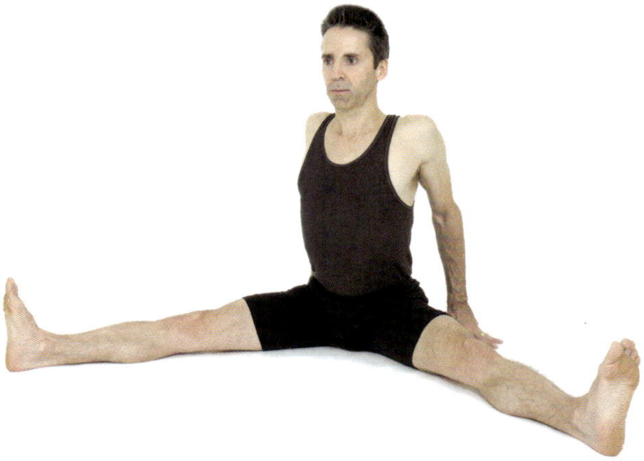

1 Sitzen Sie mit ausgestreckten Beinen. Öffnen Sie die Beine etwa im 90-Grad-Winkel, und drehen Sie sie leicht nach innen, sodass Füße und Knie gerade nach oben zeigen. Weiten Sie den Beckenboden, indem Sie Ihre Gesäßmuskeln mit den Händen nach außen und hinten ziehen. Spreizen Sie die Zehen. Bringen Sie die Hände hinter den Körper, und drücken Sie die Fingerspitzen fest nach unten. Kippen Sie Ihr Becken nach vorne, um im unteren Rücken die natürliche Krümmung zu erzeugen.

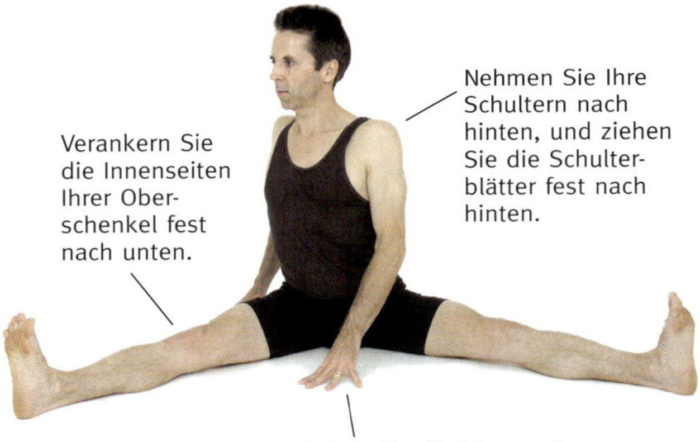

2 Stellen Sie die Fingerspitzen beidseits Ihres rechten Beines auf den Boden. Drehen Sie den Oberkörper nach rechts. Atmen Sie aus, verwurzeln Sie Ihre Oberschenkel und Sitzbeinhöcker nach unten. Atmen Sie ein, verlängern Sie sich vom Unterbauch bis zum Kopf, drehen Sie Ihren Brustkorb vom Bauch ausgehend weiter nach rechts. Ziehen Sie die Hände zurück in Richtung Körper.

3 Atmen Sie aus, strecken Sie sich über das rechte Bein nach vorne, und umfassen Sie mit beiden Händen den Fuß.

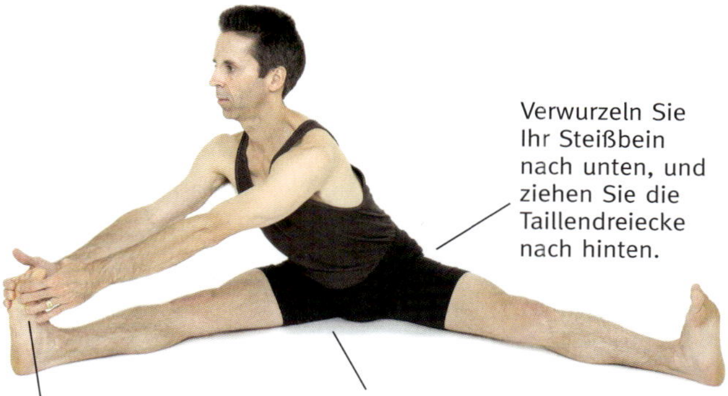

4 Atmen Sie ein, und strecken Sie sich vom Unterbauch bis zum Kopf. Atmen Sie aus, und strecken Sie sich nach vorne über Ihr Bein; die Führung übernimmt Ihr Herz. Wenn Sie die Wirbelsäule gestreckt halten können, bringen Sie die Stirn in Richtung Ihres oberen Schienbeines. Bleiben Sie für mehrere Atemzüge in dieser Stellung. Lösen Sie anschließend die Stellung auf, und wiederholen Sie sie auf der anderen Seite.

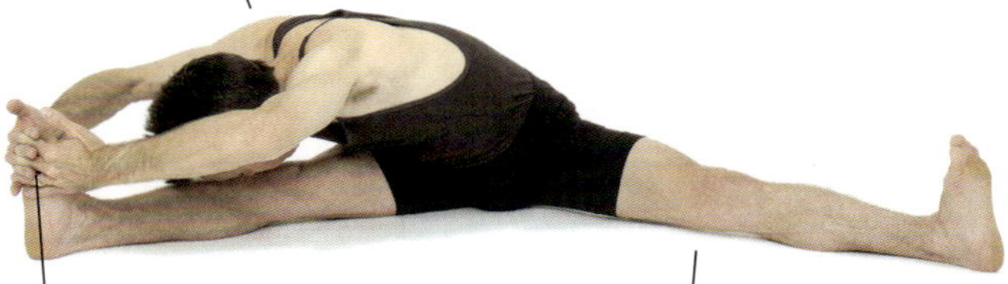

Sanfte Variation

Wie in Schritt 1–3, aber setzen Sie sich auf eine gefaltete Decke, und legen Sie einen Gurt um den Fuß.

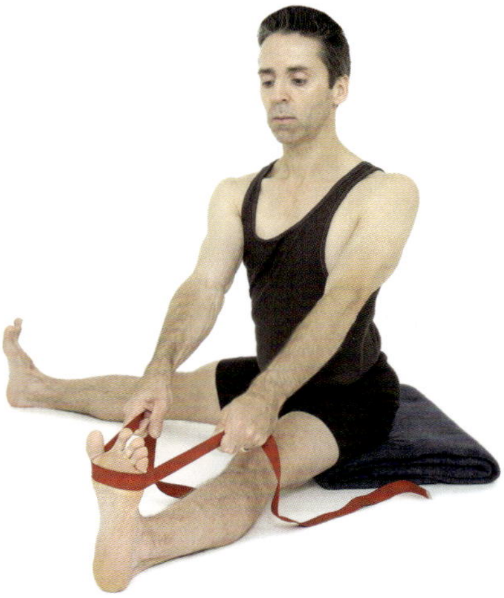

Vorwärtsbeuge bei gebeugtem Knie

Triang Mukaikapada Paschimottanasana

Gegenhaltung

- Nach unten schauender Hund (Adho Mukha Svanasana)

Drishti

- Nach vorn
- Auf das Schienbein oder die Kniescheibe

Körperliche Vorteile

- Dehnt die Wirbelsäule, die hintere Oberschenkelmuskulatur, die Waden
- Lindert Beschwerden während der Menstruation, in der Menopause
- Unterstützt Leber, Nieren, Dickdarm
- Wirkt hilfreich bei Bluthochdruck und Sinusitis (Nasennebenhöhlenentzündung)
- Reduziert Erschöpfung
- Regt die Schilddrüse und die Nebenschilddrüse an

Psychische Vorteile

- Wohltuend für die Nerven
- Reduziert Stress und innere Unruhe, bessert leichte Depressionen

Gegenanzeigen

- Knieverletzung oder Verletzung des unteren Rückens (wählen Sie die sanfte Variation)
- Asthma
- Schwangerschaft

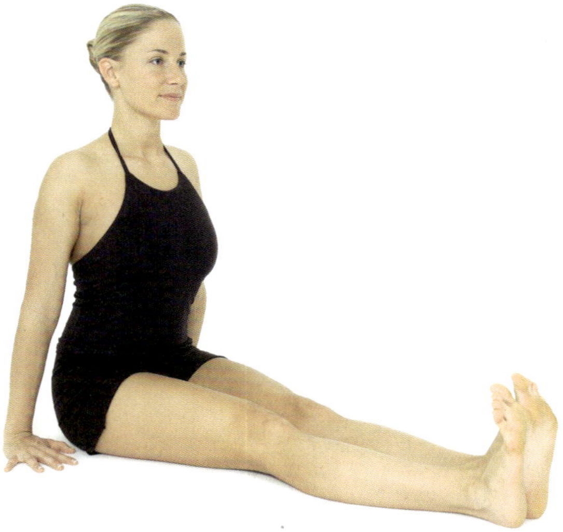

1 Sitzen Sie mit gestreckten Beinen. Drücken Sie Hände gegen den Boden, und verlängern Sie Ihre Wirbelsäule nach oben.

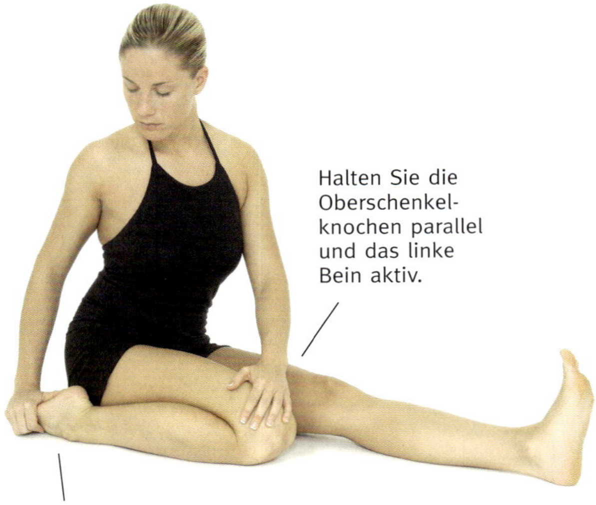

2 Beugen Sie Ihr rechtes Bein, sodass der Knöchel neben der rechten Hüfte liegt. Der rechte Fuß zeigt gerade nach hinten. Weiten Sie mit den Händen Ihre Hüften zu den Seiten, und verteilen Sie Ihr Gewicht gleichmäßig auf die beiden Gesäßseiten.

3 Strecken Sie die Arme nach vorne, und umfassen Sie Ihren linken Fuß mit beiden Händen. Atmen Sie ein, und strecken Sie sich vom Unterbauch bis zu Ihrem Kopf.

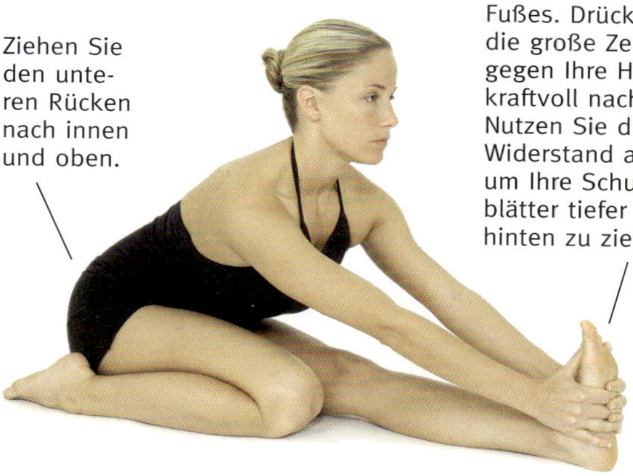

4 Atmen Sie aus. Öffnen Sie die Ellbogen nach außen. Strecken Sie den Oberkörper nach vorne, die Führung übernimmt Ihr Herz. Lassen Sie Ihr linkes Bein aktiv angespannt und gerade. Wenn Sie die Wirbelsäule gestreckt halten können, berühren Sie mit dem Kopf Ihr Schienbein.

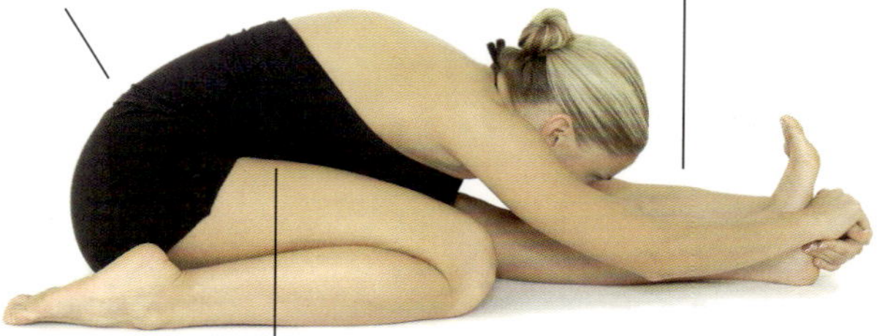

Sanfte Variation

Wie in Schritt 1–4, aber legen Sie unter die Hüfte des gestreckten Beins eine gefaltete Decke, und halten Sie einen Gurt um den Fuß.

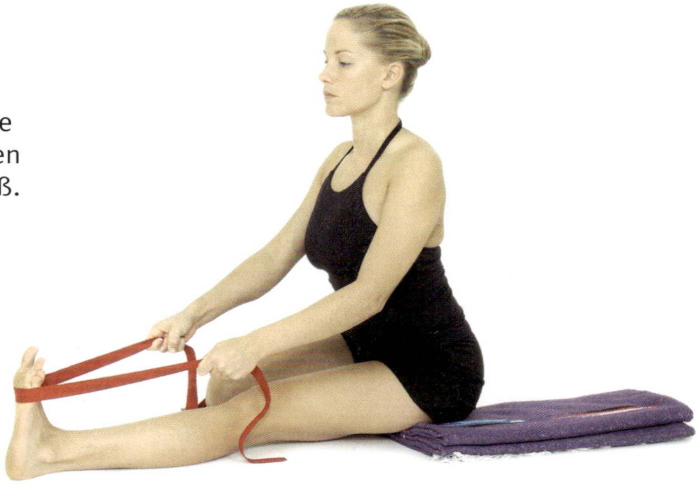

Tiefe Hocke

Malasana

Gegenhaltung

- Stockhaltung (Dandasana)

Drishti

- Nach vorne

Körperliche Vorteile

- Bessert die Durchblutung der Verdauungsorgane
- Öffnet die Hüften
- Lindert Ischias-symptome
- Bessert das Gleichgewicht
- Kräftigt die Fußgewölbe und die Knöchel
- Lindert Menstruations-beschwerden
- Lindert Schmerzen im unteren Rücken
- Hilft bei Verstopfung

Psychische Vorteile

- Reduziert Stress und innere Unruhe, bessert leichte Depressionen
- Schafft Gelassenheit
- Fördert die Fähigkeit des Fokussierens

Gegenanzeigen

- Knöchel- oder Knie-verletzung
- Schwindel
- Bluthochdruck (die Füße im Stand weiter öffnen)

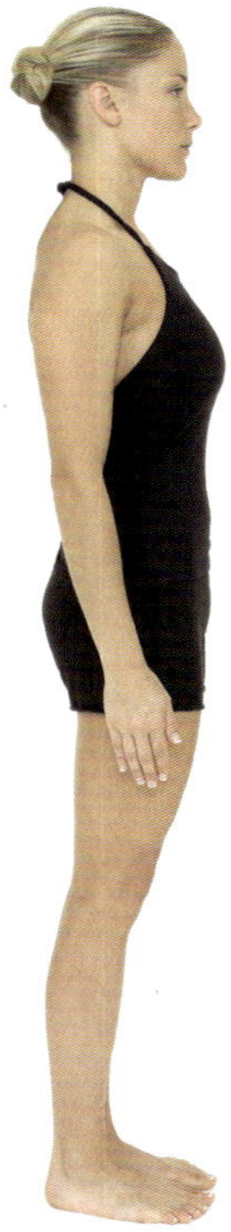

1 Stehen Sie in der Berghaltung (Tadasana, siehe S. 28), die Innenkanten Ihrer Füße berühren sich.

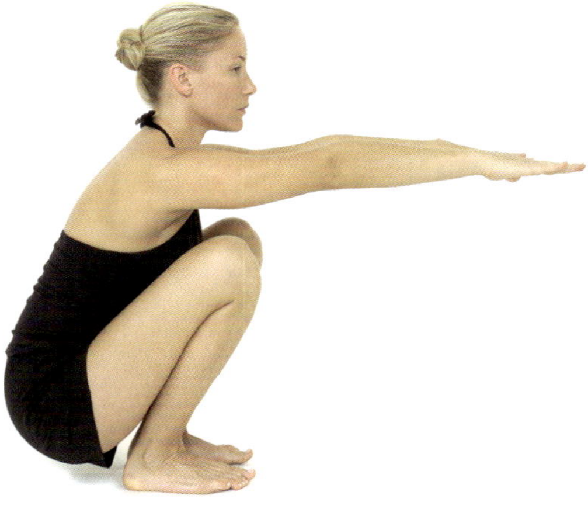

2 Bringen Sie Ihre Arme parallel zum Boden, damit Sie das Gleichgewicht besser halten können. Die Füße stehen dicht nebeneinander. Atmen Sie aus, und gehen Sie in die Hocke, Hüften weg vom Boden.

3 **Öffnen Sie die Knie weit, und lehnen Sie sich zwischen beiden Knien nach vorne. Strecken Sie die Arme so weit nach vorne, bis die Oberarme die Innenseiten Ihrer Knie berühren, und bringen Sie die Hände in die Gebetshaltung.**

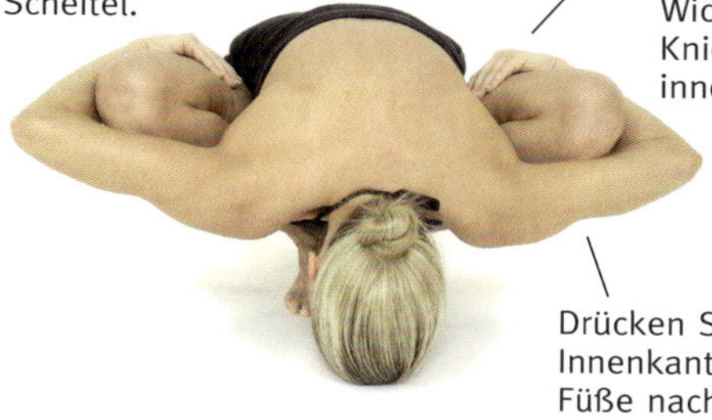

4 **Atmen Sie ein, fassen Sie mit den Händen nach hinten, und umfassen Sie Ihre Fersen. Atmen Sie aus, und bringen Sie den Kopf zum Boden. Halten Sie diese Stellung für einige wenige Atemzüge, dann lösen Sie diese wieder auf.**

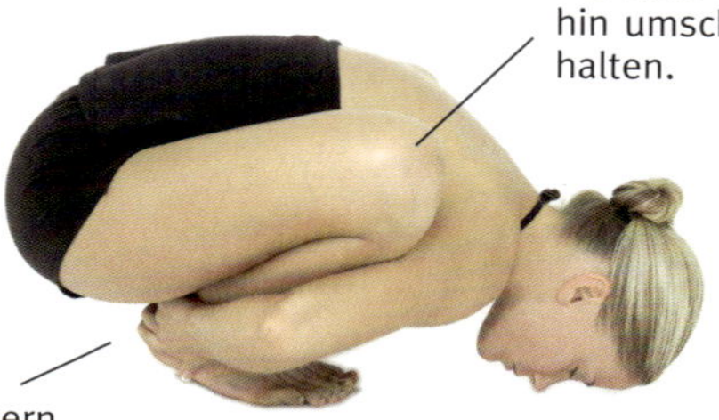

Sanfte Variation

Wie in Schritt 1–3, aber legen Sie eine gefaltete Decke unter die Fersen.

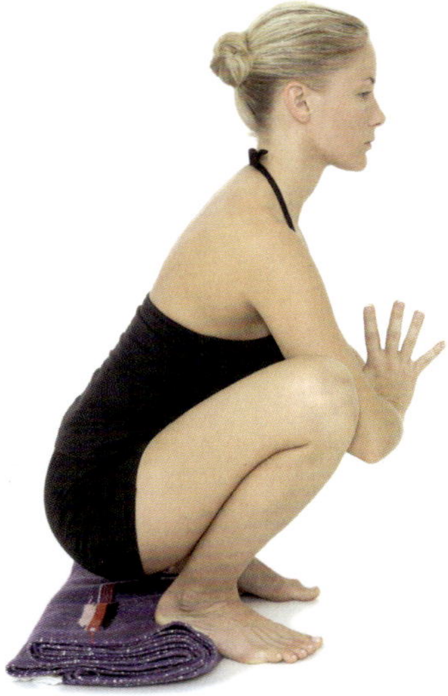

Spagat

Hanumanasana

Gegenhaltung

- Nach unten schauender Hund (Adho Mukha Svanasana)

Drishti

- Nach vorne
- Nach oben

Körperliche Vorteile

- Kräftigt und tonisiert Oberschenkel und hintere Oberschenkelmuskulatur
- Öffnet Hüften, Leisten, Lendenmuskeln
- Bessert die Durchblutung
- Beugt Krampfadern vor
- Regt das Verdauungs-, das lymphatische und das Genitalsystem an
- Regt die Bauchorgane an
- Beugt Ischiasbeschwerden und Bauchwandbrüchen vor bzw. lindert deren Symptome
- Bessert das Gleichgewicht

Psychische Vorteile

- Beruhigt den Geist
- Reduziert Stress und innere Unruhe

Gegenanzeigen

- Verletzung der Leiste
- Knieverletzung oder Verletzung der hinteren Oberschenkelmuskulatur
- Hoher/niedriger Blutdruck (Hände nicht über Kopfhöhe heben)

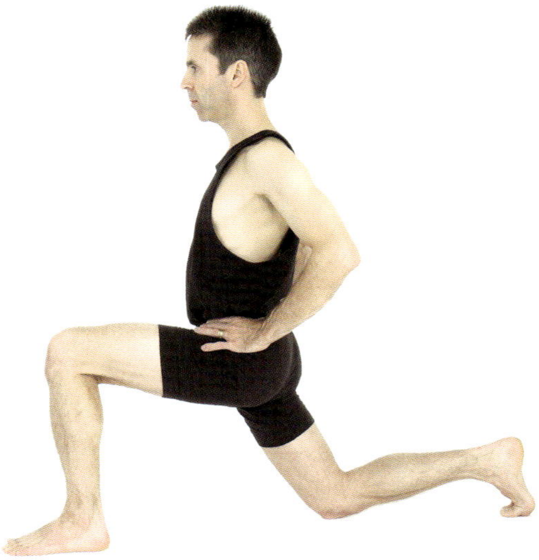

1 Knien Sie auf dem Boden. Stellen Sie das linke Bein einen großen Schritt vorwärts und die Zehen des hinteren Fußes auf.

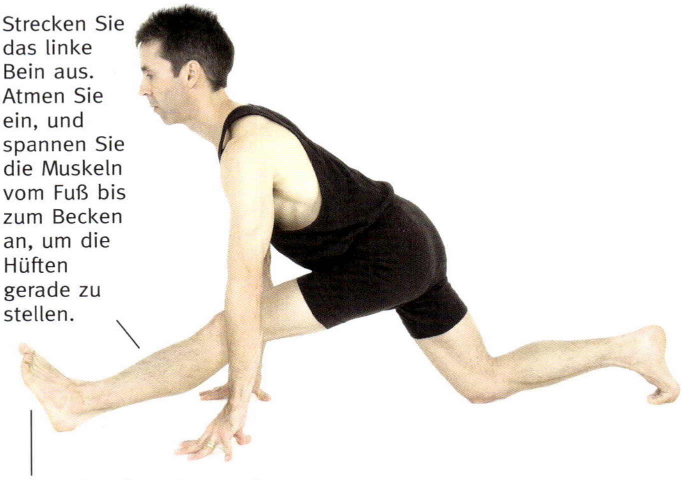

Strecken Sie das linke Bein aus. Atmen Sie ein, und spannen Sie die Muskeln vom Fuß bis zum Becken an, um die Hüften gerade zu stellen.

Halten Sie die Fuß- und Wadenmuskeln angespannt, indem Sie die Zehen spreizen und mit dem Großzehenballen Druck nach vorne ausüben.

2 Stellen Sie die Fingerspitzen auf den Boden.

3 **Wandern Sie mit den Händen zurück, näher an die Hüften. Atmen Sie aus, ziehen oder kippen Sie Ihr Steißbein nach unten und innen. Die Streckung der Beine geht von der Beckenmitte aus.**

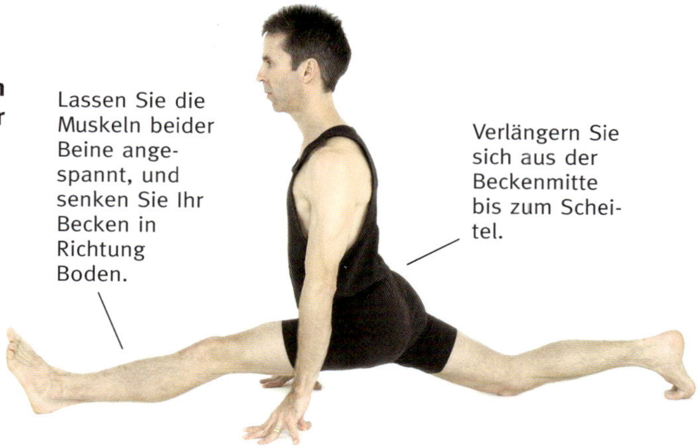

4 **Atmen Sie ein, und spannen Sie die Muskeln von den Füßen bis zum Becken erneut an. Atmen Sie aus, nehmen Sie Ihr Steißbein wieder zurück, und strecken Sie sich vom Becken über die Knochen der Beine, während Sie die Hüften ganz auf den Boden bringen. Strecken Sie beide Beine. Heben Sie Arme über den Kopf.**

5 **Lösen Sie die Stellung auf, und wiederholen Sie diese auf der anderen Seite.**

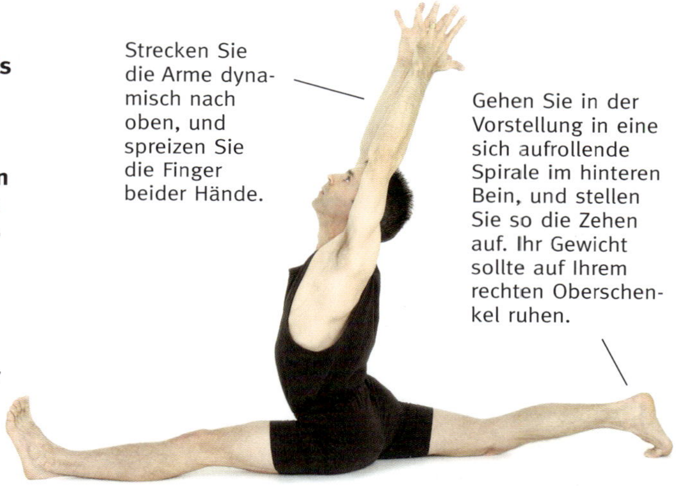

Sanfte Variation

Wie in Schritt 1–4. Legen Sie Ihre Hände auf Klötze, die beidseits des vorne gelegenen Oberschenkels stehen. Halten Sie den Oberkörper aufrecht und die Wirbelsäule gerade.

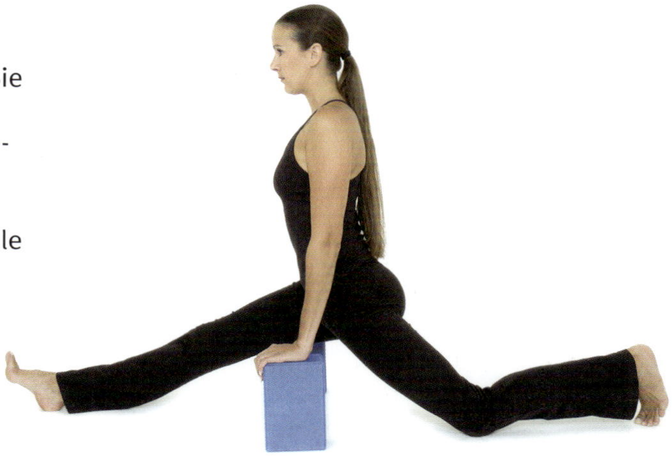

Kapitel 9

Sitzhaltungen

Sitz- und Meditationshaltungen wirken in der Regel angenehm beruhigend, auch wenn einige zu einer Hüftöffnung führen und eine größere Anstrengung erfordern. Bei einer korrekten Ausrichtung von Wirbelsäule und Becken fördern diese Haltungen generell die Vitalität. Sie verbessern zudem die Durchblutung, reduzieren Erschöpfung, fokussieren den Geist und besänftigen das Nervensystem. Sitz- und Meditationshaltungen können jederzeit praktiziert werden. Sie sollten diese stets mit Ihren anderen Übungen kombinieren.

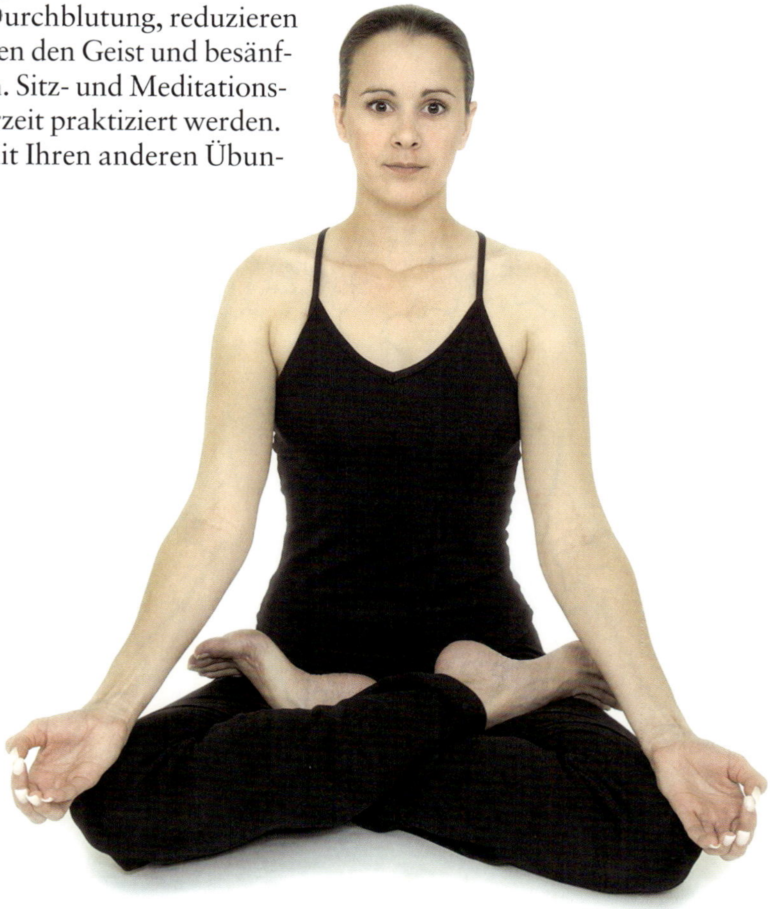

Lotussitz

Padmasana

Gegenhaltung

- Stockhaltung (Dandasana)

Drishti

- Nach vorne
- Augen geschlossen

Körperliche Vorteile

- Öffnet die Hüften
- Bessert die Beweglichkeit der Knie, erhöht die Gleitfähigkeit der Kniegelenke
- Wirkt vorbeugend gegen Arthritis und Osteoporose
- Kräftigt die Bauchorgane
- Fördert die Funktionen des Verdauungssystems

Psychische Vorteile

- Fokussiert den Geist
- Reduziert Stress
- Sorgt für die Klarheit des Geistes

Gegenanzeigen

- Verletzung des unteren Rückens, der Hüfte, des Knies oder des Knöchels (wählen Sie die sanfte Variation)

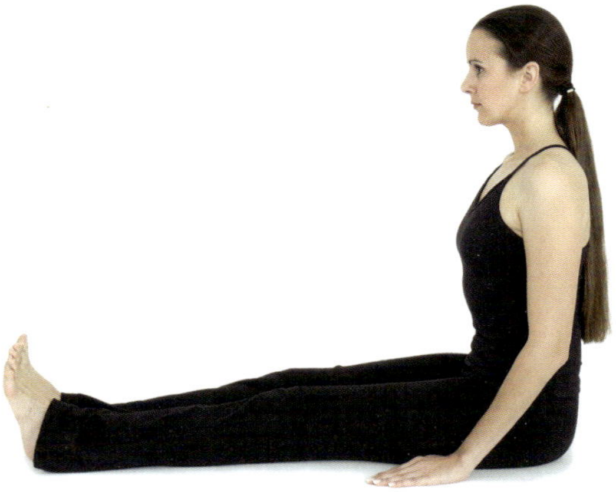

1 Sitzen Sie mit ausgestreckten Beinen (Stockhaltung, siehe S. 170), und verlängern Sie Ihre Wirbelsäule vom Steißbein bis zum Scheitel.

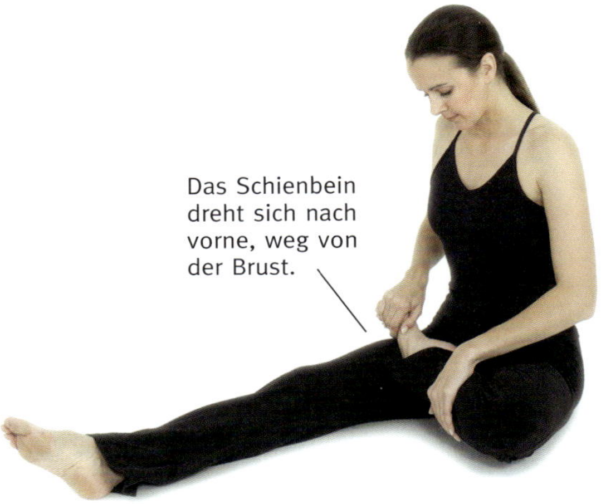

2 Ziehen Sie eine Ferse an Ihren Nabel. Drehen Sie das Bein und den Fuß nach außen, und legen Sie den Fußrücken auf den ausgestreckten Oberschenkel (Höhe vordere Hüftfalte).

3 **Ziehen Sie die andere Ferse an Ihren Nabel, drehen Sie das Bein und den Fuß nach außen, und legen Sie den Fußrücken oben auf den anderen Oberschenkel (Höhe vordere Hüftfalte). Nutzen Sie Ihre Hände, um die Basis Ihres Beckenbodens zu verbreitern; das heißt: Drehen Sie Ihre Oberschenkel und Hüften nacheinander nach innen, während Sie diese nach außen zu den Seiten weiter öffnen.**

Ziehen Sie die Knie näher zueinander, und geben Sie einen Druck von den Zehennägeln Richtung Oberschenkel, um die Schienbeine anzuspannen.

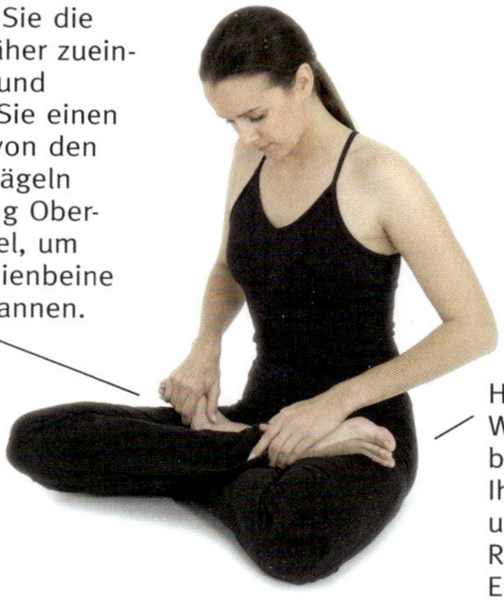

Halten Sie die Weite im Beckenboden, wobei Sie Ihr Steißbein nach unten ziehen. Vom Rücken geht der Energiefluss über das Gesäß in den Boden.

4 **Atmen Sie tief ein, und strecken Sie sich vom Unterbauch bis zum Scheitel. Verlängern Sie Ihre Körperseiten, ziehen Sie die Schultern nach hinten. und schieben Sie Ihre Schulterblätter weiter nach unten. Versenken Sie sich in diese Haltung, indem Sie entspannt atmen. Bleiben Sie so lange in dieser Haltung, wie Sie möchten.**

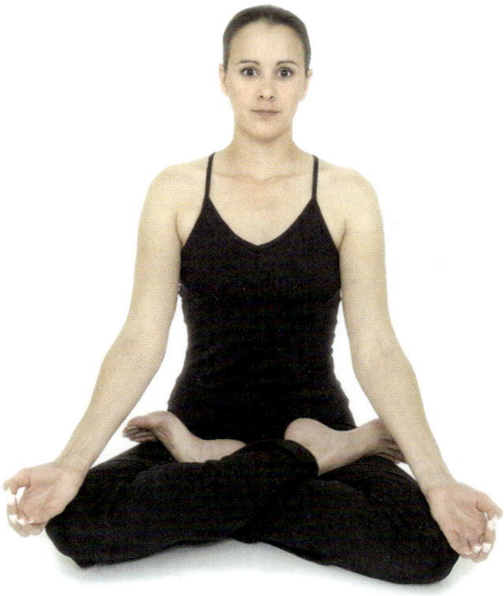

Sanfte Variation

Wie Schritt 1–4, aber gehen Sie nur mit einem Fuß in die Lotusstellung.

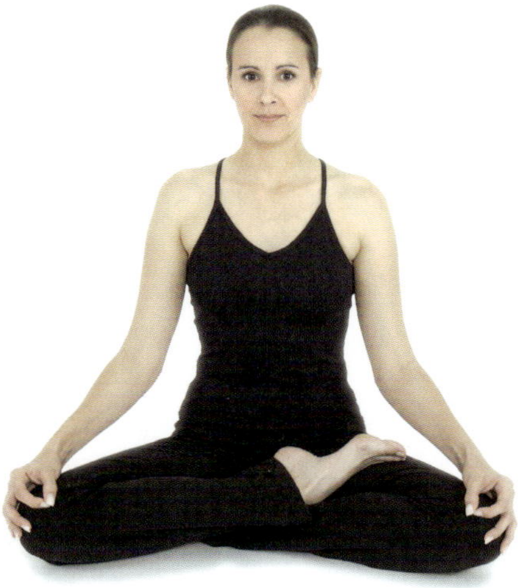

Aufmerksamkeit nach innen richten

Padmasana mit Sanmukhi Mudra

Gegenhaltung

- Stockhaltung (Dandasana)

Drishti

- Augen geschlossen

Körperliche Vorteile

- Beruhigt das Nervensystem

Psychische Vorteile

- Fokussiert den Geist
- Reduziert Stress
- Sorgt für die Klarheit des Geistes
- Blockiert Sinneseinflüsse von Augen, Ohren und Nase und schaltet äußere Ablenkungen aus

Gegenanzeigen

- Glaukom (Grüner Star)
- Hörgeräte (Gehörgang nicht einengen, während Sie diese tragen)
- Hornhauterkrankung (Fingerspitzen nur leicht auf die Augenlider legen, anstatt Druck auszuüben)

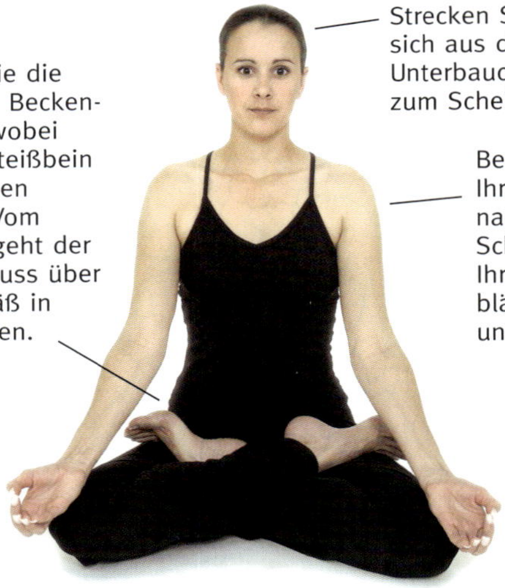

1 Beginnen Sie im Lotussitz (siehe S. 156). Nutzen Sie Ihre Hände, um die Basis Ihres Beckenbodens zu verbreitern; das heißt: Drehen Sie Ihre Oberschenkel und Hüften nacheinander nach innen, während Sie diese nach außen hin zu den Seiten weiter öffnen.

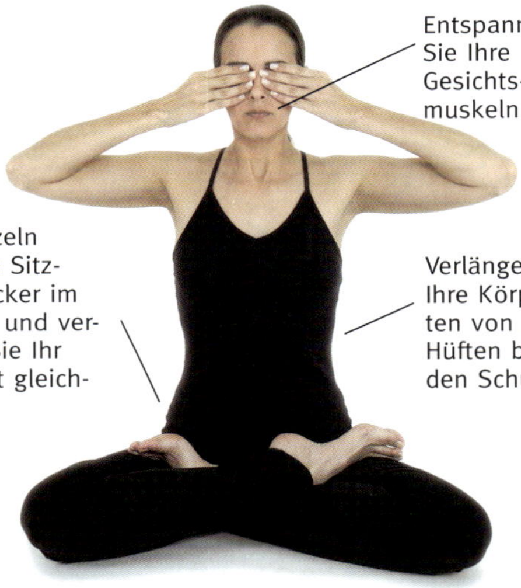

2 Legen Sie Ihre Finger auf Ihre Augenlider, und üben Sie einen leichten Druck aus. Atmen Sie tief und gleichmäßig durch die Nase weiter.

3 **Wenn Sie möchten, beginnen Sie, Ihre Sinnesorgane nacheinander zu »verschließen«, sodass Sie tiefer in Ihr Inneres gelangen. Legen Sie Ihre Daumen in Ihre Ohren, um sie von Außengeräuschen abzuschirmen. Legen Sie Zeige- und Mittelfinger auf Ihre Augen, und üben Sie einen sanften, gleichmäßigen Druck aus. Ziehen Sie mit Ihren Zeigefingern die Augenlider sanft Richtung Augenbrauen, die Mittelfinger ruhen auf den Augenlidern und halten sie geschlossen. Schließen Sie beide Augenwinkel. Drücken Sie mit den Ringfingern auf die Nasenmuschel, und legen Sie Ihre kleinen Finger auf die Oberlippe, um Ihren Atemrhythmus zu beobachten.**

4 **Wenn Sie fertig sind, senken Sie die Hände, und nehmen Sie die Spannung aus den Beinen.**

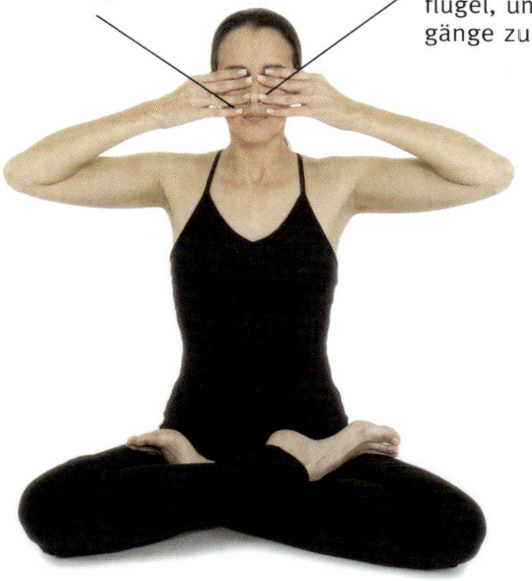

Sanfte Variation

Sitzen Sie in der Siddhasana-Variation (siehe S. 176), und folgen Sie den Schritten 2–4.

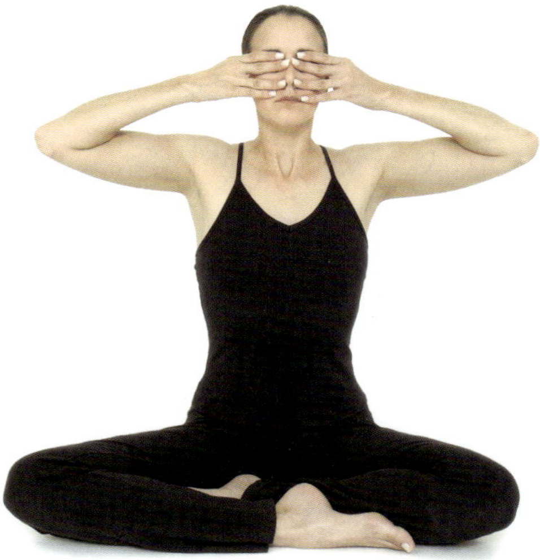

Wiege

Gegenhaltung

- Stockhaltung (Dandasana)

Drishti

- Nach vorne

Körperliche Vorteile

- Dehnt die Oberschenkelmuskulatur, insbesondere die Rückseite, und die Wadenmuskulatur
- Sorgt für die physiologische Anspannung der rückseitigen Oberschenkelmuskulatur
- Massiert die Bauchmuskulatur
- Regt Dickdarm, Leber und Nieren an
- Öffnet die Beckenregion
- Regt das Genital- und das Verdauungssystem an

Psychische Vorteile

- Beruhigt das Nervensystem
- Entwickelt die Fähigkeit des Fokussierens
- Beruhigt den Geist

Gegenanzeigen

- Knie- oder Hüftverletzung

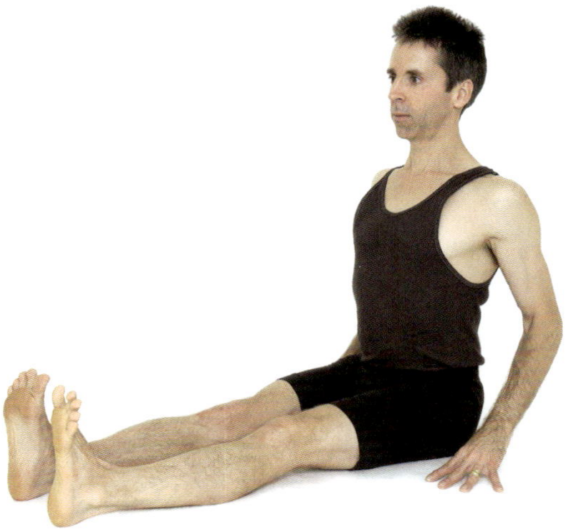

1 Sitzen Sie mit ausgestreckten Beinen. Drücken Sie die Hände gegen den Boden, um die Wirbelsäule zu verlängern.

Drehen Sie Ihr rechtes Bein nach innen, und strecken Sie es von der Beckenmitte bis zum Fuß.

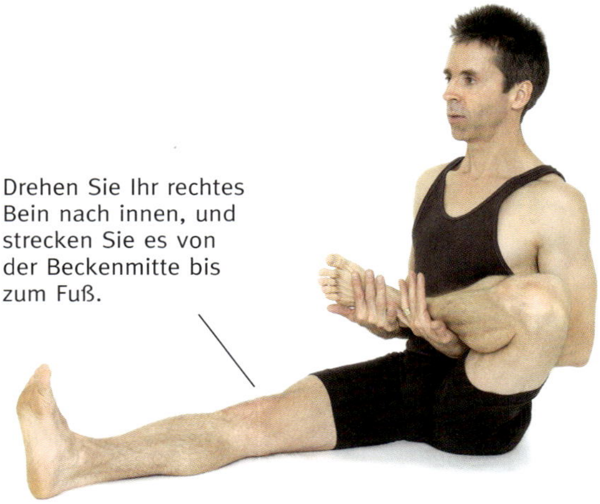

2 Beugen Sie Ihr linkes Bein, und ziehen Sie das Knie nach außen. Bringen Sie Ihre Hände unter Ihr Bein. Die Hände halten Ihren Fuß und das untere Schienbein wie in einer Wiege.

3 **Heben Sie Ihr linkes Bein, bis es parallel zum Boden ist.**

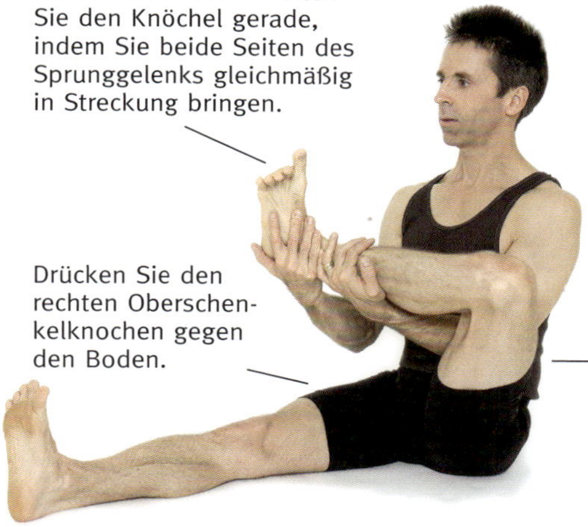

4 **Legen Sie Ihren linken Fuß in den Ellbogen Ihres rechten Armes wie in eine Wiege. Schlingen Sie Ihren linken Arm um die Außenseite Ihres linken Knies und Unterschenkels. Umfassen Sie das rechte Handgelenk mit der linken Hand. Atmen Sie ein, und bewegen Sie Ihr linkes Knie leicht vom Körper weg. Atmen Sie aus, und ziehen Sie Schienbein und Fuß näher an den Oberkörper.**

5 **Lösen Sie die Stellung auf, und wiederholen Sie diese auf der anderen Seite.**

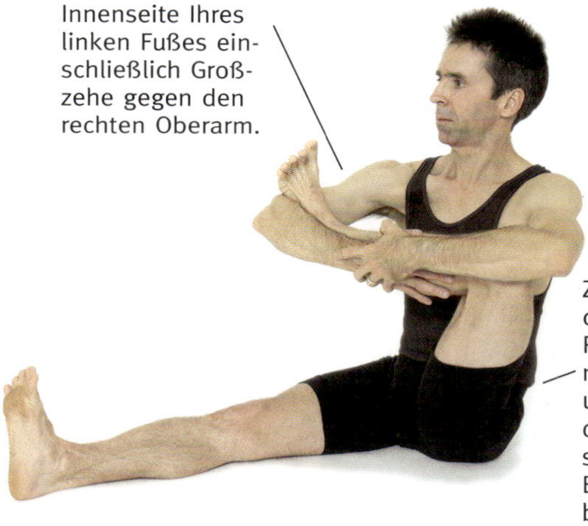

Sanfte Variation

Beugen Sie das Knie des unteren Beines, und ziehen Sie den Fuß nah an den Körper.

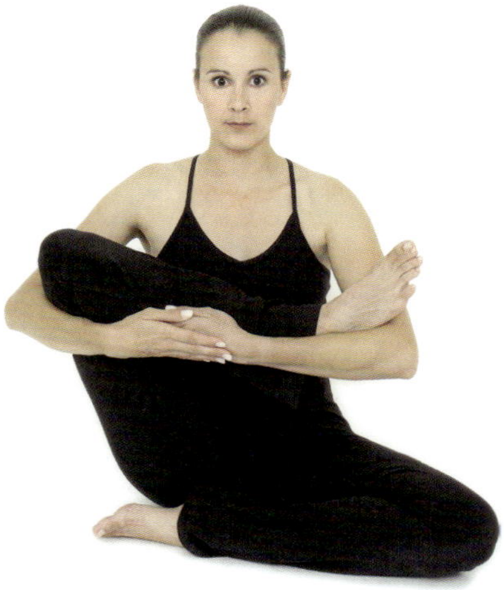

Heldensitz

Virasana

Gegenhaltungen

- Nach unten schauender Hund (Adho Mukha Svanasana)
- Sitzende Vorwärtsbeuge (Paschimottanasana)

Drishti

- Zur Decke
- Augen geschlossen

Körperliche Vorteile

- Öffnet den unteren Rücken
- Bessert die Funktion von Hüft-, Knie-, Sprunggelenk
- Regt die Hormonproduktion in Schilddrüse- und Nebenschilddrüse an
- Lindert Beschwerden der Menopause
- Hilft, hohen Blutdruck zu senken

Psychische Vorteile

- Führt zu einem Gefühl der Erdung und Stabilität
- Beruhigt den Geist

Gegenanzeigen

- Knie- oder Knöchelverletzung (wählen Sie die sanfte Variation)
- Arthritis (wählen Sie die sanfte Variation)
- Herzerkrankungen

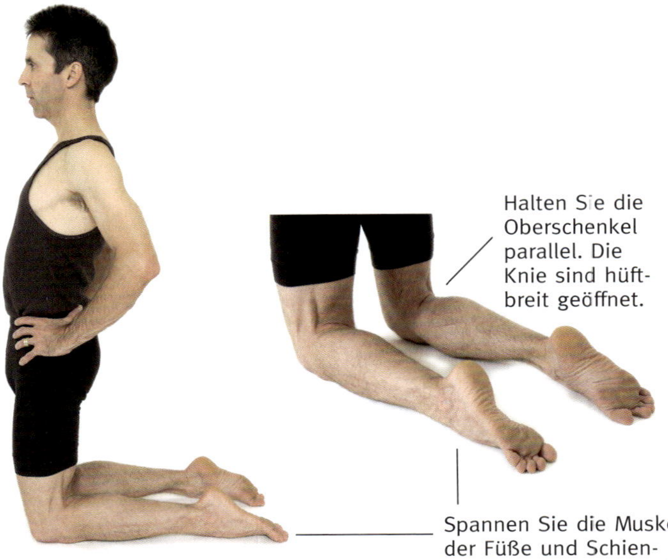

1 Knien Sie auf dem Boden.

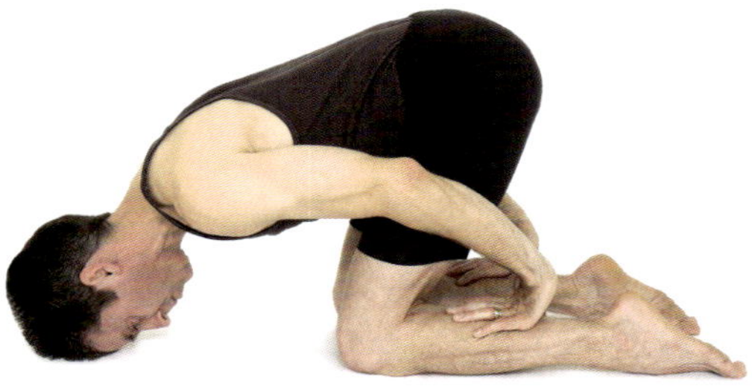

2 Bringen Sie Ihre Stirn auf den Boden, und legen Sie Ihre Hände hinter den Knien auf die Waden. Drücken Sie die Finger mit gleich bleibendem Druck in die Waden, und schieben Sie die Hände nach unten zu den Knöcheln, um die Waden auszustreichen.

3 **Bringen Sie Ihr Gesäß auf den Boden, und legen Sie die Hände auf die Oberschenkel. Verwurzeln Sie Ihre Sitzbeinhöcker nach unten, und verlängern Sie sich aus der Beckenmitte bis zum Scheitel. Behalten Sie die natürliche Krümmung in der Wirbelsäule bei.**

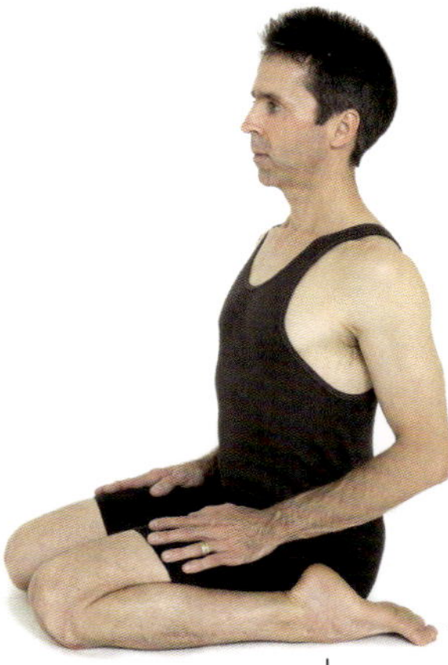

Drücken Sie Ihre Zehen weiter gegen den Boden, und schmiegen Sie die Knöchel eng an die Hüften.

Halten Sie die Knöchel seitlich an den Hüften.

Sanfte Variation

Wie in Schritt 1–3, nur setzen Sie sich auf eine zusammengefaltete Decke oder auf ein Kissen, um die Hüften anzuheben.

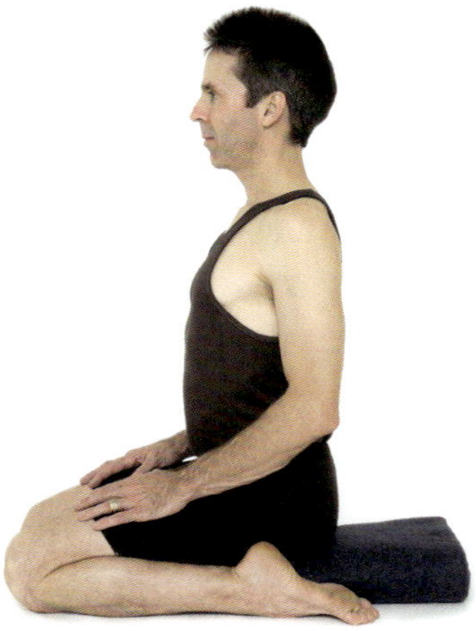

Weitere Variationen

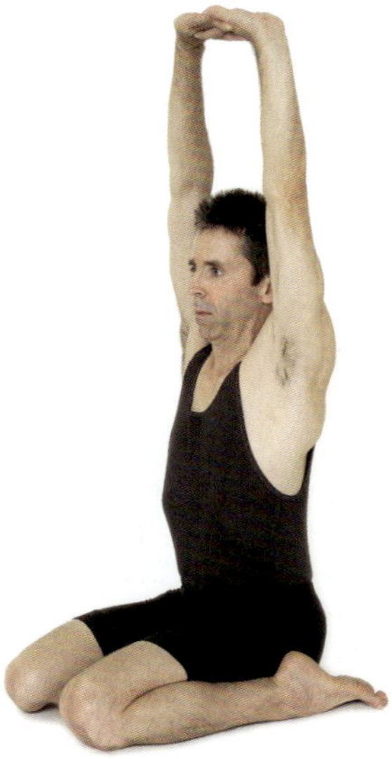

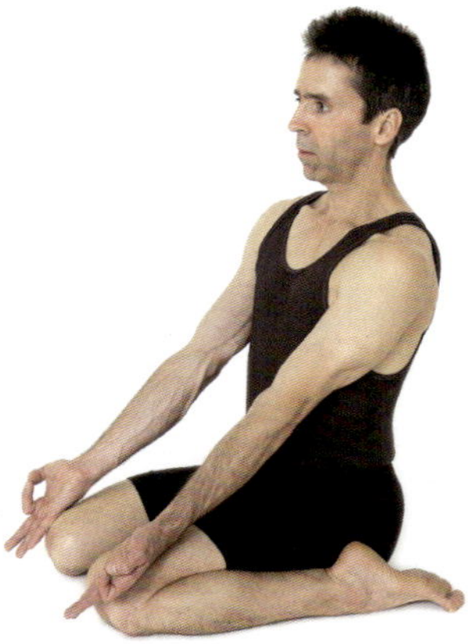

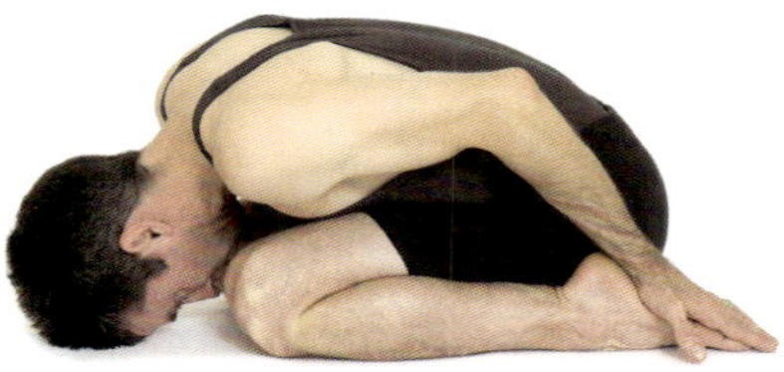

Kniehaltung

Bhujrasana

Gegenhaltung

- Stockhaltung (Dandasana)

Drishti

- Nach vorne

Körperliche Vorteile

- Regt die Durchblutung an
- Energetisiert Oberschenkel, Waden und Knöchel
- Richtet die Wirbelsäule aus und dehnt den Quadrizeps (Oberschenkel)
- Öffnet Knöchel, Knie und Hüftgelenke

Psychische Vorteile

- Beruhigt den Geist
- Besänftigt das Nervensystem

Gegenanzeigen

- Knieverletzung
- Knöchelverletzung

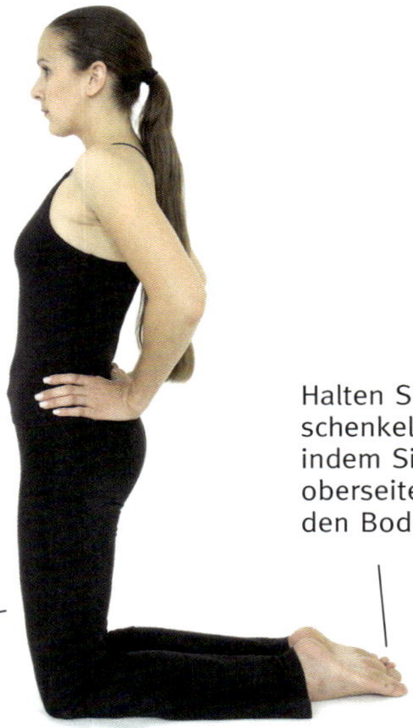

Halten Sie die Unterschenkel angespannt, indem Sie die Zehenoberseiten gegen den Boden drücken.

Bringen Sie die Beine und die Füße eng zusammen.

1 Knien Sie auf dem Boden.

Verlängern Sie Ihre Körperseiten, und bringen Sie die Schulterblätter nach hinten, um die Brust zu öffnen.

Legen Sie die Hände auf Ihre Oberschenkel.

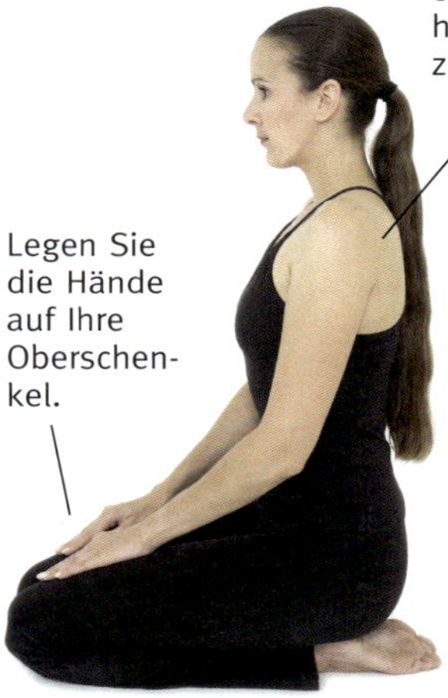

Ziehen Sie den unteren Rücken nach innen. Strecken Sie Ihre Wirbelsäule.

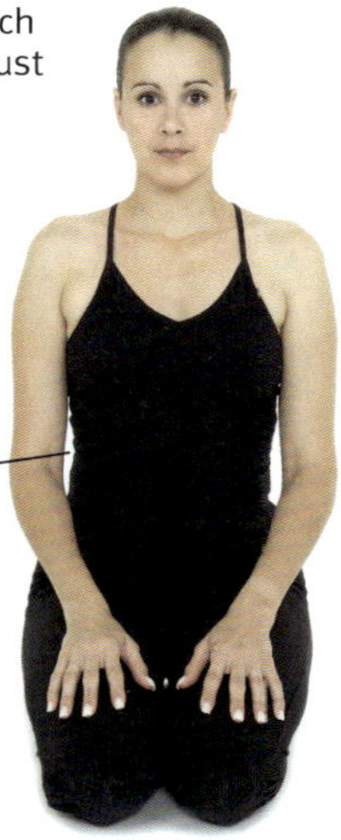

Vorderansicht

2 Setzen Sie sich auf Ihre Fersen.

Sanfte Variation

Wie in Schritt 1–2, aber legen Sie ein Kissen oder eine Decke unter die Hüften.

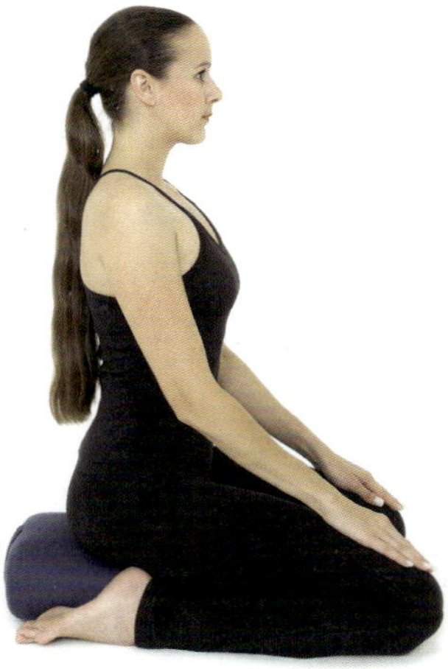

Weitere Variation

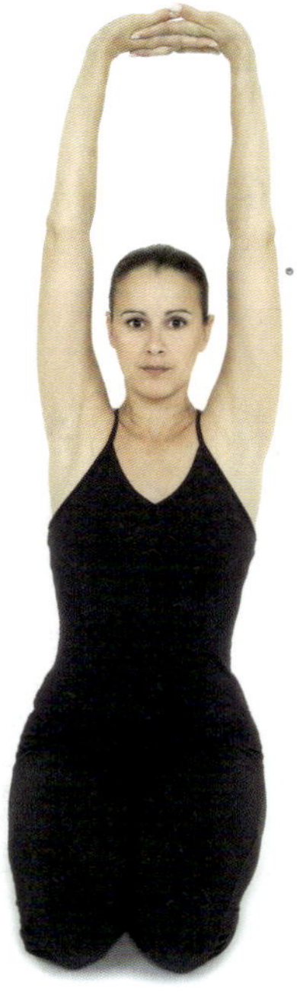

Löwe

Simhasana

Gegenhaltung

- Haltung des Kindes (Balasana)

Drishti

- Nach vorne
- Nach oben

Körperliche Vorteile

- Baut Spannungen im Kieferbereich ab
- Trainiert die Gesichtsmuskeln
- Bessert die Durchblutung des Gehirns, von Augen und Kehlkopf
- Reinigt Nasenöffnungen und Gehörgänge
- Lindert die Symptome einer Sinusitis (Nasennebenhöhlenentzündung)
- Bessert die Lungenkapazität
- Lindert die Beschwerden bei trockenem Hals oder Halsschmerzen

Psychische Vorteile

- Reduziert Stress, bessert leichte Depressionen, innere Unruhe

Gegenanzeigen

- Knöchel- oder Knieverletzung (wählen Sie die sanfte Variation)
- Asthma
- Glaukom (Grüner Star)
- Kiefergelenksyndrom (CMD)

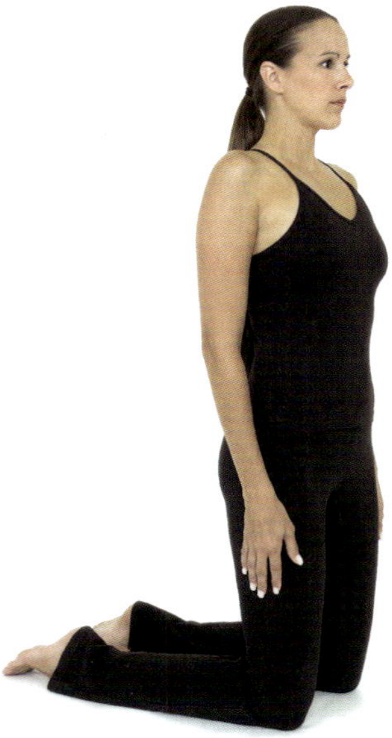

1 Knien Sie auf dem Boden.

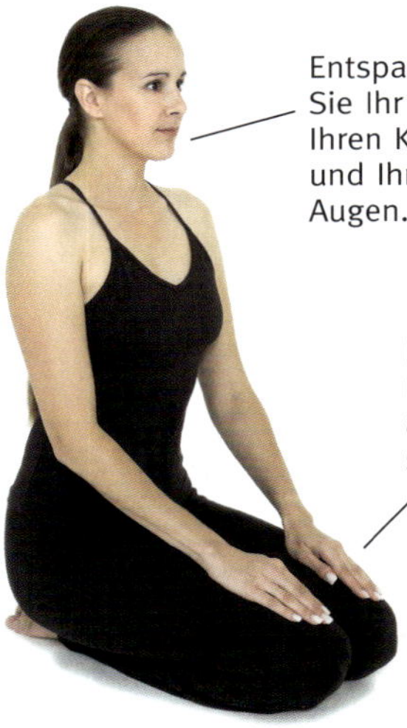

2 Halten Sie die Zehen gestreckt, und setzen Sie sich auf Ihre Fersen.

3 **Lehnen Sie den Oberkörper nach vorne, und stellen Sie die Fingerspitzen auf den Boden. Atmen Sie tief ein. Bei der nächsten Ausatmung stoßen Sie einen hörbaren langen Seufzer aus. Dreimal wiederholen, anschließend entspannen Sie sich.**

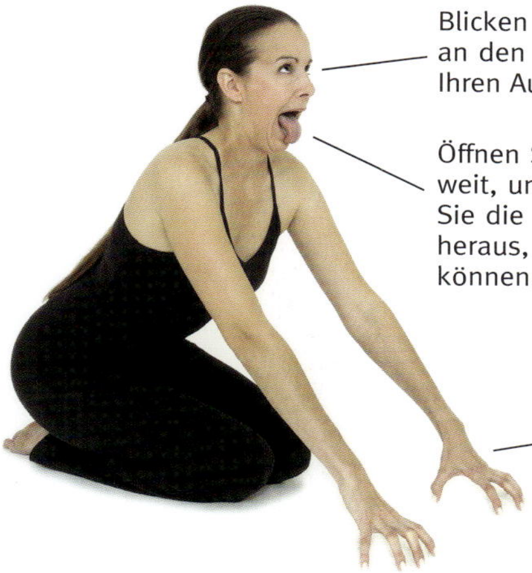

Blicken Sie nach oben an den Punkt zwischen Ihren Augenbrauen.

Öffnen Sie den Mund weit, und strecken Sie die Zunge so weit heraus, wie Sie können.

Strecken Sie die Arme durch, und machen Sie Ihre Finger steif.

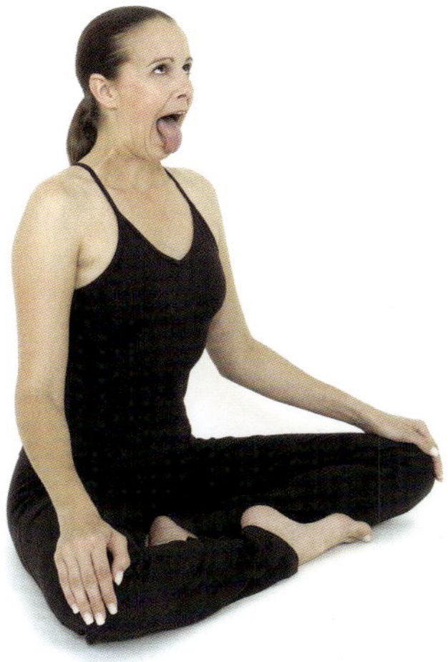

Sanfte Variation

Setzen Sie sich bequem in den Schneidersitz, folgen Sie dann Schritt 3.

Weitere Variationen

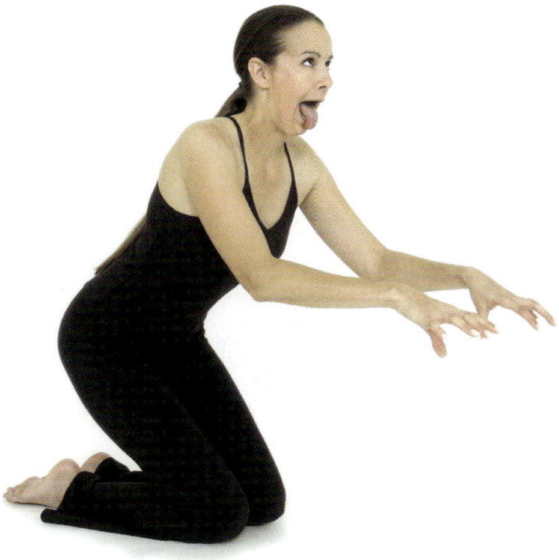

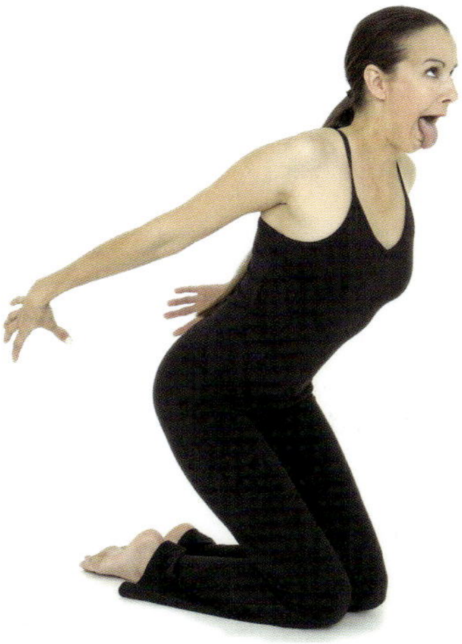

Kuhgesicht

Gomukhasana

Gegenhaltung

- Stockhaltung (Dandasana)

Drishti

- Nach vorne
- Augen geschlossen

Körperliche Vorteile

- Öffnet Knie-, Knöchel- und Schultergelenke
- Dehnt die Muskulatur von Oberschenkeln, Brust und Armen
- Öffnet die Brust und ermöglicht ein tieferes Atmen
- Dehnt den gesamten Rücken
- Strafft die Bauchmuskeln und den unteren Rücken

Psychische Vorteile

- Verbessert die Fähigkeit des Fokussierens
- Reduziert Stress, bessert leichte Depressionen und innere Unruhe

Gegenanzeigen

- Schulterverletzung
- Verletzung von Knöchel, Knie oder Hüfte (wählen Sie die sanfte Variation)

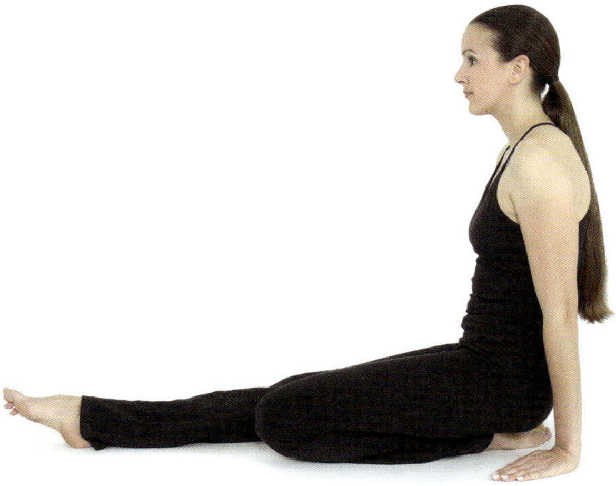

1 Sitzen Sie mit ausgestreckten Beinen. Drücken Sie die Hände gegen den Boden, und heben Sie das Gesäß. Beugen Sie das linke Bein nach hinten. Setzen Sie sich auf Ihren linken Fuß.

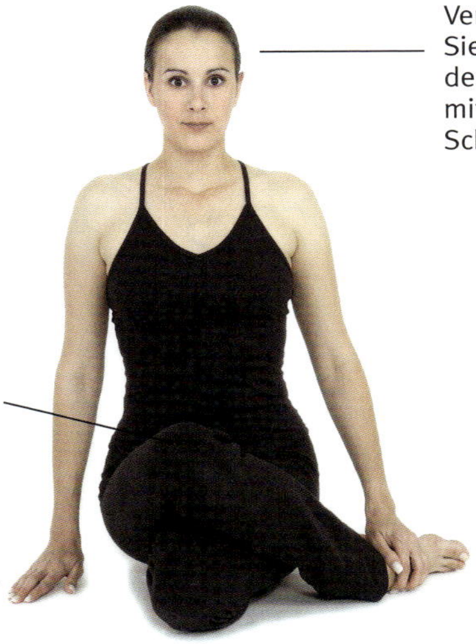

2 Beugen Sie Ihr rechtes Bein, und bringen Sie den rechten Oberschenkel über den linken Oberschenkel.

3 **Entweder lassen Sie den linken Fuß in dieser Stellung, oder Sie heben die Hüften und bringen den Fuß nach außen neben die rechte Hüfte, um beide Hüften auf den Boden zu bringen. Heben Sie den linken Arm über den Kopf, und beugen Sie den Ellbogen, sodass die Hand auf dem oberen Rücken liegt. Beugen Sie den rechten Arm, strecken Sie den Unterarm am Rücken nach oben, verhaken Sie die Finger beider Hände ineinander.**

4 **Lösen Sie die Haltung auf, und wiederholen Sie diese auf der anderen Seite.**

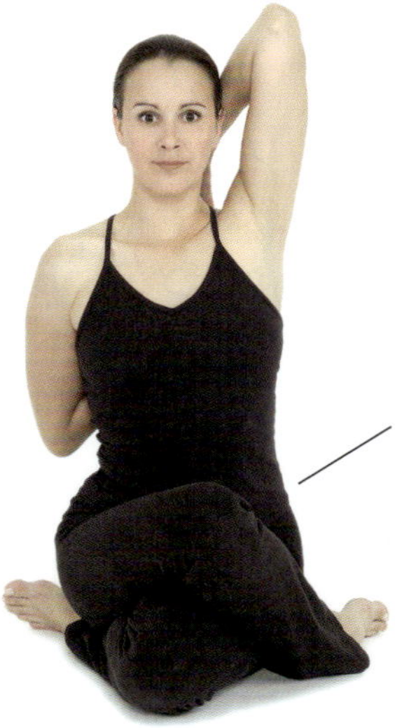

Strecken sie die Wirbelsäule vollständig vom Steißbein bis zum Scheitel.

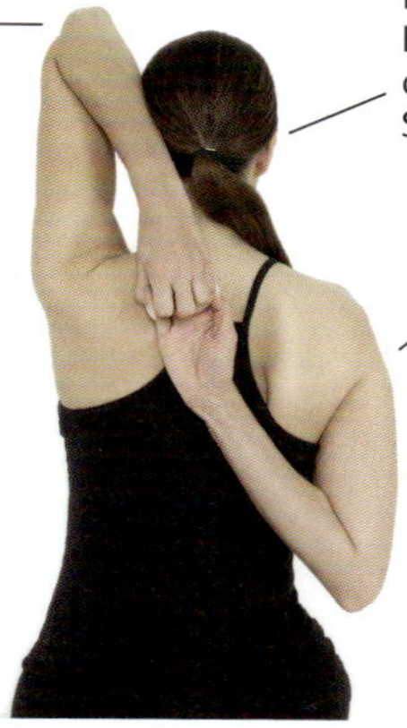

Spannen Sie die Muskeln vom linken Ellbogen bis zur Achselhöhle an, sodass diese sich nach hinten rundet. Halten Sie diese Spannung, und strecken Sie den Ellbogen höher.

Drücken Sie den Kopf nach hinten an den Arm, und halten Sie die Brust offen.

Verlängern Sie Ihre rechte Körperseite, und ziehen Sie die rechte Schulter nach hinten.

Rückansicht der ineinander verhakten Finger

Sanfte Variation

Wie in Schritt 1–3. In Schritt 3 legen Sie ein Kissen oder eine zusammengefaltete Decke unter Ihre Hüften. Nehmen Sie einen Gurt zwischen Ihre Hände.

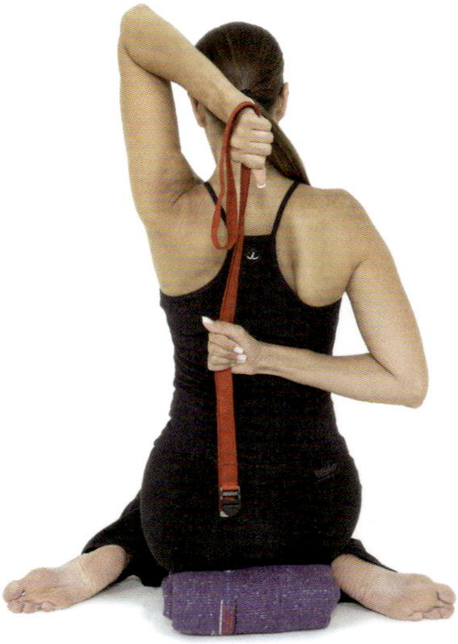

Stockhaltung

Dandasana

Gegenhaltung

- Sitzende Vorwärtsbeuge (Paschimottanasana)

Drishti

- Nach vorne

Körperliche Vorteile

- Strafft die Bauchmuskeln
- Fördert die Durchblutung
- Öffnet die Brust
- Kräftigt Beine, Oberkörper, Arme und Wirbelsäule
- Bessert die muskuläre Ausdauer der Beine und der Lendenwirbelsäule

Psychische Vorteile

- Fördert die Fähigkeit des Fokussierens
- Reduziert Stress

Gegenanzeigen

- Keine

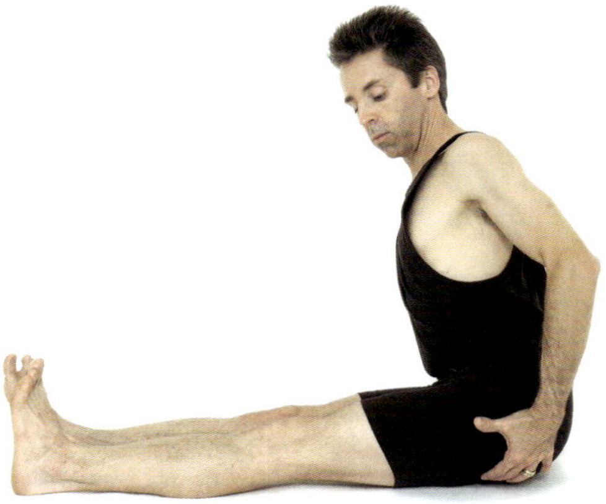

1 Sitzen Sie mit ausgestreckten Beinen. Weiten Sie den Beckenboden, indem Sie Ihre Beine nach innen drehen (die Innenseiten der Beine bewegen sich nach unten). Drehen Sie die Beine nach innen, indem Sie die Innenseite des linken Oberschenkels mit der rechten Hand und die Außenseite der linken Hüfte mit der linken Hand festhalten. Drehen Sie nun die Oberschenkelmuskeln nach innen, indem Sie die Innenseite des Oberschenkels nach unten und die Hüfte außen nach oben ziehen. Lehnen Sie sich dabei leicht nach rechts. Weiten Sie gleichzeitig den Oberschenkel und die Hüfte nach links außen. Mit dem rechten Bein wiederholen.

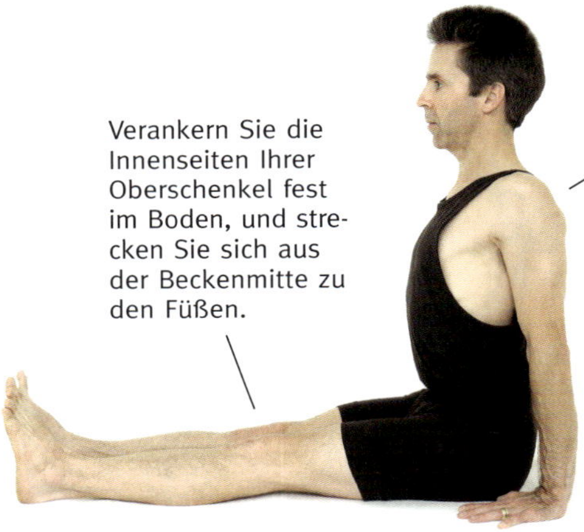

2 Drücken Sie die Hände gegen den Boden, um die Wirbelsäule zu verlängern.

Sanfte Variation

Wie Schritt 1 und 2, nur legen Sie ein Kissen oder eine zusammengefaltete Decke unter Ihre Hüften.

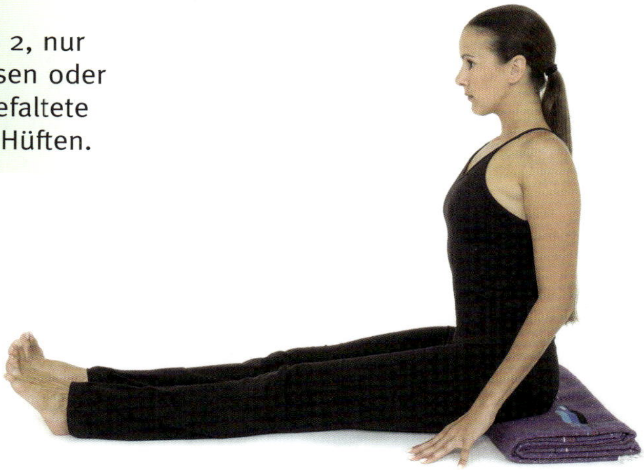

Symbol des Yoga

Yoga Mudrasana

Gegenhaltung

- Stockhaltung (Dandasana)

Drishti

- Nach vorne
- Nach oben

Körperliche Vorteile

- Öffnet Hüften und Brust
- Bessert die Beweglichkeit der Knie
- Beugt Arthritis und Osteoporose vor
- Erhält Verdauungssystem und Genitalsystem gesund
- Dehnt die Schultern
- Regt den Darm und die Leber an
- Lindert Ischias- und Menstruationsbeschwerden

Psychische Vorteile

- Beruhigt den Geist
- Reduziert Stress

Gegenanzeigen

- Hoher oder niedriger Blutdruck (beugen Sie sich nicht nach vorne)
- Schwangerschaft (nach dem dritten Monat; beugen Sie sich nicht nach vorne)
- Verletzung der Leiste oder der Schulter
- Knie- oder Hüftverletzung

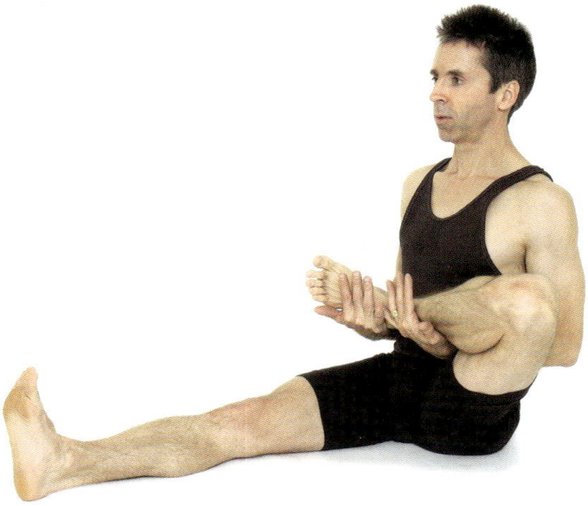

1 Sitzen Sie mit ausgestreckten Beinen. Beugen Sie Ihr linkes Bein, und bringen Sie die Hände unter Ihr Bein. Halten Sie den Fuß und das untere Schienbein wie in einer Wiege.

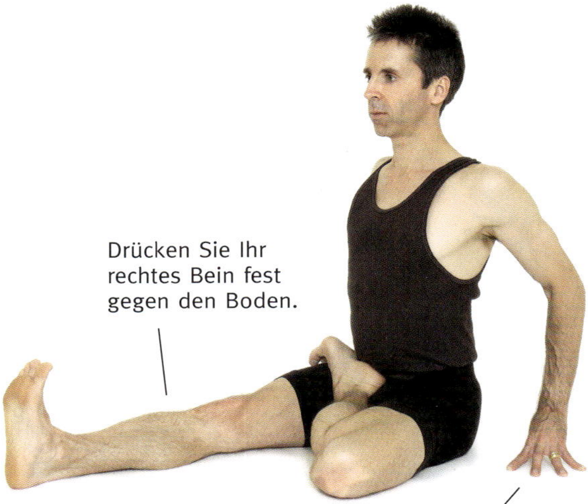

Drücken Sie Ihr rechtes Bein fest gegen den Boden.

Legen Sie Ihre Hände hinter Ihren Rücken, und drücken Sie die Fingerspitzen gegen den Boden, um die Wirbelsäule zu verlängern.

2 Beugen Sie das linke Bein, und kommen Sie in den Halben Lotussitz, indem Sie den Fuß oben auf die rechte Oberschenkelfalte legen.

3 Beugen Sie Ihr rechtes Bein, umfassen Sie Ihren rechten Fuß und Knöchel. Kommen Sie in den vollständigen Lotussitz, indem Sie Ihren rechten Fuß oben auf die linke Oberschenkelfalte bringen. Atmen Sie aus, drücken Sie die Hände nach unten, und strecken Sie sich aus der Beckenmitte bis zum Scheitel. Behalten Sie die natürliche Krümmung der Wirbelsäule bei.

Ihre Fußsohlen zeigen nach oben. Drücken Sie die Außenseiten (Seiten der kleinen Zehen) der Füße nach unten auf die Oberschenkel.

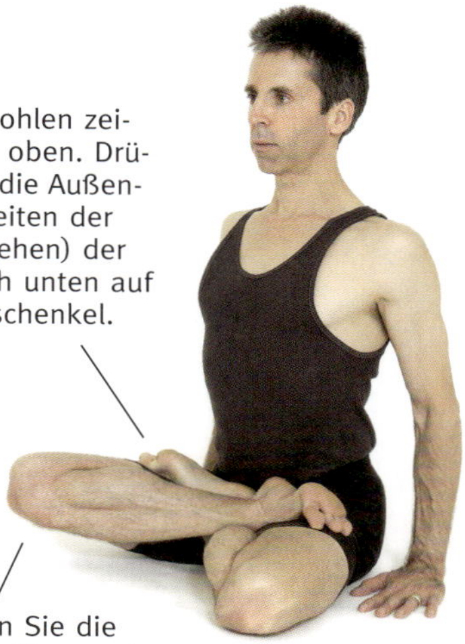

Ziehen Sie die Knie näher zueinander.

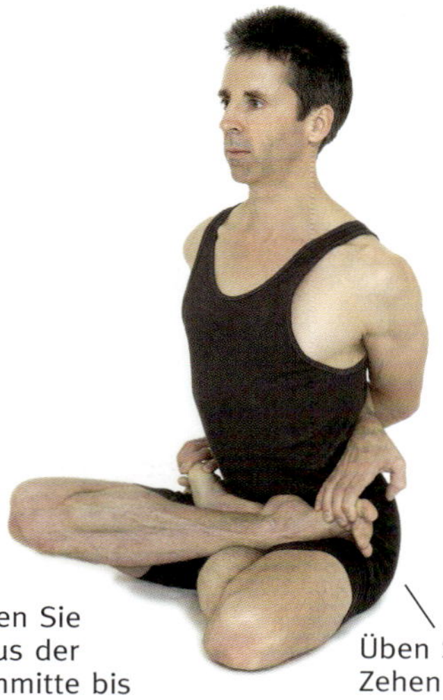

Strecken Sie sich aus der Beckenmitte bis zu den Knien.

Üben Sie mit den Zehen Druck nach unten gegen die Oberschenkel aus.

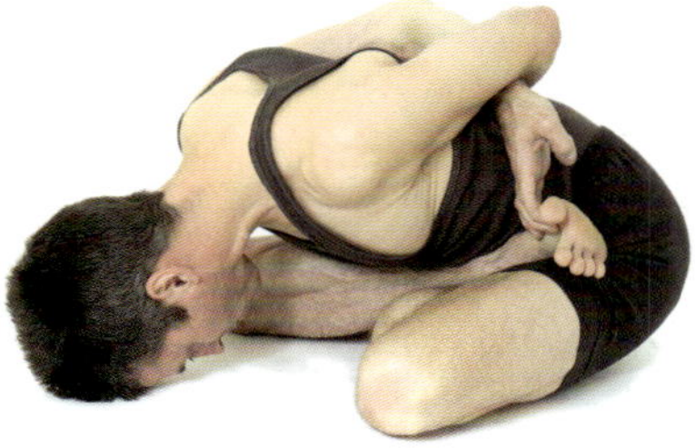

4 Atmen Sie aus, und führen Sie Ihren rechten Arm um den Rücken, so dass er die linke große Zehe umfassen kann. Atmen Sie ein, lehnen Sie den Oberkörper nach vorne, atmen Sie aus, schlingen Sie den linken Arm hinten um den Rücken, und umfassen Sie die rechte große Zehe.

5 Heben Sie den Kopf weit nach hinten. Blicken Sie nach oben, und atmen Sie mehrmals (siehe Variation). Atmen sie aus und beugen Sie sich nach vorne, legen Sie die Stirn auf den Boden. Lösen Sie die Haltung auf, und wiederholen Sie diese auf der anderen Seite.

Variation

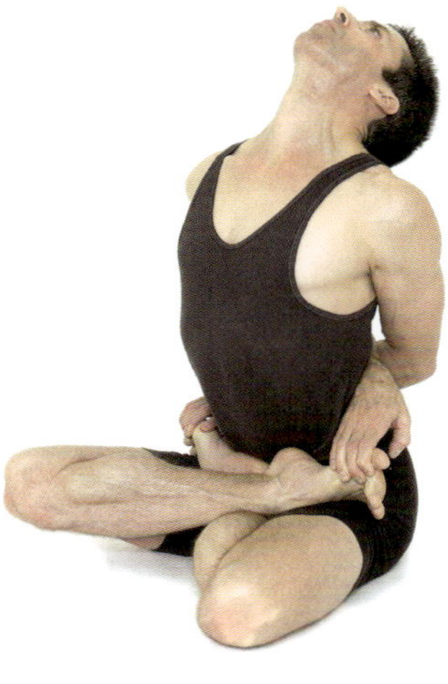

Reiher

Krounchasana

Gegenhaltung

- Stockhaltung (Dandasana)

Drishti

- Nach vorne
- Zur großen Zehe

Körperliche Vorteile

- Dehnt Schultern, Brust, Rücken und die hintere Oberschenkelmuskulatur
- Fördert die Verdauung
- Regt das Genital- und das lymphatische System an
- Bessert die Funktionen von Leber, Nieren, Gebärmutter und Eierstöcken
- Lindert Beschwerden während der Menstruation und in der Menopause
- Lindert Rückenschmerzen und Erschöpfung

Psychische Vorteile

- Beruhigt den Geist
- Reduziert Stress, bessert leichte Depressionen und innere Unruhe

Gegenanzeigen

- Schlaflosigkeit
- Asthma
- Schwangerschaft (nach dem dritten Monat)
- Knie-/Knöchelverletzung
- Hüftverletzungen (verwenden Sie eine zusammengefaltete Decke, um die Hüften zu stützen)

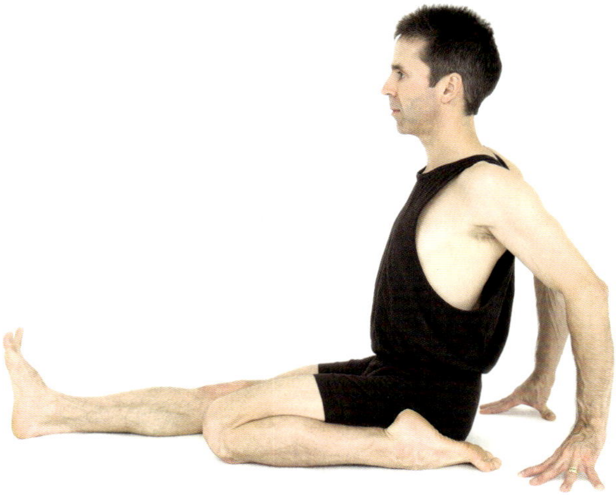

1 Sitzen Sie mit ausgestreckten Beinen. Beugen Sie Ihr linkes Bein, und legen Sie den Knöchel neben Ihre Hüfte. Halten Sie die Knie parallel. Drücken Sie die Hände gegen den Boden. Verwurzeln Sie Ihre Sitzbeinhöcker unten im Boden, und verlängern Sie Ihre Wirbelsäule.

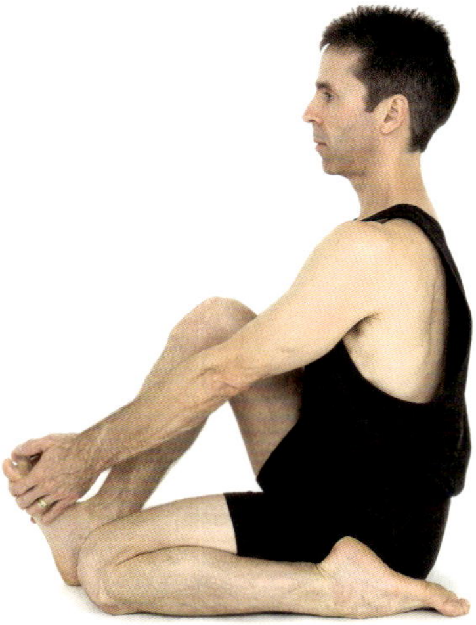

Ziehen Sie den unteren Rücken nach innen und oben.

Der linke Fuß zeigt nach hinten. Drücken Sie die Zehen fest gegen den Boden, und schmiegen Sie den linken Knöchel nah an Ihre Hüfte.

2 Beugen Sie Ihr rechtes Knie, und umfassen Sie Ihren Fuß mit beiden Händen.

3 **Atmen Sie aus, und strecken Sie Ihr rechtes Bein nach oben. Spannen Sie die Muskeln von den Händen zu den Armen und Schultern hinauf an, wobei sich die Achselhöhlen runden. Bringen Sie die Schulterblätter weiter nach hinten. Halten Sie diese Stellung einige Atemzüge lang.**

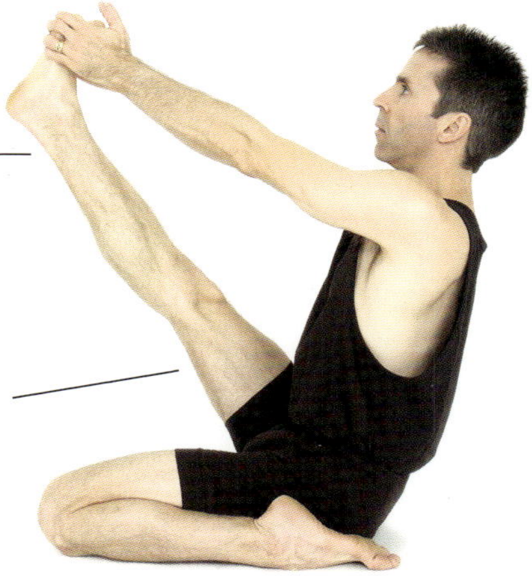

4 **Drücken Sie den rechten Oberschenkel weiterhin vom Bauch weg. Atmen Sie aus, und ziehen Sie das rechte Schienbein zum Körper, während Sie Oberkörper und Kopf nach vorne bewegen.**

5 **Lösen Sie die Stellung auf, und wiederholen Sie diese auf der anderen Seite.**

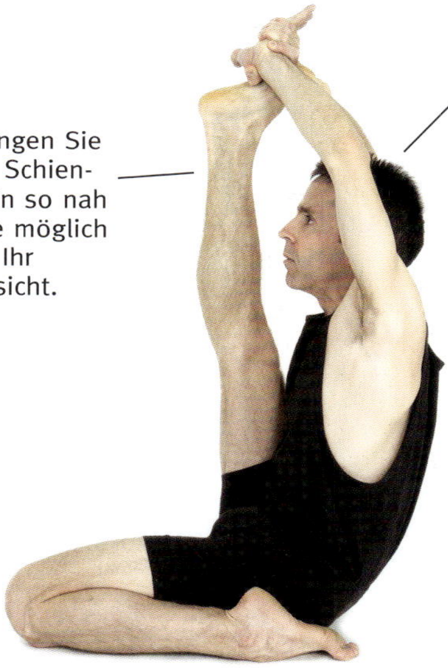

Sanfte Variation

Wie in Schritt 1–3.
Legen Sie einen Gurt um die Fußsohle.

Vollkommene Haltung

Siddhasana

Gegenhaltung

- Stockhaltung (Dandasana)

Drishti

- Nach vorne
- Augen geschlossen

Körperliche Vorteile

- Fördert die Durchblutung der unteren Wirbelsäule
- Tonisiert durch die Atmung die Bauchorgane
- Verlängert die Wirbelsäule
- Öffnet die Hüften
- Kräftigt den unteren und mittleren Rücken
- Beruhigt das Nervensystem

Psychische Vorteile

- Fokussiert den Geist
- Reduziert Stress
- Sorgt für die Klarheit des Geistes

Gegenanzeigen

- Verletzung des unteren Rückens, der Hüfte, des Knies oder des Knöchels (wählen Sie die sanfte Variation)

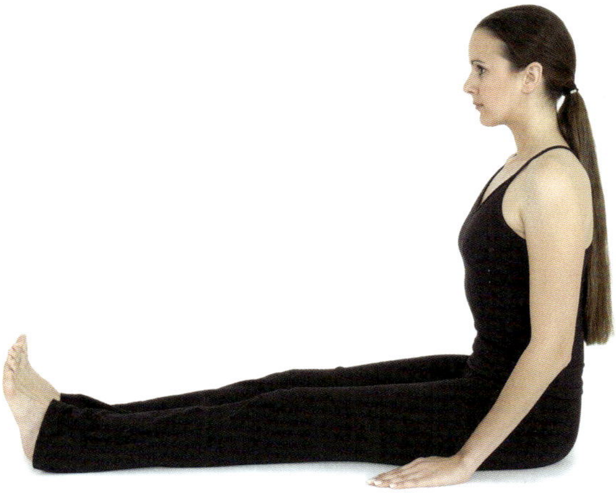

1 Sitzen Sie mit ausgestreckten Beinen (Stockhaltung, siehe S. 170), und verlängern Sie Ihre Wirbelsäule vom Steißbein bis zum Scheitel.

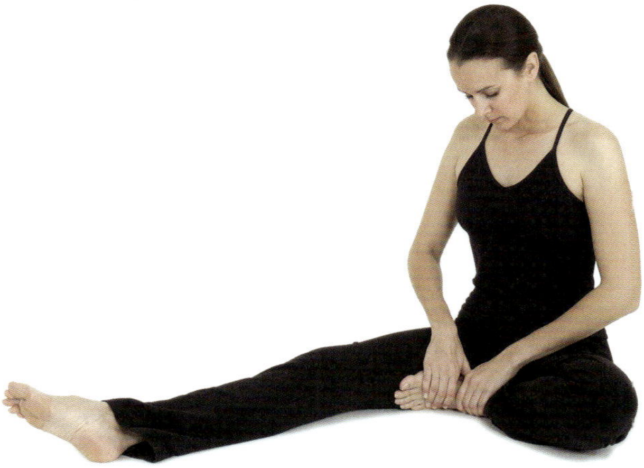

2 Bringen Sie die Fußsohle Ihres linken Fußes an die Innenseite des rechten Oberschenkels. Die Ferse liegt am Damm.

3 Beugen Sie Ihr rechtes Bein vorsichtig, und ziehen Sie die Ferse an den Körper. Legen Sie den rechten Fußrücken und Knöchel auf die linke Wade. Nehmen Sie Ihre Hände, um die Basis Ihres Beckenbodens zu weiten; das heißt: Drehen Sie Ihre Oberschenkel und Hüften nacheinander nach innen, während Sie diese nach außen weiter öffnen.

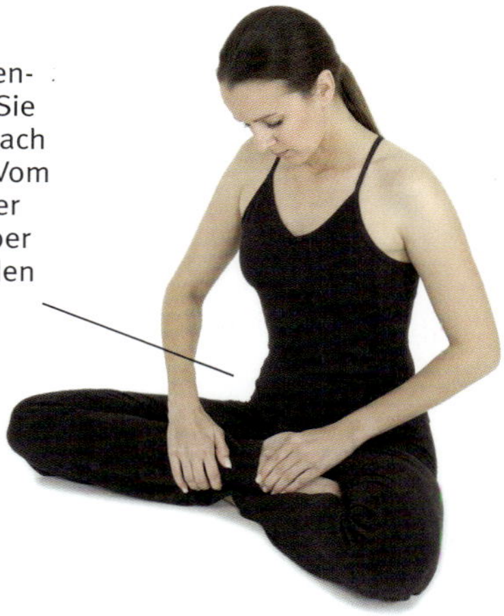

4 Legen Sie Ihre Hände mit den Handflächen nach oben auf die Oberschenkel. Daumen und Zeigefinger berühren sich. Atmen Sie aus, und verwurzeln Sie sich mit den Sitzbeinhöckern im Boden. Lassen Sie Beine und Becken schwer werden. Atmen Sie ein, und strecken Sie sich aus der Mitte des Unterbauchs bis zum Scheitel. Bleiben Sie beliebig lange in dieser Stellung.

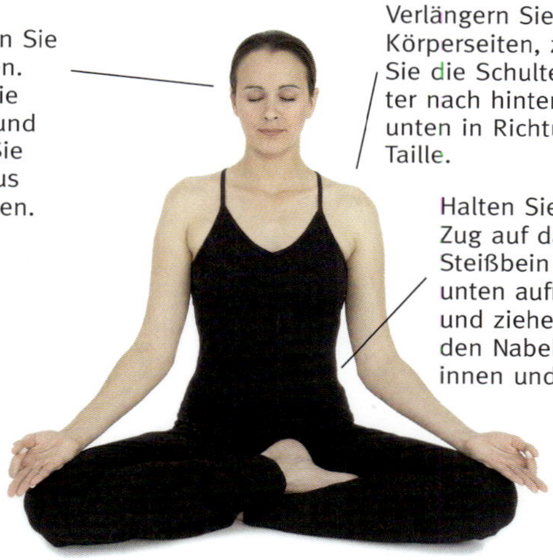

Sanfte Variation

Setzen Sie sich bei den Schritten 1–4 auf den Rand einer gefalteten Decke.

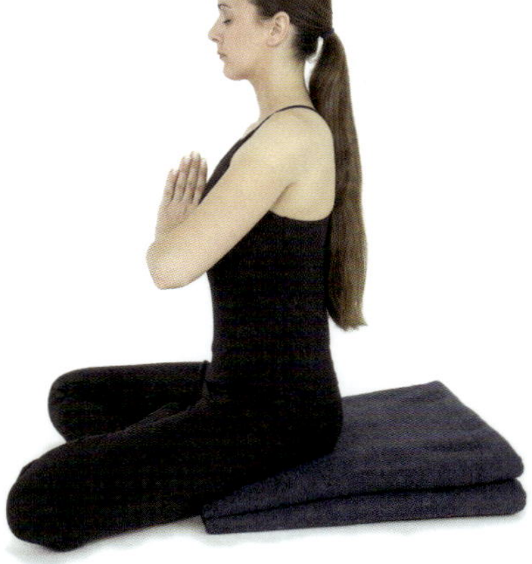

Variationen mit Mudras

Mudras sind Handgesten mit energetischer Bedeutung und Auswirkungen auf das Zusammenspiel von Körper und Geist. Sie wirken beruhigend und begünstigen die Fokussierung des Geistes. Weitere Informationen siehe Kapitel 1, S. 24/25.

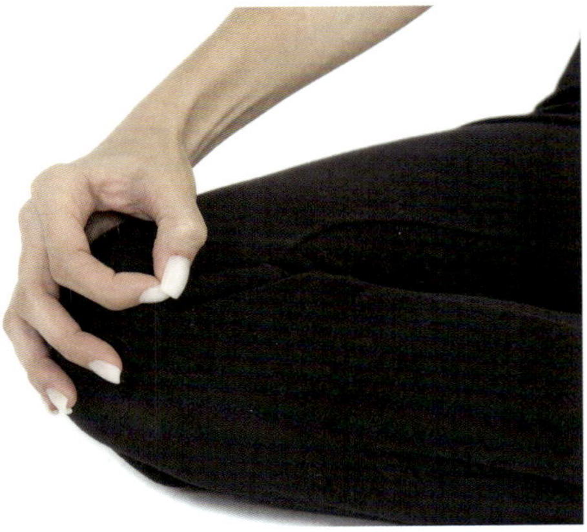

Gyana mudra

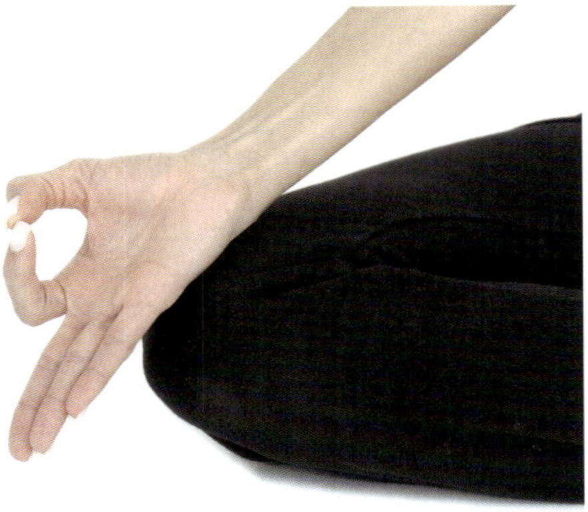

Gyana mudra

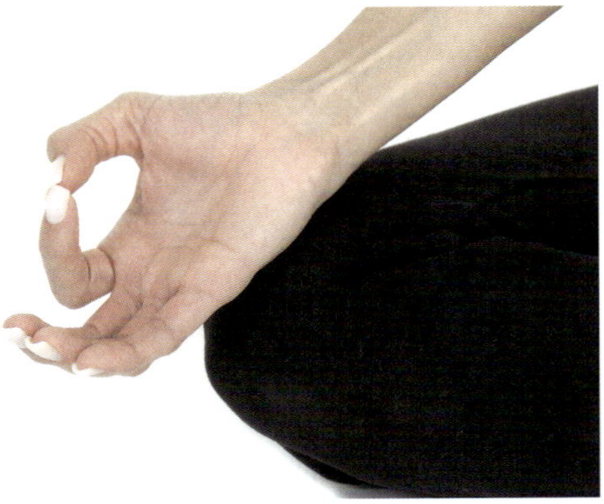

Gyana mudra

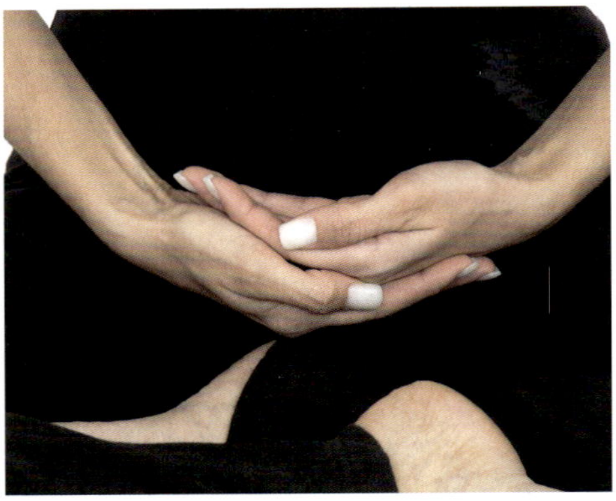

Dhyana mudra

Kapitel 10

Liege- und Entspannungs-haltungen

Liegehaltungen werden in der Regel am Ende der Übungen zum Abkühlen ausgeführt. Sie reduzieren generell die Erschöpfung, verbessern die Klarheit des Geistes und öffnen im Körper Räume, die sonst meist durch Anspannung geschlossen sind. Jede der Liegehaltungen in diesem Kapitel verbessert zudem die Beweglichkeit von Leisten und Hüften, fördert die Verdauung sowie die Ausscheidung, kräftigt und dehnt den unteren Rücken und die Beine.

Entspannungshaltungen wirken auf das Nervensystem besänftigend und ausgleichend, sie bieten dem Körper Erholung von physischer Aktivität. Die Haltung des Kindes wird während der Übungen immer dann ausgeführt, wenn Sie eine Pause brauchen. Die Totenhaltung wird meist am Ende der Übungen ausgeführt, um eine tiefe Entspannung und Regeneration zu erzielen. Sie gilt vielen als die schwierigste Haltung, weil man dafür still und empfänglich sein muss. Nehmen Sie sich genügend Zeit, atmen Sie dabei ruhig, und achten Sie auf Ihre individuellen Empfindungen.

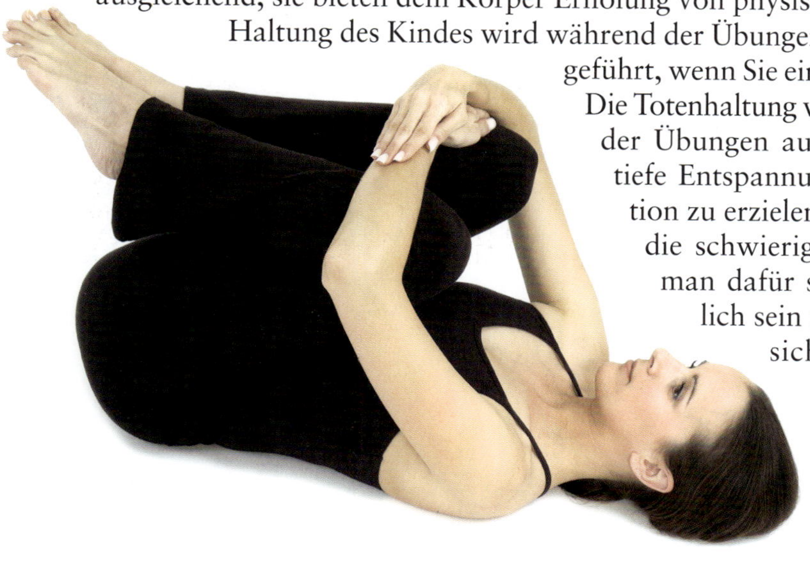

Knie-zur-Brust-Haltung

Apanasana

Gegenhaltung

- Totenhaltung (Savasana)

Drishti

- Augen geschlossen
- Nach vorne

Körperliche Vorteile

- Dehnt die Wirbelsäule und die Schultern
- Fördert die Verdauung
- Massiert die Bauchorgane und den Rücken
- Lindert Schmerzen im unteren Rücken
- Öffnet die Hüften

Psychische Vorteile

- Reduziert Stress

Gegenanzeigen

- Knieverletzungen
- Hernie (Eingeweidebruch)

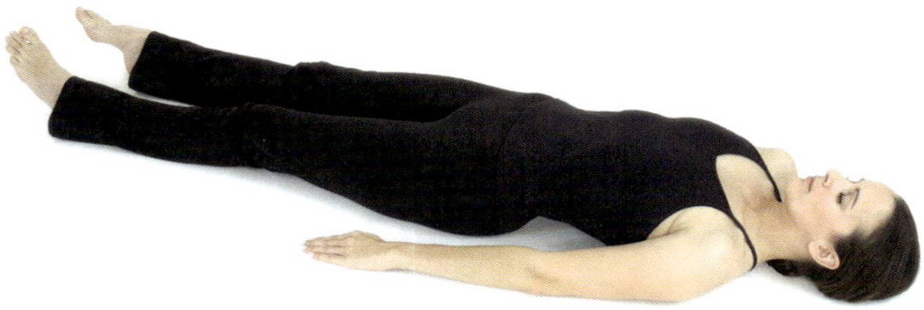

1 Liegen Sie mit ausgestreckten Beinen auf dem Boden.

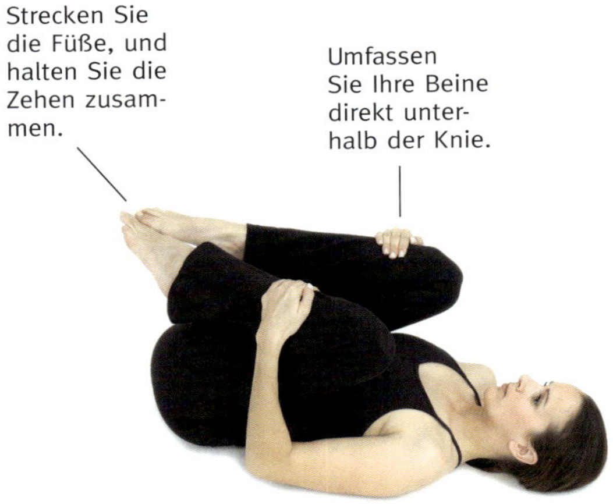

2 Beugen Sie beide Knie zur Brust, und öffnen Sie die Knie.

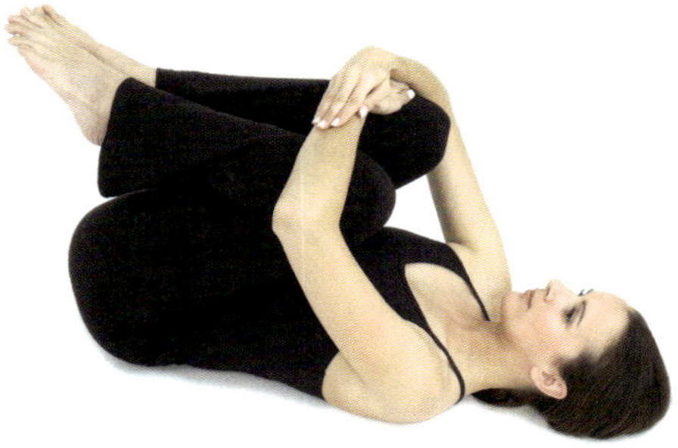

3 Ziehen Sie die Knie zusammen, und umschlingen Sie Ihre Beine mit den Armen.

4 Rollen Sie leicht nach rechts.

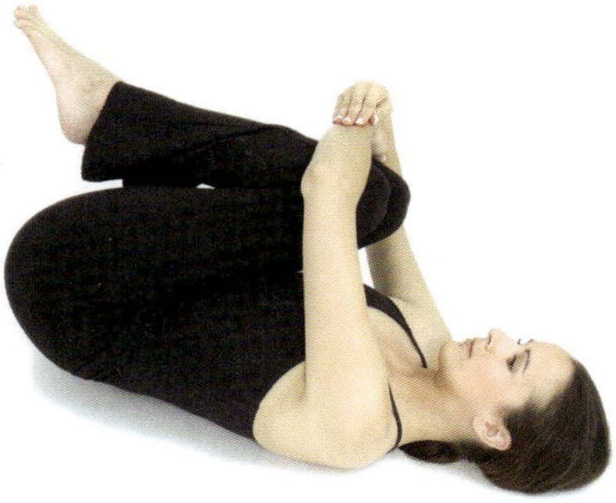

5 Rollen Sie leicht nach links.

6 Wiederholen Sie dies mehrmals, ehe Sie auf dem Rücken oder in Savasana (siehe S. 196) liegen bleiben.

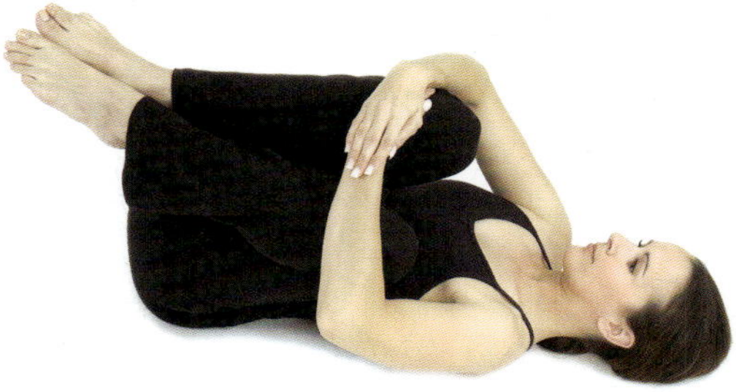

Liegender Held

Supta Virasana

Gegenhaltung

- Nach unten schauender Hund (Adho Mukha Svanasana)

Drishti

- Zur Decke, Augen zu

Körperliche Vorteile

- Öffnet und löst den unteren Rücken sowie die Brust und verbessert die Lungenkapazität
- Fördert Gesundheit und Funktion von Hüft-, Knie-, Sprunggelenken
- Regt Schild- und Nebenschilddrüse in ihrer Hormonproduktion an
- Hilft, Beschwerden in der Menopause zu lindern
- Trägt zur Normalisierung des Blutdrucks bei
- Beruhigt die Nerven

Psychische Vorteile

- Sorgt für ein Gefühl der Erdung und Stabilität
- Bessert die geistige Klarheit, beruhigt den Geist

Gegenanzeigen

- Knie- oder Knöchelverletzung (wählen Sie die sanfte Variation)
- Arthritis (wählen Sie die sanfte Variation)
- Herzerkrankungen
- Schwangerschaft (nach dem dritten Monat die sanfte Variation wählen)

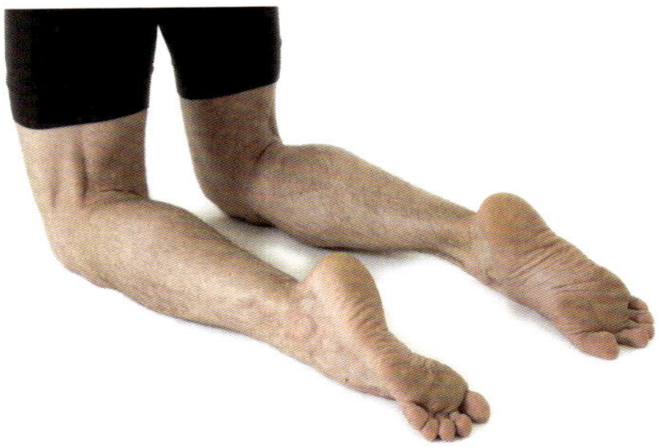

1 Knien Sie sich hin, und richten Sie die Füße und Knöchel hinter den Knien gerade aus.

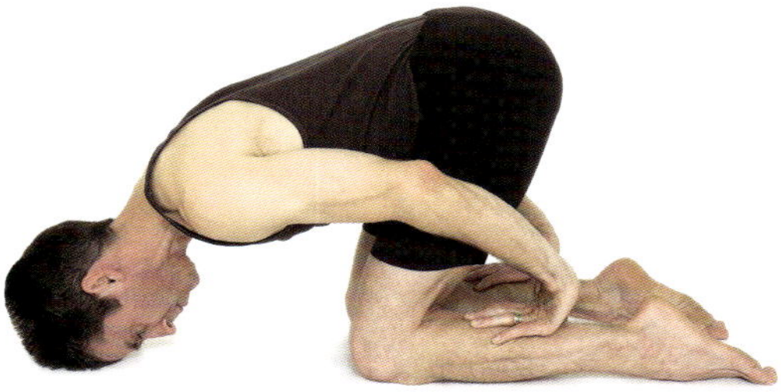

2 Streichen Sie Ihre Waden mit den Händen gerade nach hinten aus, sodass die Muskulatur an den Innen- und Außenseiten der Beine gleichmäßig verteilt ist. Legen Sie, falls nötig, die Stirn auf den Boden.

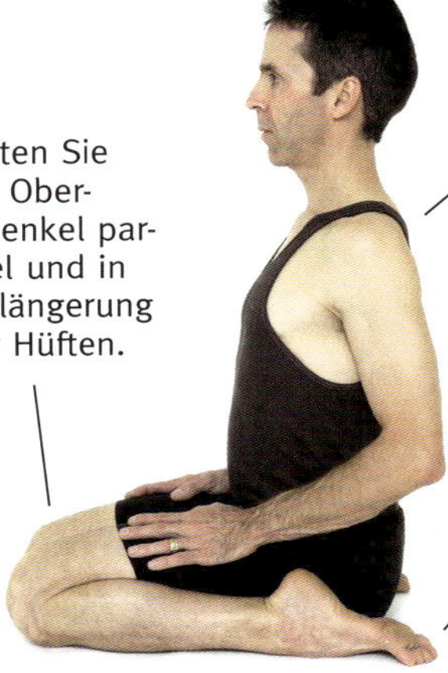

Halten Sie die Oberschenkel parallel und in Verlängerung der Hüften.

Halten Sie die Schultern hinten. Ziehen Sie die Schulterblätter nach unten.

Fußrücken liegen auf dem Boden, Sprunggelenke gerade. Drücken Sie alle Zehen gegen den Boden, um die Fuß- und Schienbeinmuskeln anzuspannen.

3 Setzen Sie sich zwischen Ihre Knöchel, und strecken Sie sich vom Unterbauch bis zum Kopf. Lassen Sie zwischen den Innenknöcheln und den Hüften keinen Platz.

4 **Wandern Sie mit den Händen nach hinten, und legen Sie sich langsam auf Ihre Unterarme.**

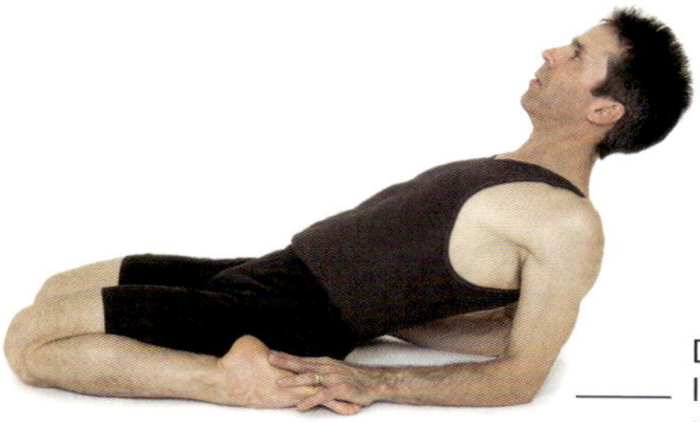

Das Gewicht Ihres Oberkörpers ruht auf den Ellbogen.

5 **Senken Sie Ihren Oberkörper ganz auf den Boden, und strecken Sie die Arme über Ihren Kopf. Die Schultern bleiben am Boden. Halten Sie die Position, so lange sie bequem ist. Anschließend führen Sie die Arme nach unten neben den Körper. Beugen Sie die Ellbogen, und schieben Sie sie zurück, um damit das Körpergewicht zu stützen. Ziehen Sie das Kinn zur Brust, drücken Sie die Ellbogen nach unten, und richten Sie den Oberkörper auf. Gehen Sie nach hinten und nehmen Sie die Haltung Nach unten schauender Hund (siehe S. 30) ein.**

Kippen Sie Ihr Becken so, dass im unteren Rücken eine Krümmung entsteht. Anschließend verlängern Sie Ihr Steißbein und strecken sich nach außen bis zu den Knien.

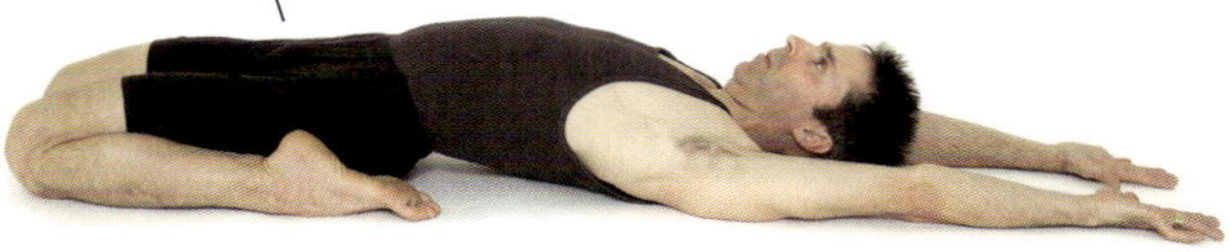

Sanfte Variation

Wie in Schritt 1–5, nur legen Sie ein Kissen oder mehrere gefaltete Decken unter Ihren Rücken, wenn Sie die ganze Zeit über auf dem Boden sitzen können. Falls nicht, legen Sie das Kissen unter die Hüften und den Rücken.

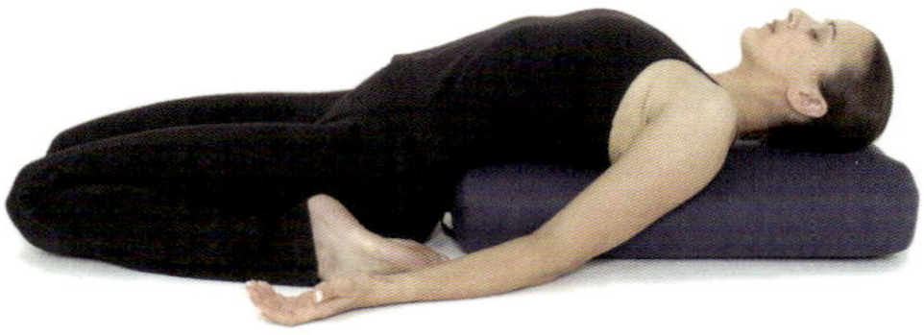

Weitere Variationen

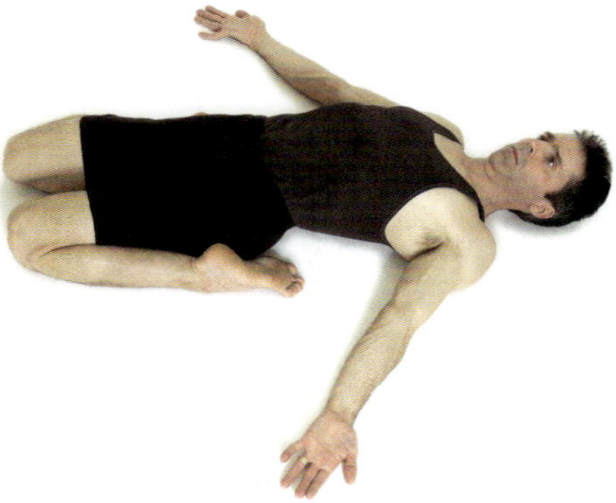

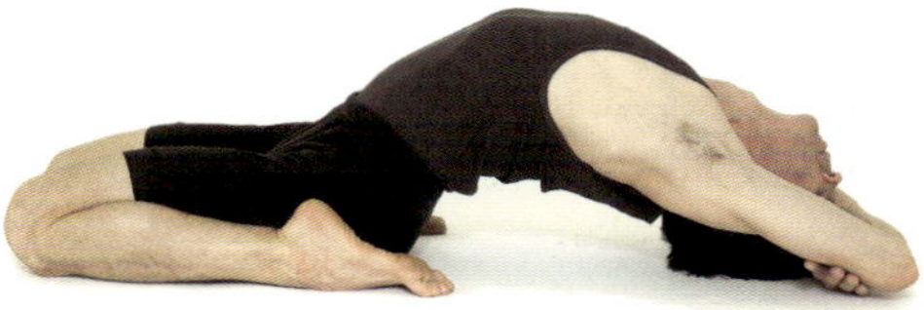

Hand-zum-Fuß-Haltung

Supta Padangusthasana

Gegenhaltung

- Knie-zur-Brust-Haltung (Apanasana)

Drishti

- Zur Decke
- Zur großen Zehe

Körperliche Vorteile

- Regt die Prostatadrüse an
- Fördert die Verdauung
- Dehnt Hüften, Waden und Oberschenkel
- Öffnet die hintere Oberschenkelmuskulatur und die Lenden-Darmbein-Muskeln
- Kräftigt die Knie
- Lindert Menstruations- und Rückenbeschwerden
- Fördert die Gesundheit des Genitalsystems
- Kräftigt die Fußgewölbe
- Lindert Ischiassymptome und Beschwerden im unteren Rücken

Psychische Vorteile

- Beruhigt den Geist
- Reduziert Stress

Gegenanzeigen

- Kopfschmerzen
- Bluthochdruck (wählen Sie die sanfte Variation)

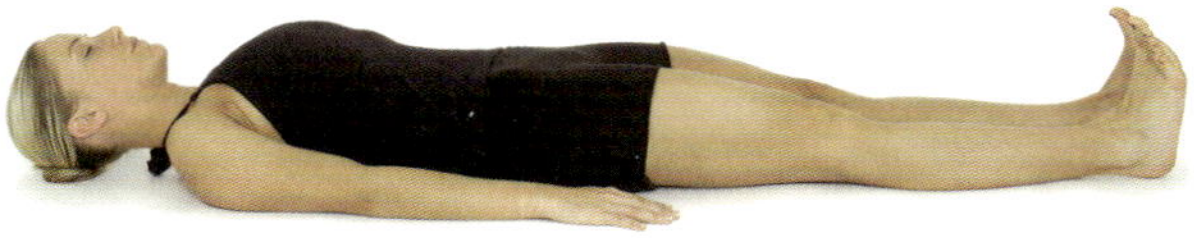

1 Spannen Sie flach am Boden liegend die Beine an, und spreizen Sie die Zehen. Verankern Sie die Oberschenkel möglichst fest im Boden. Erzeugen Sie eine leichte Krümmung im unteren Rücken, so kommen die Oberschenkel leichter in Richtung Boden.

Umfassen Sie Ihre große Zehe mit Zeige-, Mittelfinger und Daumen. Schlingen Sie die Finger innen um die Zehe.

Lassen Sie den rechten Oberschenkel auf den Boden gedrückt.

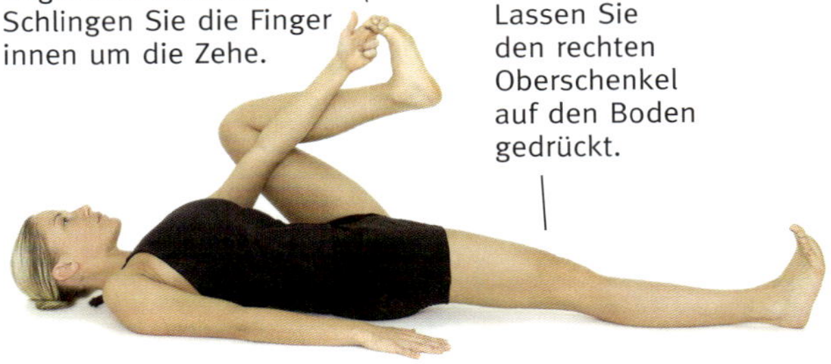

2 Beugen Sie Ihr linkes Knie, und umfassen Sie die große Zehe von der Innenseite des Oberschenkels aus.

Mit der rechten Hand helfen Sie, den rechten Oberschenkel nach unten gedrückt zu halten.

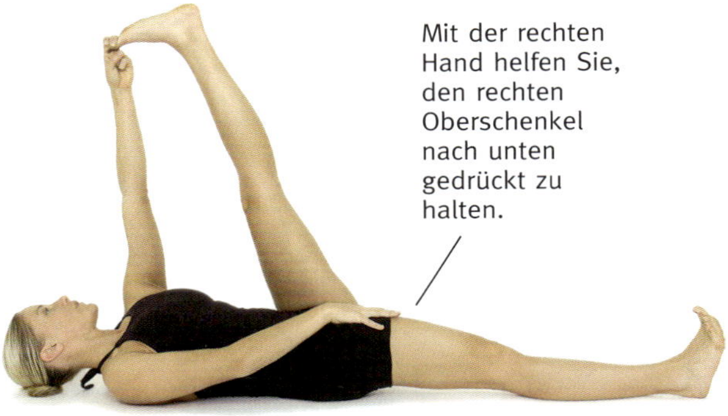

Drücken Sie die Schultern gegen den Boden, und schieben Sie die Schulterblätter Richtung Taille nach unten.

3 Während Sie Ihre große Zehe umfassen, strecken Sie Ihr linkes Bein. Der rechte Oberschenkel bleibt am Boden. Strecken Sie sich vom Becken bis zur Fußsohle des linken Fußes, und drücken Sie den linken Oberschenkel vom Bauch weg in die hintere Oberschenkelmuskulatur.

Sanfte Variation

Wie in Schritt 1–3, aber legen Sie einen Gurt um die Fußsohle. Halten Sie das Gurtende mit einer Hand.

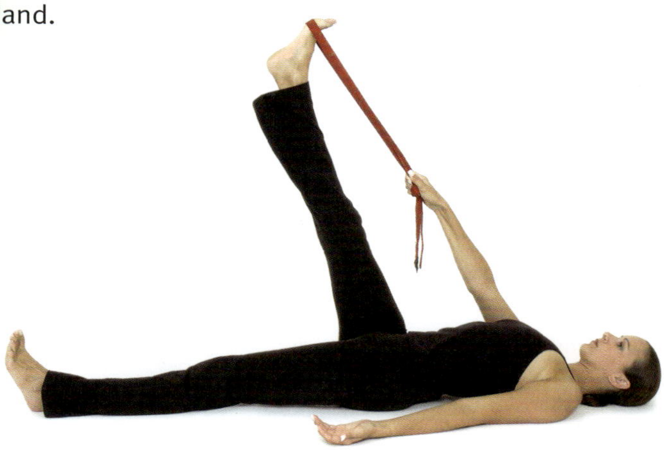

Liegender festgehaltener Winkel

Supta Baddha Konasana

Gegenhaltungs

- Totenhaltung (Savasana)
- Knie-zur-Brust-Haltung (Apanasana)

Drishti

- Augen geschlossen

Körperliche Vorteile

- Fördert die Verdauung, bessert die Durchblutung
- Hält Prostata, Nieren und Harnwege gesund
- Beugt Krampfadern vor
- Fördert die Gesundheit des Genitalsystems
- Öffnet die Brust
- Reduziert Erschöpfung, lindert Kopfschmerzen

Psychische Vorteile

- Hilft, die Sinne nach innen zu lenken
- Bessert leichte Depressionen, reduziert Stress und innere Unruhe

Gegenanzeigen

- Knie- oder Leistenverletzung (wählen Sie die sanfte Variation)
- Schmerzen im unteren Rücken

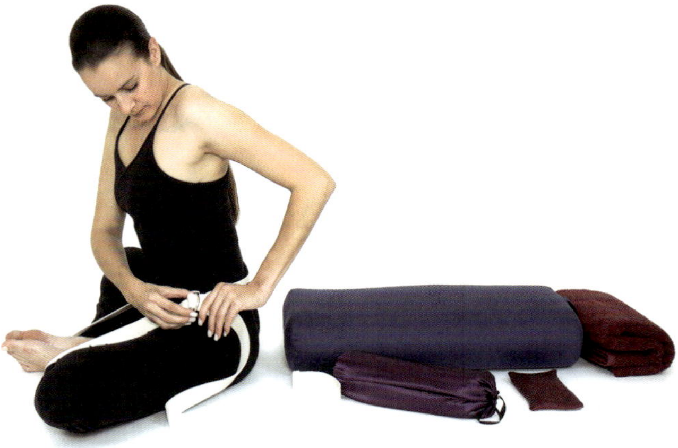

1 Sitzen Sie auf der Kante eines großen flachen Kissens. Legen Sie die Fußsohlen aneinander, und lassen Sie die Knie zur Seite sinken. Schlingen Sie einen Gurt um Ihren unteren Rücken, Ihre Oberschenkel, die Körpervorderseite und unter Ihre Füße. Fädeln Sie den Gurt ein, und ziehen Sie ihn so fest, dass Ihr Kreuzbein bequem gestützt wird.

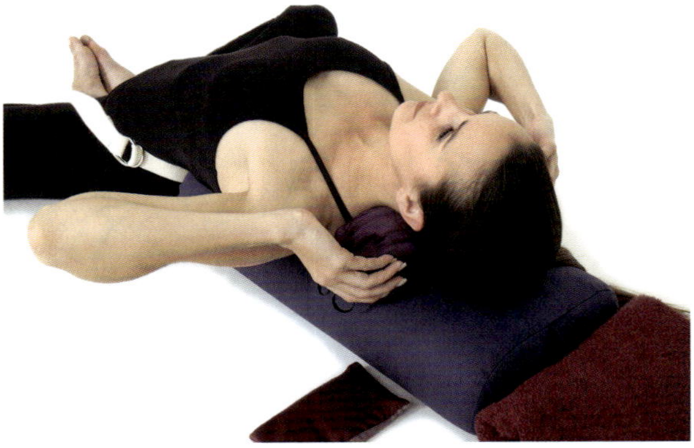

2 Legen Sie sich langsam nach hinten auf das Kissen. Korrigieren Sie nötigenfalls die Requisiten.

3 **Auf Wunsch legen Sie eine Nackenrolle oder ein zusammengerolltes Handtuch unter den Nacken und ein Augenkissen auf die geschlossenen Augen.**

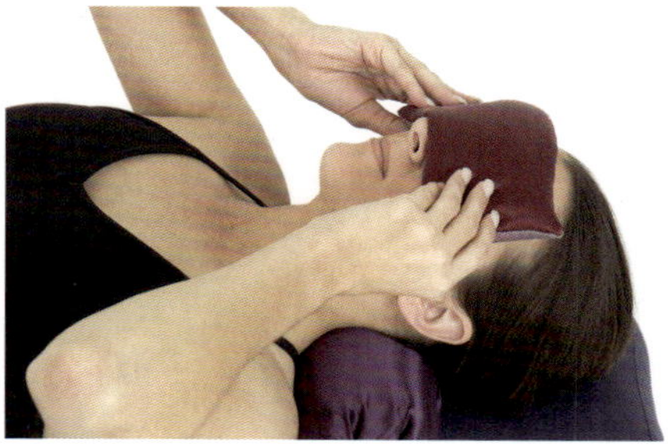

4 **Entspannen Sie in dieser Stellung. Atmen Sie langsam und gleichmäßig.**

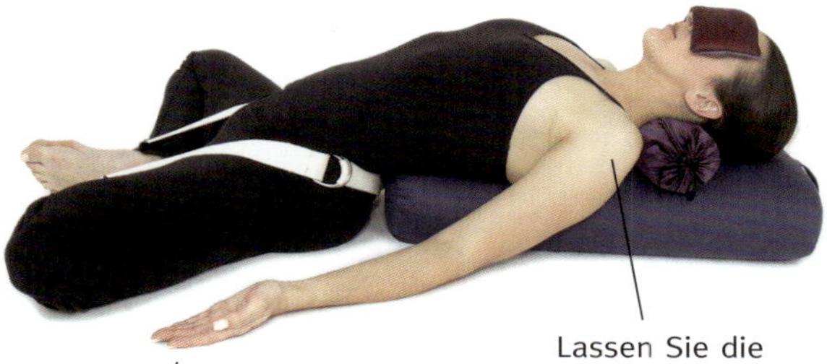

Sanfte Variation

Wie Schritt 1–4, aber legen Sie Decken oder Klötze unter Ihre Knie oder Oberschenkel, um die Dehnungsbelastung geringer zu halten.

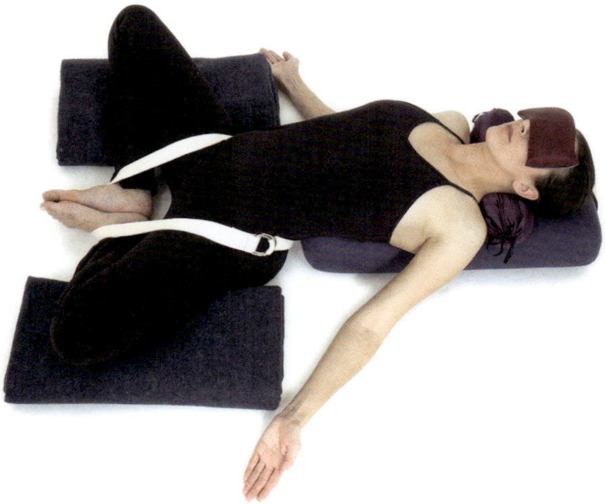

Twist im Liegen

Jathara Parivartanasana

Gegenhaltung

- Knie-zur-Brust-Haltung (Apanasana)

Drishti

- Augen geschlossen
- In Verlängerung der Fingerspitzen

Körperliche Vorteile

- Dehnt Wirbelsäule und Schultern
- Fördert die Verdauung und die Durchblutung
- Massiert die Bauchorgane
- Kräftigt den unteren Rücken
- Lindert Schmerzen im unteren Rücken, Nackenschmerzen und Ischiassymptome
- Öffnet die Hüften

Psychischer Vorteil

- Lindert Stress, leichte Depressionen und innere Unruhe

Gegenanzeigen

- Niedriger Blutdruck
- Menstruation

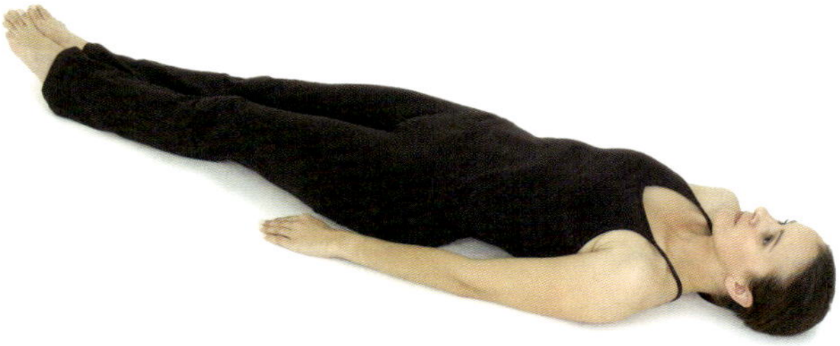

1 Liegen Sie mit ausgestreckten Beinen auf dem Rücken.

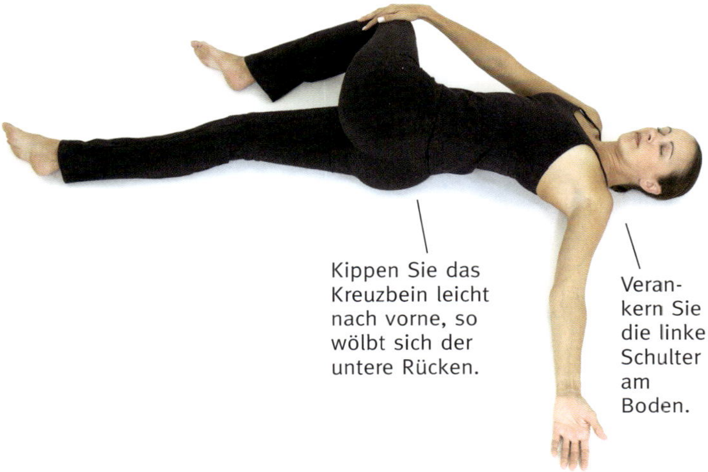

2 Ziehen Sie Ihr linkes Bein an, drehen Sie es über den Körper, und halten Sie es mit der rechten Hand.

3 Um die Drehung zu verstärken, beugen Sie das rechte Bein und umfassen den Fuß mit der linken Hand, wobei Sie die Ferse zur Hüfte ziehen.

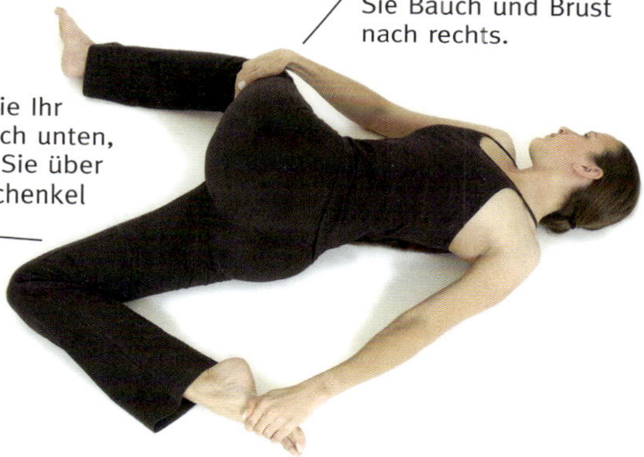

Sanfte Variation

Halten Sie beide Beine geschlossen auf einer Seite.

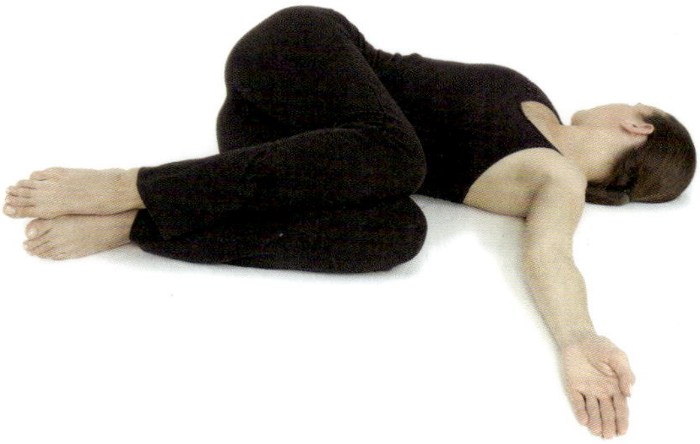

Weitere Variation

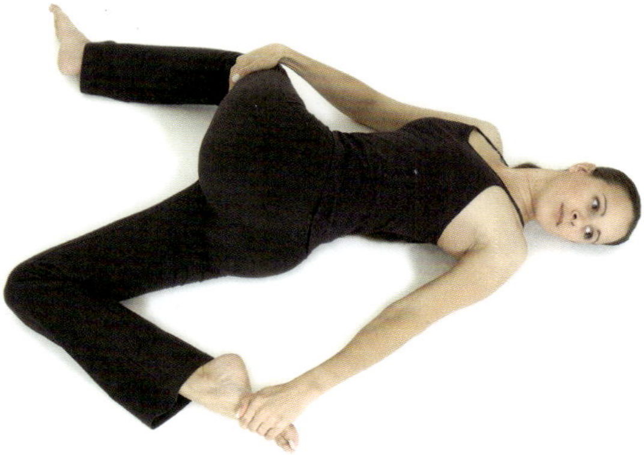

Gestützte Brücke

Salamba Setu Bandha Sarvangasana

Gegenhaltung

- Knie-zur-Brust-Haltung (Apanasana)

Drishti

- Zur Decke
- Augen geschlossen

Körperliche Vorteile

- Lindert Beschwerden im unteren Rücken
- Öffnet Herz, Brust, Nacken und Wirbelsäule
- Verbessert die Durchblutung im Verdauungstrakt und im Genitalsystem
- Regt die Funktion der Hirnanhangdrüse, der Schilddrüse und der Nebenschilddrüse an
- Lindert Ischiasschmerzen
- Lindert Menstruationsbeschwerden
- Hilft, die Symptome von Asthma, Bluthochdruck und einer Sinusitis (Nasennebenhöhlenentzündung) zu lindern

Psychische Vorteile

- Regt das Nervensystem an
- Reduziert Stress, bessert leichte Depressionen und innere Unruhe

Gegenanzeigen

- Schwangerschaft (nach dem sechsten Monat)
- Nacken- oder Wirbelsäulenverletzung

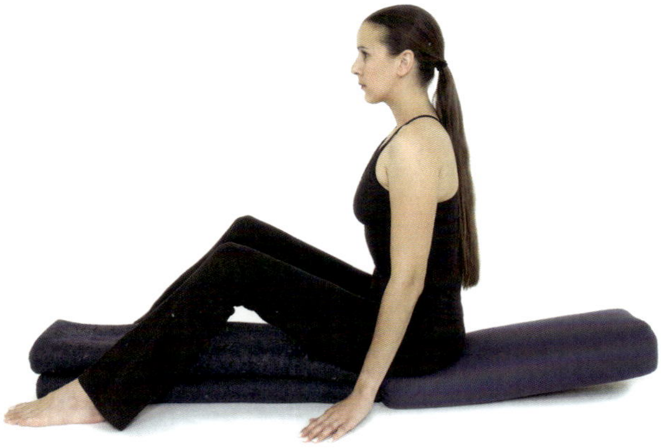

1 **Sitzen Sie mit gerader Wirbelsäule etwa in der Mitte von zwei Kissen oder Decken, die direkt aneinandergelegt sind.**

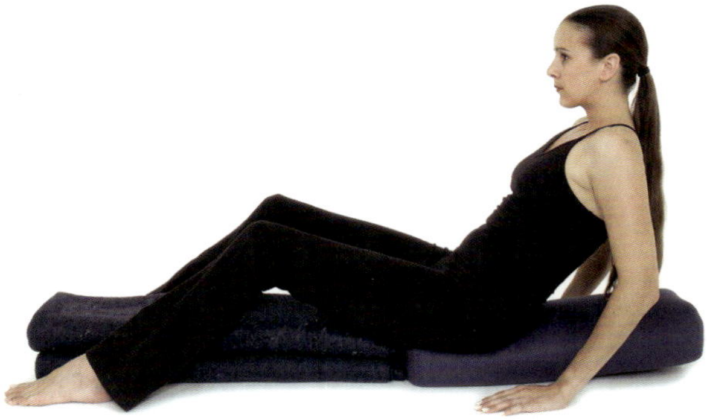

2 **Stützen Sie sich mit den Händen ab, und lassen Sie sich langsam nach hinten auf die Kissen sinken.**

3 Legen Sie die Arme flach seitlich neben die Stütze, und legen Sie sich vorsichtig hin. Schultern, Nacken und Kopf liegen auf dem Boden.

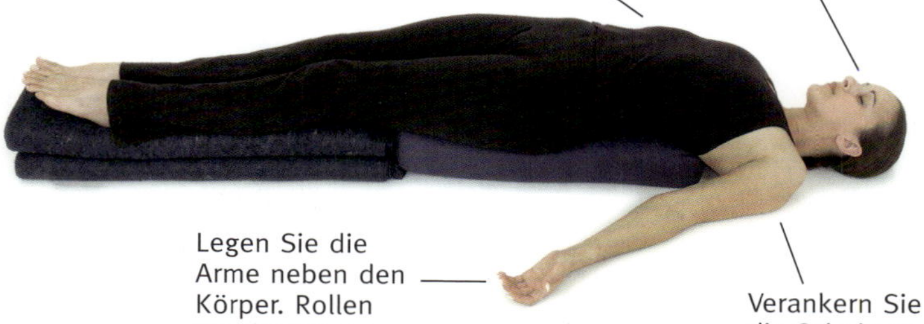

Unterstützte ruhende Heldenposition

Supta Salamba Virasana

Gegenhaltung

- Nach unten schauender Hund (Adho Mukha Svanasana)

Drishti

- Augen geschlossen
- Nach oben

Körperliche Vorteile

- Öffnet und löst den unteren Rücken
- Unterstützt die Funktion von Hüft-, Knie-, Sprunggelenken
- Regt die Hormonproduktion der Schild- und Nebenschilddrüse an
- Lindert Beschwerden in der Menopause
- Wirkt therapeutisch bei Bluthochdruck

Psychische Vorteile

- Verschafft ein geerdetes, stabiles Gefühl
- Beruhigt den Geist
- Reduziert Stress, bessert leichte Depressionen und innere Unruhe

Gegenanzeigen

- Knie- oder Knöchelverletzung (wählen Sie die sanfte Variation)
- Arthritis (wählen Sie die sanfte Variation)
- Herzkrankheiten
- Schwangerschaft (nach dem dritten Monat)

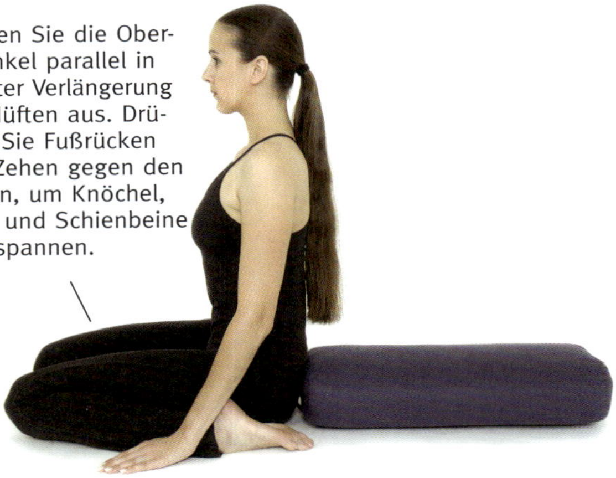

1 Beugen Sie die Knie, und setzen Sie sich auf den Boden. Die Fersen liegen außen neben den Hüften. Legen Sie ein großes flaches Kissen auf Hüfthöhe hinter Ihr Gesäß.

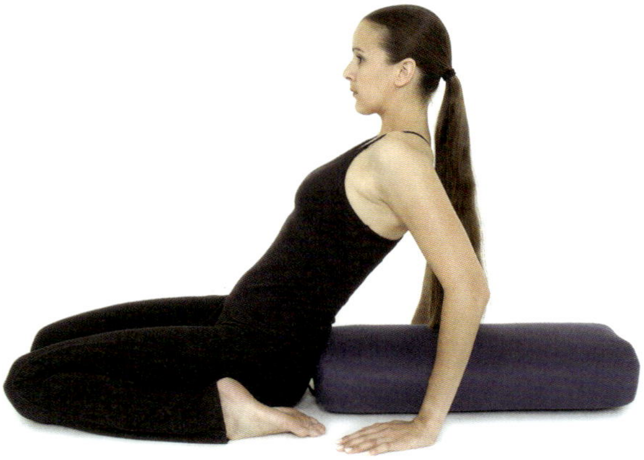

2 Beugen Sie Ihre Ellbogen, und legen Sie sich nach hinten auf das Kissen. Halten Sie die Wirbelsäule verlängert.

3 **Liegen Sie auf dem Kissen, die Arme seitlich neben dem Körper. Lassen Sie Ihre Schultern nach hinten auf das Kissen sinken.**

4 **Sobald Sie gestützt liegen, entspannen Sie sich. Lassen Sie sich ganz in diese Position sinken, und fokussieren Sie sich auf Ihren Atem.**

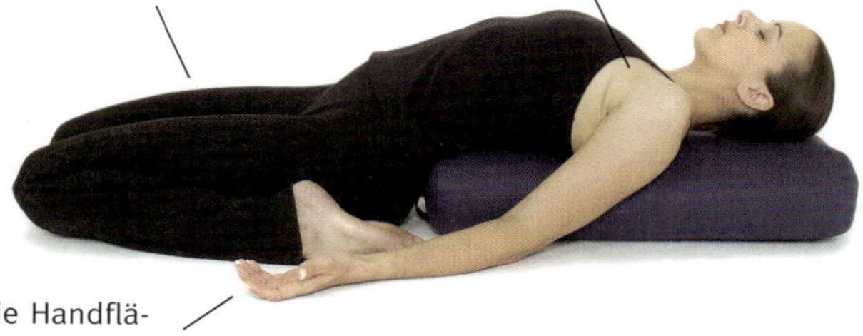

Sanfte Variation

Wie Schritt 1–3, aber legen Sie das Kissen unter die Hüften und den Rücken.

Haltung des Kindes

Balasana

Drishti
- Augen geschlossen

Körperliche Vorteile
- Lindert Kopf-, Nacken- und Brustschmerzen
- Öffnet den Beckenboden, die Hüften und den unteren Rücken
- Dehnt Knöchel, Knie und Hüften
- Öffnet den oberen Rücken
- Bessert Erschöpfung

Psychische Vorteile
- Beruhigt den Geist
- Reduziert Stress

Gegenanzeigen
- Schwangerschaft (halten Sie die Knie geöffnet, vermeiden Sie Druck auf den Bauch)
- Knöchel-, Knie- oder Hüftverletzung

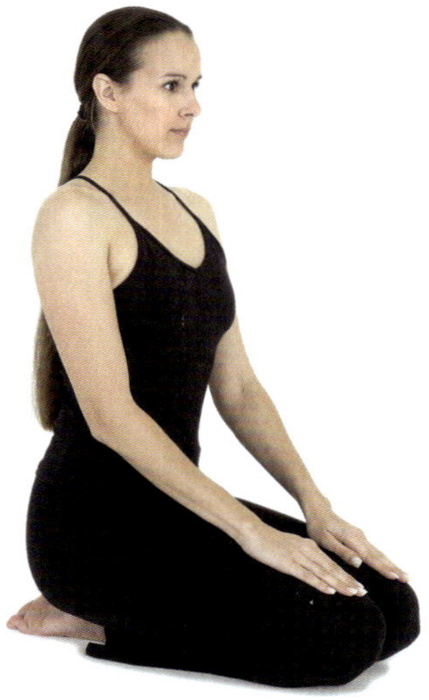

1 **Sitzen Sie auf Ihren Fersen. Die Schultern sind genau über den Hüften.**

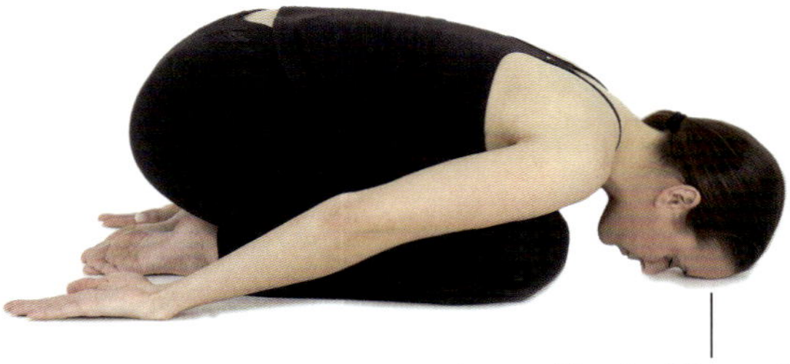

Legen Sie die Stirn auf den Boden. Entspannen Sie die Gesichtsmuskeln.

2 **Beugen Sie sich nach vorne, und legen Sie Ihre Brust sanft auf den Oberschenkeln ab.**

3 Option: Nehmen Sie die Arme nach vorne. Wandern Sie mit den Fingerspitzen nach vorne, weg von den Schultern.

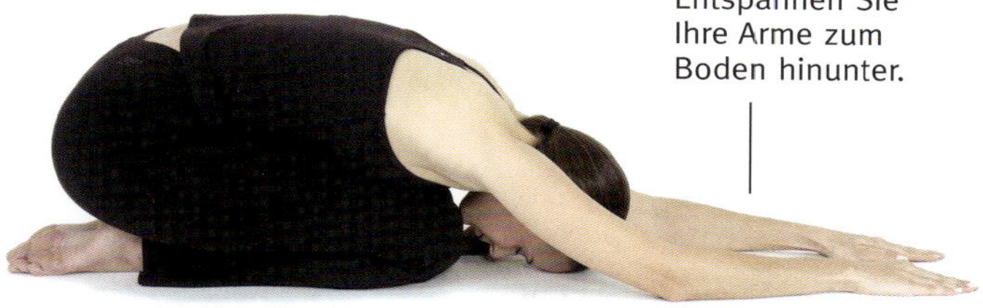

4 Als weitere Option: Legen Sie sich einen kleinen Sandsack oder ein Kissen auf den unteren Rücken. Durch den Druck entspannt sich die Muskulatur im unteren Rücken.

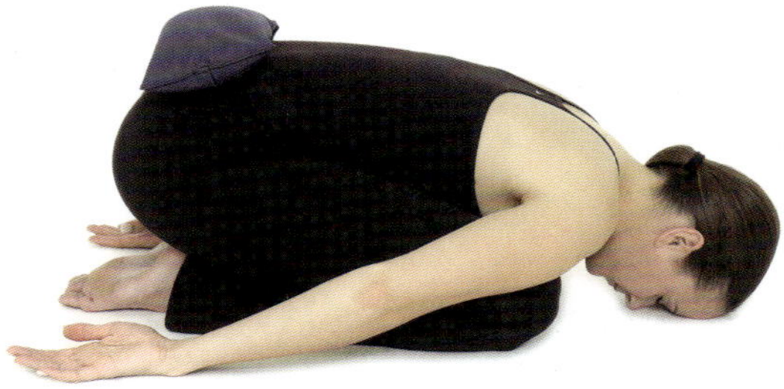

Sanfte Variation

Wie in Schritt 1–4, aber verwenden Sie ein Kissen, um Ihren Oberkörper nach Bedarf zu stützen. Öffnen Sie die Knie für das Kissen.

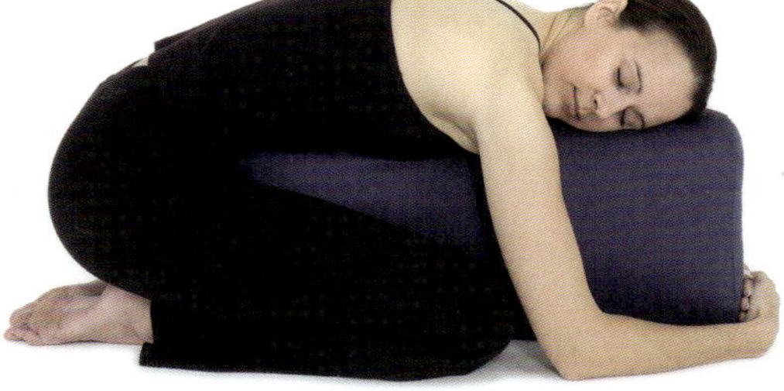

Totenhaltung

Savasana

Drishti

- Augen geschlossen

Körperliche Vorteile

- Senkt den Blutdruck
- Entspannt und regeneriert den Körper
- Reduziert Erschöpfung
- Bessert Schlaflosigkeit

Psychische Vorteile

- Reduziert Stress, bessert leichte Depressionen und innere Unruhe
- Beruhigt und zentriert den Geist

Gegenanzeigen

- Schwangerschaft (sanfte Variation wählen oder auf einer Körperseite liegend entspannen und dabei die Knie in Richtung der Brust ziehen)
- Verletzung des unteren Rückens oder der Wirbelsäule (sanfte Variation wählen)

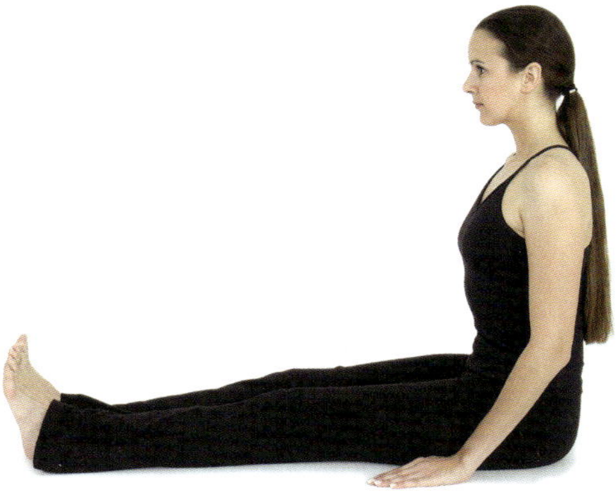

1 Sitzen Sie mit ausgestreckten Beinen. Die Hände liegen seitlich neben dem Körper.

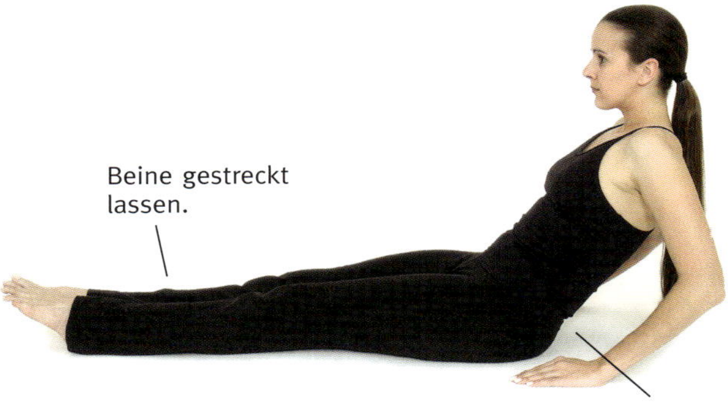

2 Stützen Sie sich mit Ihren Armen ab, während Sie sich mit dem Rücken auf den Boden legen.

3 **Legen Sie sich flach auf den Rücken.**

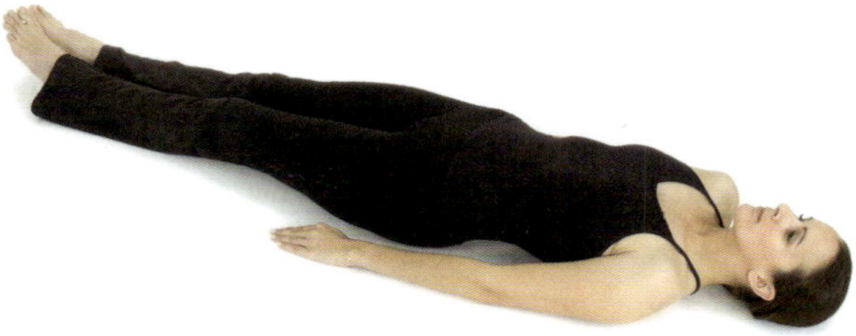

4 **Entspannen Sie Ihre Beine, und lassen Sie die Füße zur Seite sinken. Bewegen Sie die Arme 30 bis 40 cm von den Körperseiten weg. Die Hände liegen am Boden, die Handflächen zeigen nach oben. Lassen Sie sich ganz in den Boden sinken.**

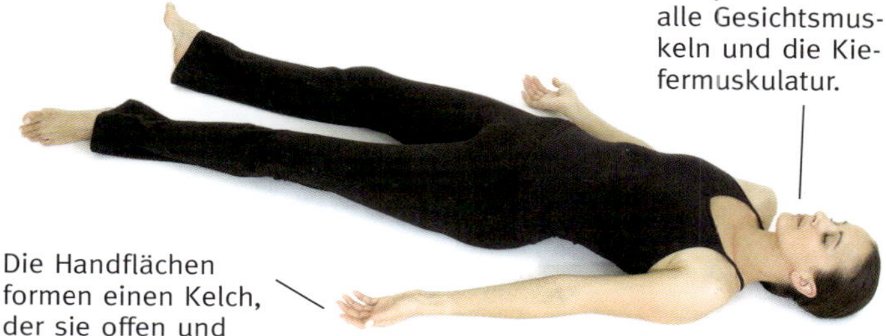

Sanfte Variation

Wie Schritt 1–4, aber legen Sie ein Kissen unter die Knie, um den unteren Rücken zu stützen.

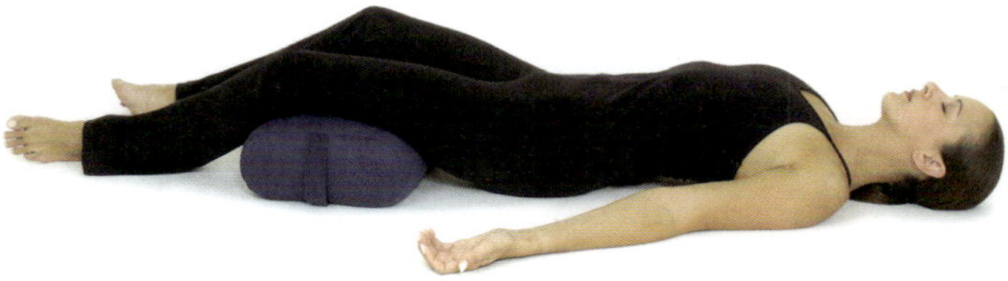

Kapitel 11

Übungsfolgen

Die in diesem Buch beschriebenen Asanas wirken bereits einzeln ausgeführt sehr günstig. Sobald Sie mit den jeweiligen Haltungen vertraut sind, ist es vorteilhaft, sie in eine sinnvolle Übungsfolge zu bringen. Einige solcher Abläufe stellen wir Ihnen hier vor. Mit ihrer Hilfe können Sie sich eine ganz auf Ihre individuellen Bedürfnisse abgestimmte Routine zusammenstellen. Dabei geht es vor allem um das Erreichen eines bestimmten Flows: In der Kombination von sinnvoll koordinierten Bewegungsabläufen und bewusster Atmung gewinnen Sie mehr Sensibilität für Ihren physischen wie für Ihren energetischen Körper – und für die Beziehung, die zwischen beiden besteht. Die mit der erhöhten Sensibilität einhergehende Achtsamkeit ist das Wesentliche bei der Ausrichtung der einzelnen Haltungen.

Im Yoga geht es aber nicht nur um das, was während einer Übung geschieht, sondern auch um das, was davor und danach passiert. Indem Sie sich mit Bedacht von einer Position in die nächste bewegen, können Sie sich leichter zentrieren und Ihre Übungen zu einer Art »Meditation in Bewegung« (oder: bewegte Meditation) werden zu lassen.

Bitte beachten Sie, dass die hier präsentierten Übungsfolgen auch einige Asanas enthalten, die in den vorangegangenen Kapiteln nicht beschrieben wurden (etwa die Gestützte Vorwärtsbeuge). Sie finden dort aber zumindest ähnliche Übungen (beispielsweise die Stehende Vorwärtsbeuge, die Sie erlernen sollten, bevor Sie diese Asanas in Ihre Übungsabläufe einbauen.

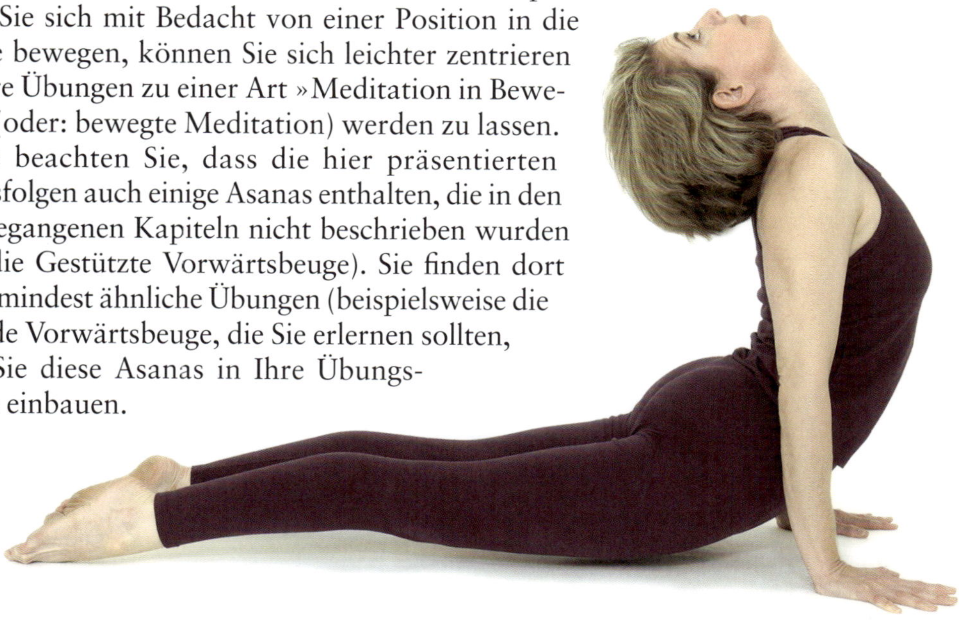

Sanftes Yoga I

Die Haltungen in dieser Übungsfolge sorgen für ein Maximum an Entspannung und können daher von Yoga-Schülern jeder Entwicklungsstufe ausgeführt werden. Praktizieren Sie die Asanas in einem ruhigen Raum, in dem Sie von nichts abgelenkt werden. Bleiben Sie so lange in jeder Haltung, wie Sie es als angenehm empfinden. Achten Sie auf Ihren Atem und auf Ihre Gedanken, die wie von selbst in Ihr Bewusstsein kommen und wieder gehen – wie Wolken, die am Himmel vorüberziehen. Werden Sie doch einmal abgelenkt, richten Sie die Aufmerksamkeit wieder auf Ihren Atem. Beenden Sie die Übungsfolge mit mindestens 10 Minuten Savasana (Totenhaltung). Wenn Sie die Übungen aus dem Sanften Yoga II, die auf der rechten Seite beschrieben sind, durchführen, bleiben Sie entweder in der Totenhaltung, auf dem Bauch oder in der Haltung des Kindes (Balasana), bevor Sie mit der nächsten Übung weitermachen.

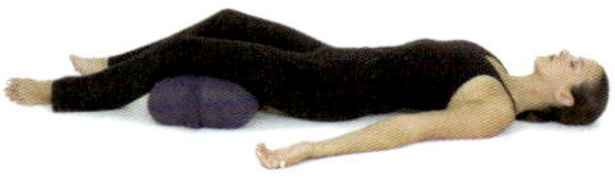

Gestützte Totenhaltung
Gestützte Savasana
Seite 196

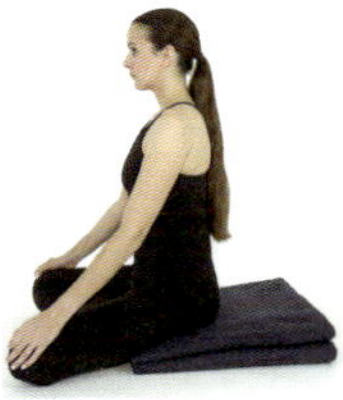

Vollkommene Haltung (Variation)
Siddhasana
Seite 176

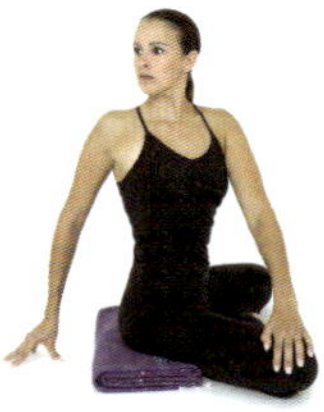

Sanfte Wirbelsäulendrehung (Variation)
Seite 122

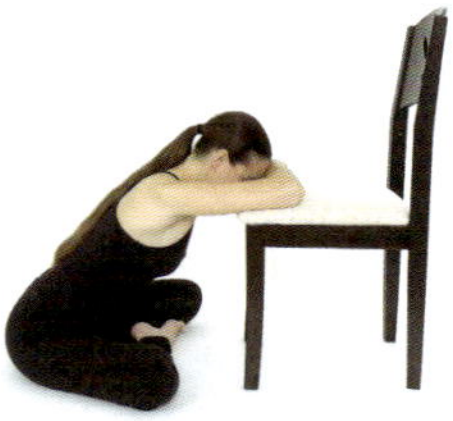

Gestützte Vorwärtsbeuge

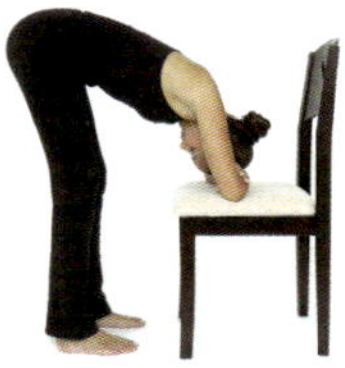

Stehende Vorwärtsbeuge
Uttanasana
Seite 138

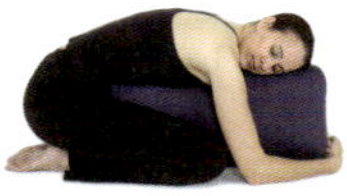

Gestützte Haltung des Kindes
Balasana
Seite 194

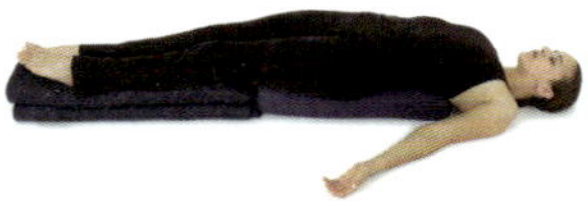

Gestützte Brücke
Salamba Setu Bandha Sarvangasana
Seite 190

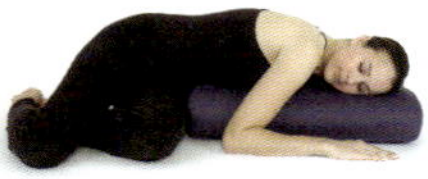

Gestützte Wirbelsäulendrehung

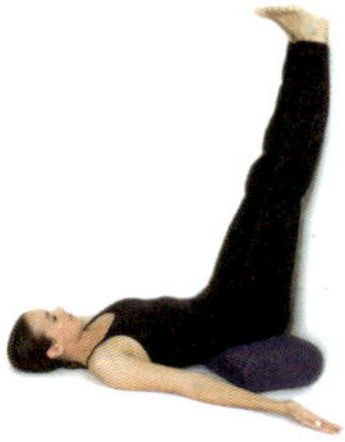

Schulterstand an der Wand
Viparita Karani
Seite 94

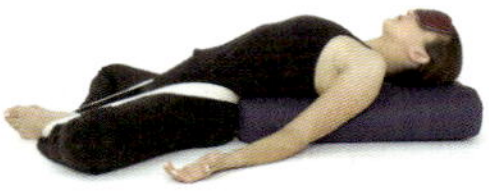

Liegender festgehaltener Winkel
Supta Baddha Konasana
Seite 186

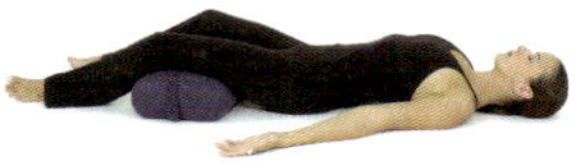

Gestützte Totenhaltung
Gestützte Savasana
Seite 196

Sanftes Yoga II

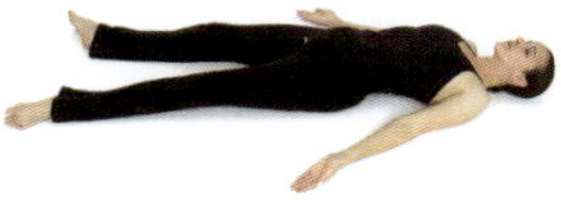

Totenhaltung
Savasana
Seite 196

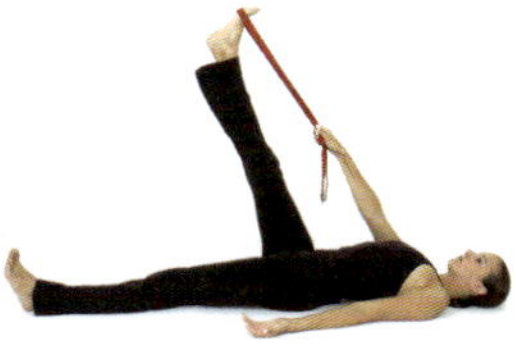

Hand-zum-Fuß-Haltung
Supta Padangusthasana
Seite 184

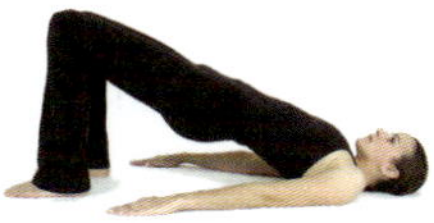

Schulterbrücke
Setu Banda
Sarvangasana
Seite 106

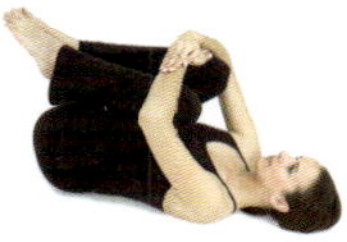

Knie-zur-Brust-
Haltung
Apanasana
Seite 180

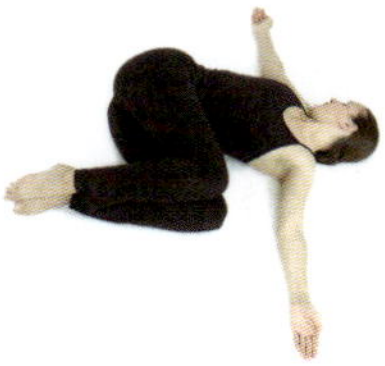

Drehung der
Wirbelsäule in
Rückenlage
Jathara
Parivartanasana
Seite 124

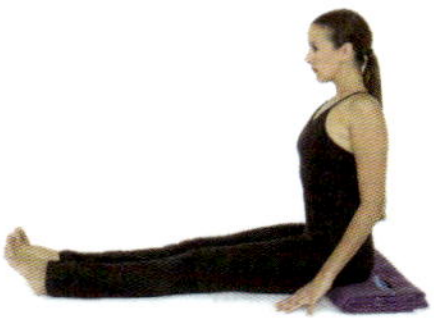

Stockhaltung
Dandasana
Seite 170

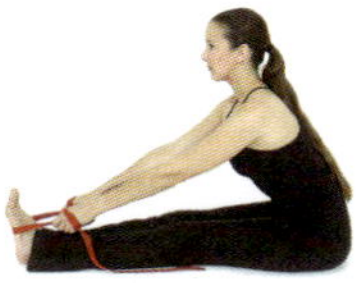

Sitzende
Vorwärtsbeuge
Paschimottanasana
Seite 136

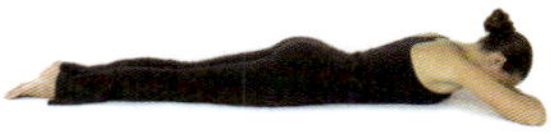

Bauchlage

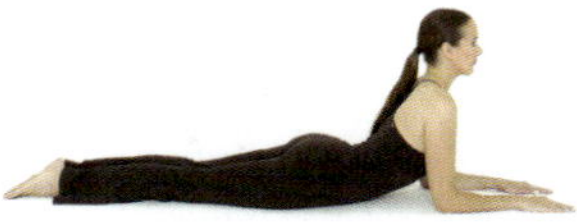

Kobra
(Variation)
Bhujangasana
Seite 100

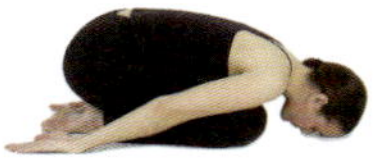

Haltung
des Kindes
Balasana
Seite 194

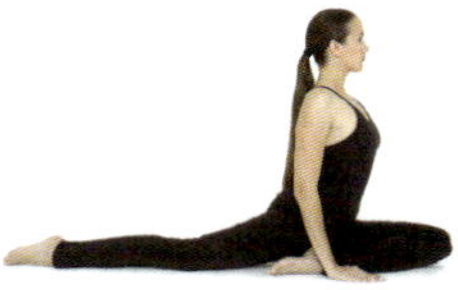

Taube
Eka Pada
Rajakapotasana
Seite 118

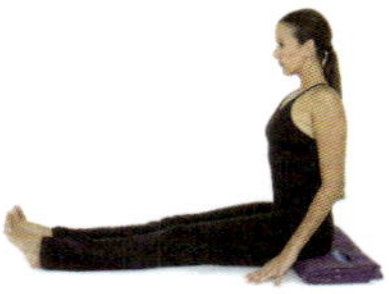

Stockhaltung
Dandasana
Seite 170

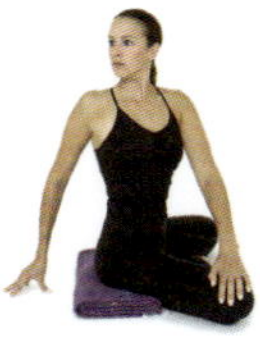

Sanfte Wirbelsäulen-
drehung
(Variation)
Seite 122

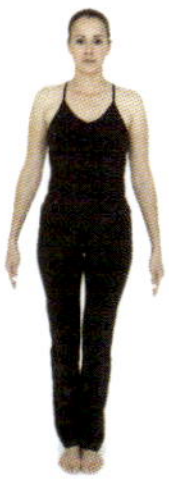

Berghaltung
Tadasana
Seite 28

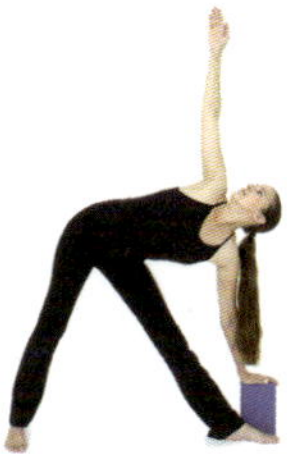

Gestrecktes Dreieck
Utthita Trikonasana
Seite 34

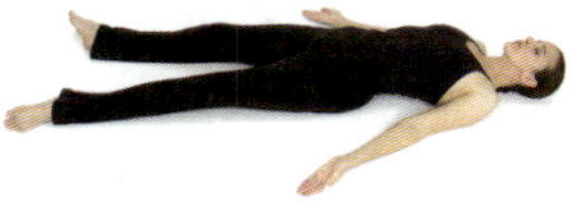

Totenhaltung
Savasana
Seite 196

Yoga für die Beweglichkeit I

Diese Übungsfolge enthält Asanas zur Verbesserung und zum Erhalt von Kraft und Beweglichkeit. Sie beginnt mit einer Reihe stehender Positionen, gefolgt von Übungen zur Öffnung der Hüftgelenke, Rückwärtsbeugen und einer Abkühlung. Koordinieren Sie die Haltungen hier genauso mit Ihrem Atem wie bei den Routinen des Sonnen- und Mondgrusses (siehe Seite 210–216).

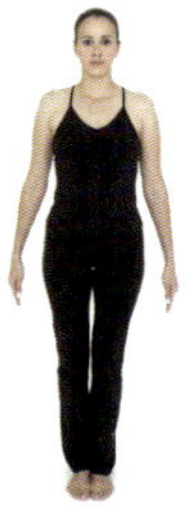

Berghaltung
Tadasana
Seite 28

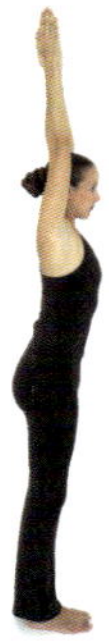

Berghaltung
(Arme nach oben)
Tadasana
Seite 28

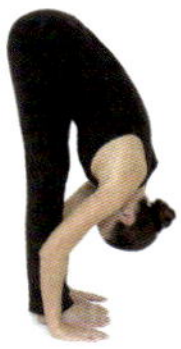

Stehende
Vorwärtsbeuge
Uttanasana
Seite 138

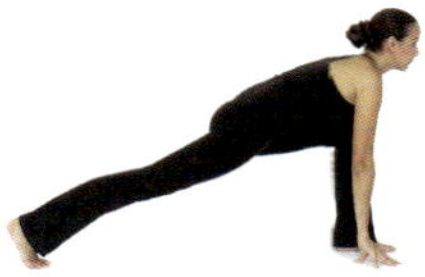

Ausfallschritt

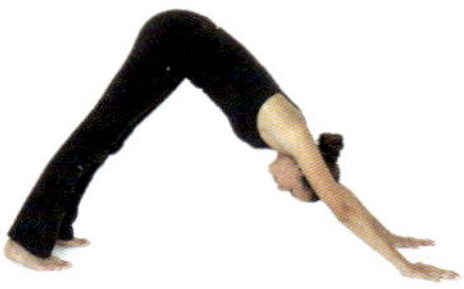

Nach unten
schauender Hund
Adho Mukha
Svanasana
Seite 30

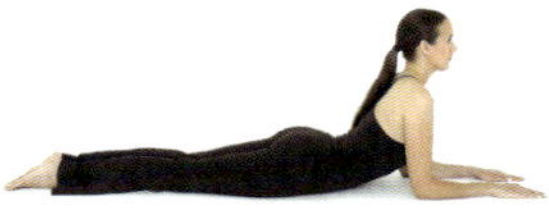

Kobra
(Variation)
Bhujangasana
Seite 100

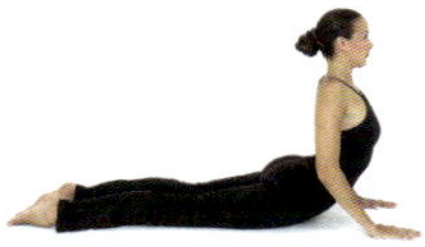

Kobra
Bhujangasana
Seite 100

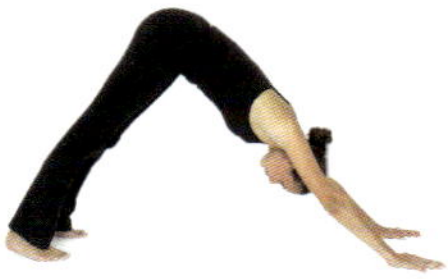

Nach unten
schauender Hund
Adho Mukha
Svanasana
Seite 30

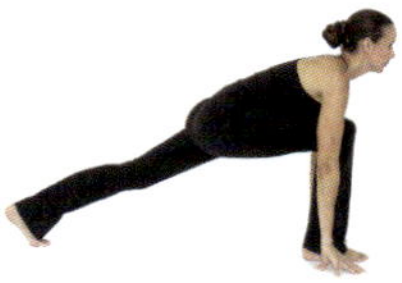

Ausfallschritt

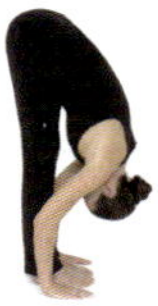

Stehende
Vorwärtsbeuge
Uttanasana
Seite 138

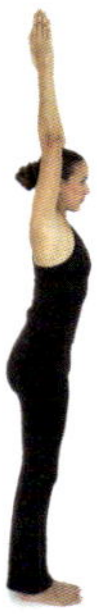

Berghaltung (Arme
über dem Kopf)
Tadasana
Seite 28

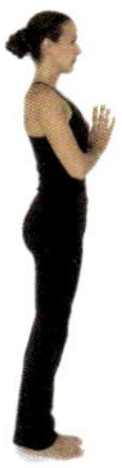

Berghaltung
(Hände in Namaste)
Tadasana
Seite 28

Yoga für die Beweglichkeit I

(Fortsetzung)

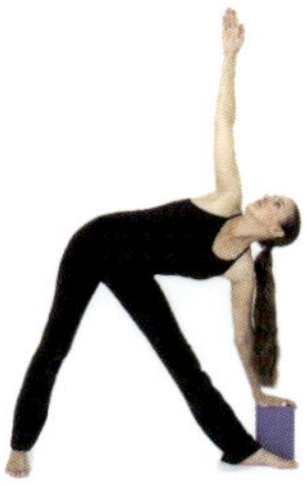

Gestrecktes Dreieck
Utthita Trikonasana
Seite 34

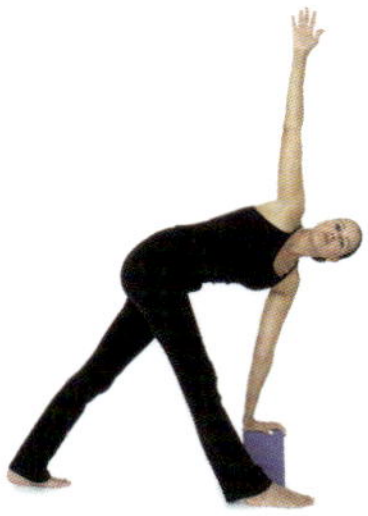

Gedrehtes Dreieck
Parivrtta Trikonasana
Seite 44

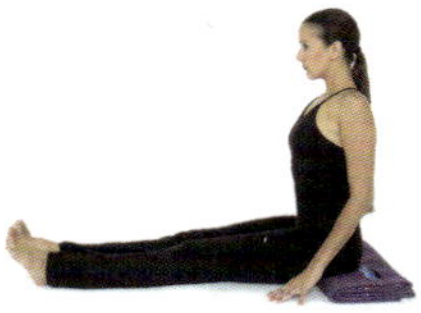

Stockhaltung
Dandasana
Seite 170

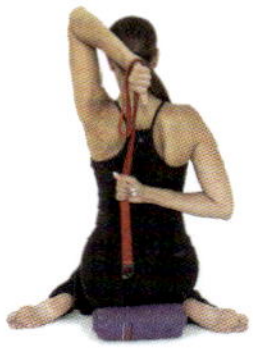

Kuhgesicht
Gomukhasana
Seite 168

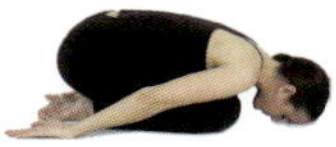

Haltung
des Kindes
Balasana
Seite 194

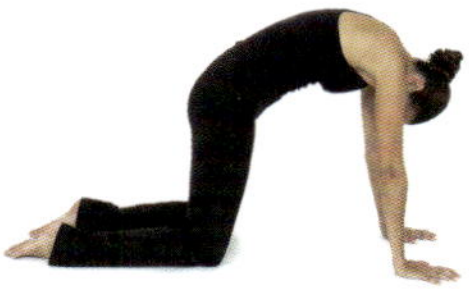

Katze
Seite 116

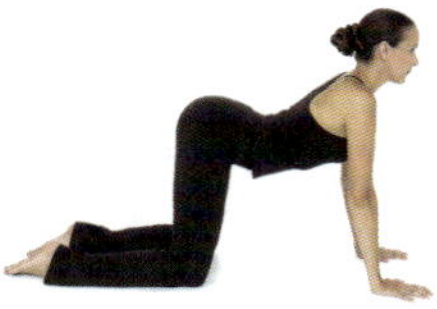

Kuh
Seite 116

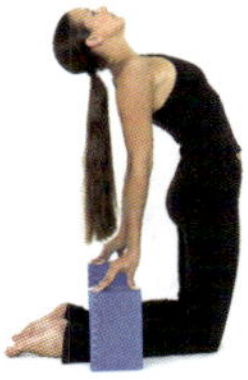

Kamel
Ustrasana
Seite 104

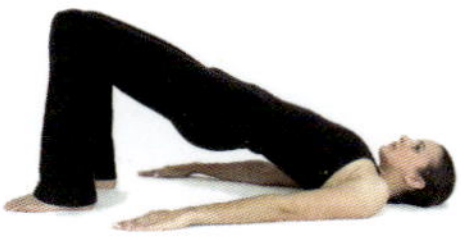

Brücke
Setu Banda
Sarvangasana
Seite 106

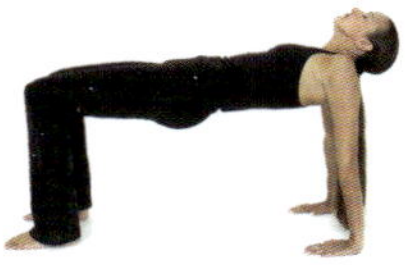

Intensive Dehnung
der Körpervorderseite,
Schiefe Ebene
Purvottanasana
Seite 78

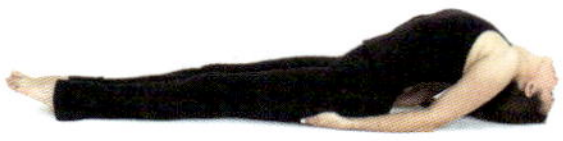

Fisch
Matsyasana
Seite 114

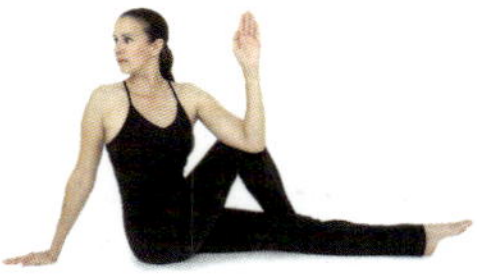

Drehsitz I (Variation)
Marichysana I
Seite 130

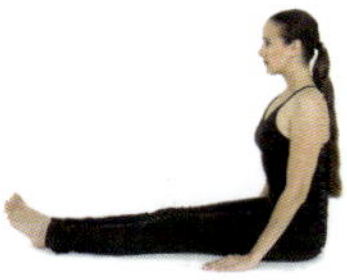

Stockhaltung
Dandasana
Seite 170

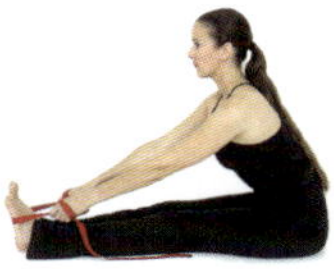

Sitzende
Vorwärtsbeuge
Paschimottanasana
Seite 136

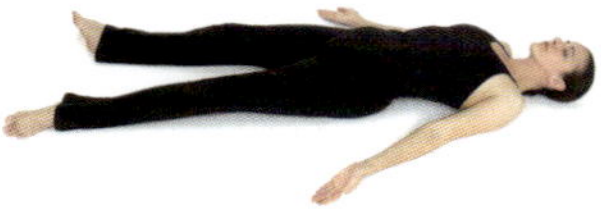

Totenhaltung
Savasana
Seite 196

Yoga für die Beweglichkeit II

Diese Übungsfolge enthält Haltungen zur Verbesserung und zum Erhalt der Beweglichkeit. Sie nimmt langsam an Intensität zu, erreicht den Höhepunkt mit anspruchsvollen Rückwärtsbeugen und endet mit Haltungen, die abkühlend wirken. Koordinieren Sie die Asanas hier genauso mit Ihrem Atem wie bei den Routinen des Sonnen- und Mondgrusses (siehe Seite 210–216).

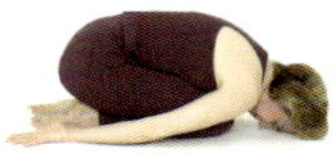

Haltung des Kindes Balasana Seite 194

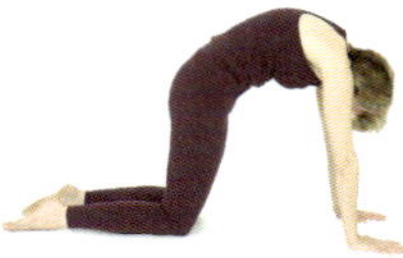

Ausatmen, Katze Seite 116

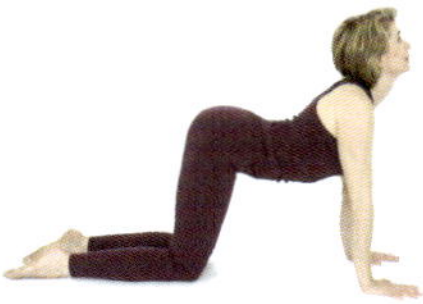

Einatmen, Kuh Seite 116

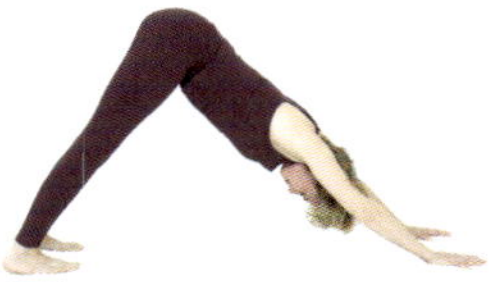

Ausatmen, Nach unten schauender Hund Adho Mukha Svanasana Seite 30

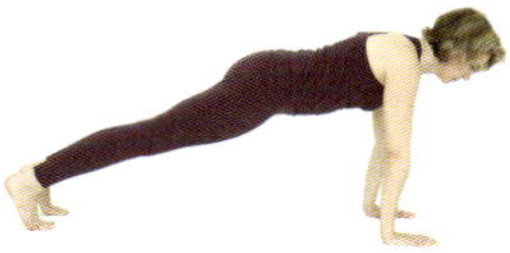

Einatmen, Planke (= Körper gerade halten wie ein Brett: Pobacken angespannt, Bauch gestrafft)

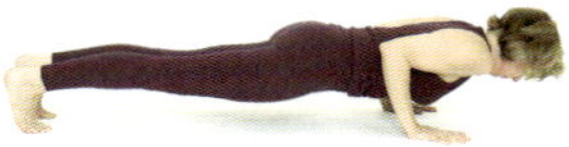

Ausatmen, Brett Chaturanga Dandasana Seite 86

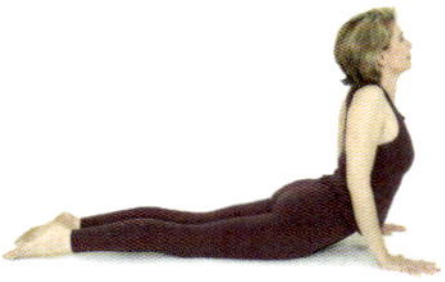

Ausatmen, Kobra, einatmen Bhujangasana Seite 100

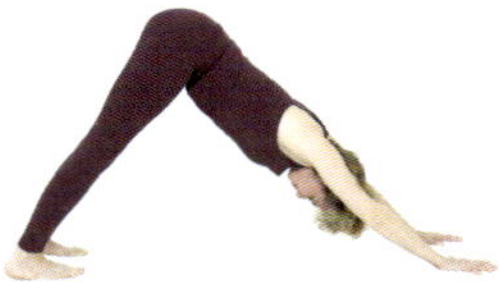

Ausatmen, Nach unten schauender Hund Adho Mukha Svanasana Seite 30

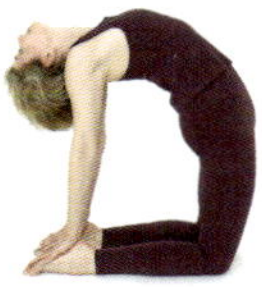

Einatmen, Kamel Ustrasana Seite 104

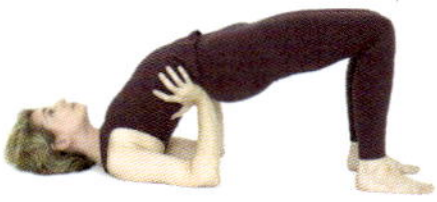

Einatmen, Brücke, ausatmen Setu Banda Sarvangasana Seite 106

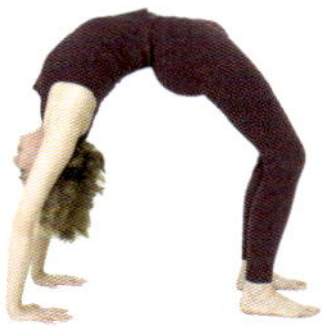

Einatmen, Rad, ausatmen Urdva Dhanurasana, Seite 112

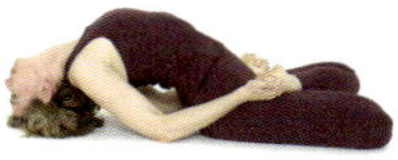

Einatmen, Fisch, ausatmen Matsyasana Seite 114

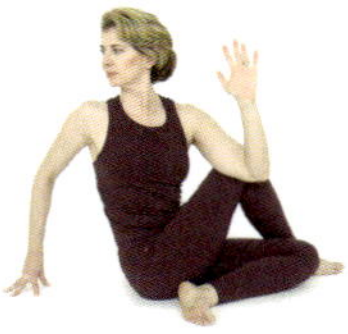

Ausatmen, Drehsitz I mit überkreuzten Beinen (Variation) Marichyasana I Seite 130

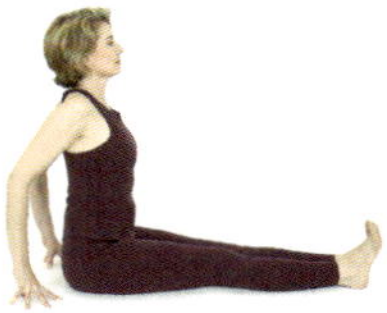

Einatmen, Stockhaltung Dandasana Seite 170

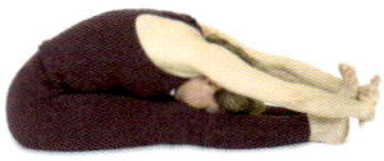

Ausatmen, Sitzende Vorwärtsbeuge, einatmen Paschimottanasana Seite 136

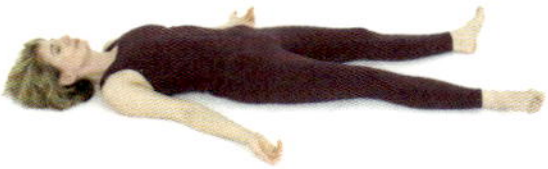

Ausatmen, Totenhaltung Savasana Seite 196

Vinyasa Yoga I

Vinyasa Yoga I, II und III sind ausgezeichnete Übungsfolgen, um Kraft und Ausdauer aufzubauen. Konzentrieren Sie sich auf die Ujjayi-Atmung, um in Ihre Mitte zu kommen, und verbinden Sie die Positionen miteinander. Führen Sie die Sequenz erst auf der rechten Seite aus, und wiederholen Sie diese dann auf der linken Seite.

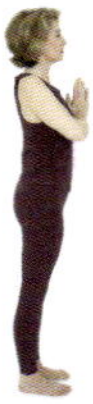

Berghaltung (Hände in Namaste)
Tadasana
Seite 28

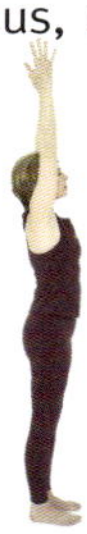

Einatmen, Berghaltung (Arme über dem Kopf)
Tadasana
Seite 28

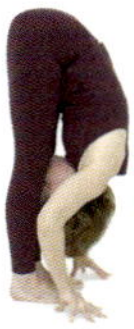

Ausatmen, Stehende Vorwärtsbeuge
Uttanasana
Seite 138

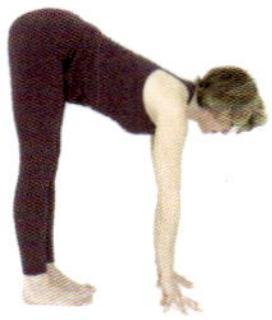

Einatmen, Wirbelsäule verlängern

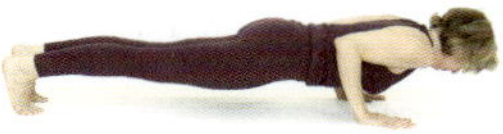

Ausatmen, Brett
Chaturanga Dandasana
Seite 86

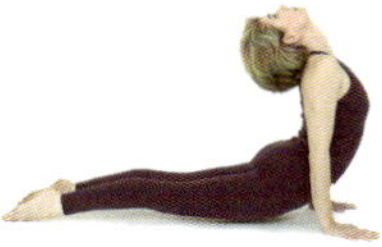

Einatmen, Nach oben schauender Hund
Urdhva Mukha Svanasana
Seite 102

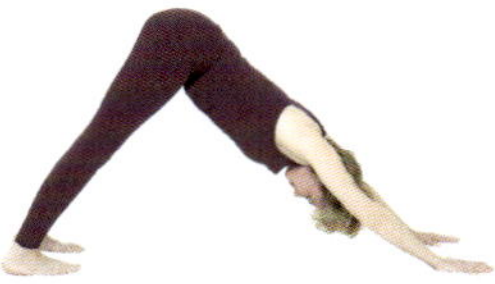

Ausatmen, Nach unten schauender Hund
Adho Mukha Svanasana
Seite 30

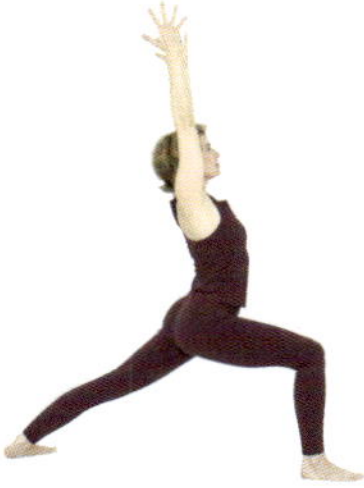

Einatmen, Krieger I
Virabhadrasana I
Seite 40

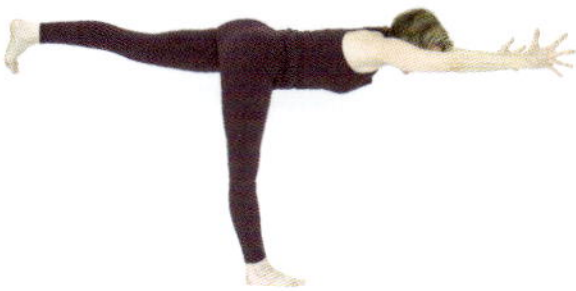

Ausatmen, Krieger III
Virabhadrasana III
Seite 70

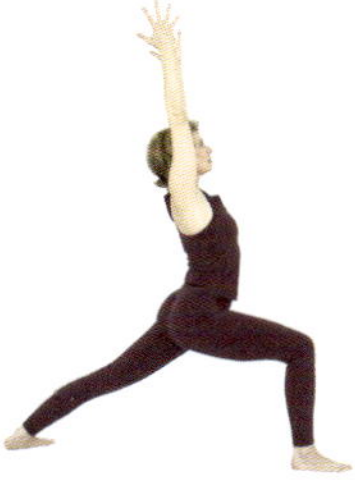

Einatmen, Krieger I
Virabhadrasana I
Seite 40

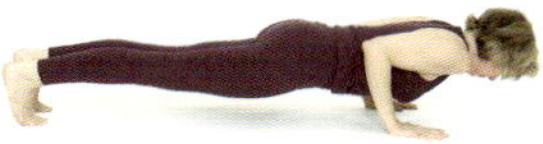

Ausatmen, Brett
Chaturanga Dandasana
Seite 86

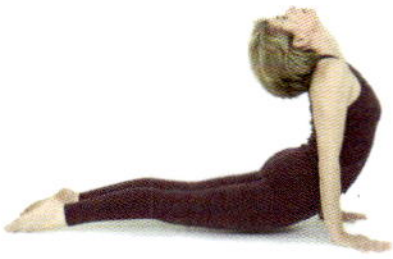

Einatmen, Nach oben schauender Hund
Urdhva Mukha Svanasana
Seite 102

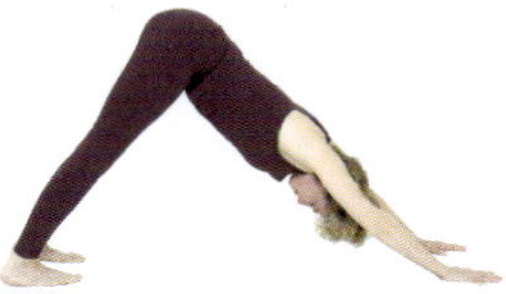

Ausatmen, Nach unten schauender Hund
Adho Mukha Svanasana
Seite 30

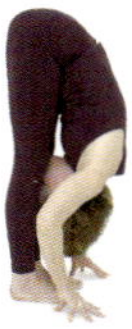

Ausatmen, Stehende Vorwärtsbeuge
Uttanasana
Seite 138

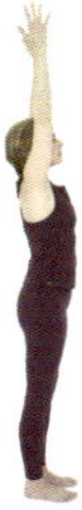

Einatmen, Berghaltung (Arme über dem Kopf)
Tadasana
Seite 28

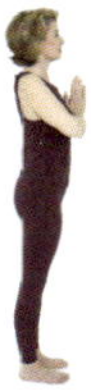

Ausatmen, Berghaltung (Hände in Namaste)
Tadasana
Seite 28

Vinyasa Yoga II

Die Übungsfolge Vinyasa Yoga II kombiniert Gebärden der Begrüßung mit kraftvollen Haltungen im Stand, um Kraft und Ausdauer aufzubauen. Konzentrieren Sie sich auf die Ujjayi-Atmung, um die Asanas miteinander zu verbinden. Führen Sie die Sequenz erst auf der rechten Seite aus, und wiederholen Sie diese dann auf der linken Seite.

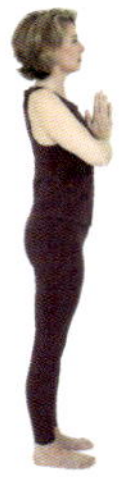

Berghaltung (Hände in Namaste) Tadasana
Seite 28

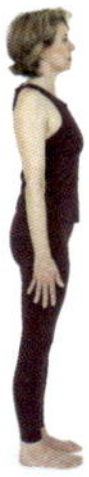

Ausatmen, Berghaltung (Arme seitlich am Körper) Tadasana
Seite 28

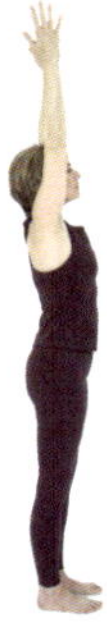

Einatmen, Berghaltung (Arme über dem Kopf) Tadasana
Seite 28

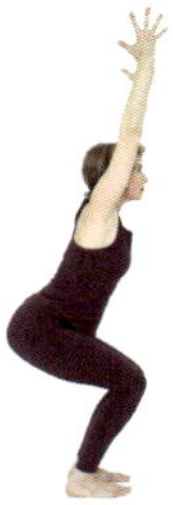

Ausatmen, Stuhlhaltung, einatmen Utkatasana
Seite 46

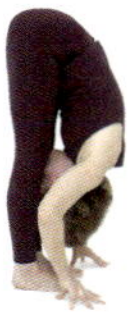

Ausatmen, Stehende Vorwärtsbeuge Uttanasana
Seite 138

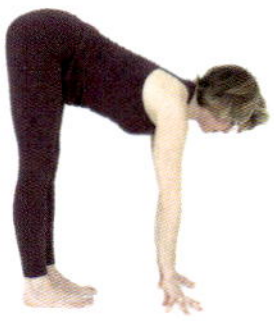

Einatmen, Wirbelsäule verlängern

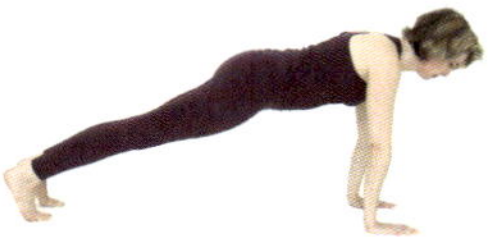

Ausatmen, Planke, einatmen

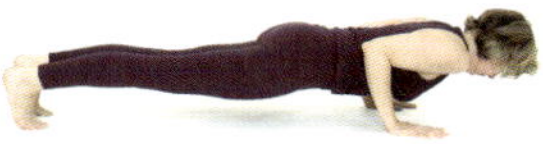

Ausatmen, Brett Chaturanga Dandasana
Seite 86

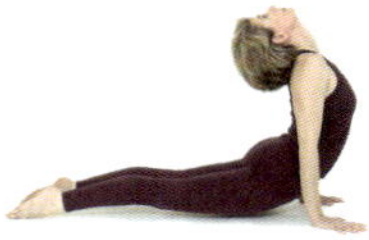

Einatmen, Nach oben schauender Hund Urdhva Mukha Svanasana
Seite 102

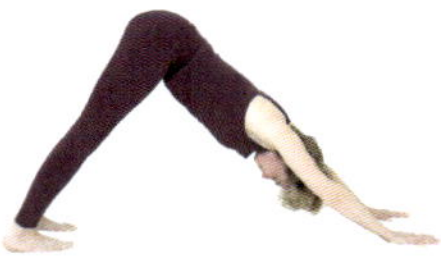

Ausatmen, Nach unten schauender Hund, Adho Mukha Svanasana
Seite 30

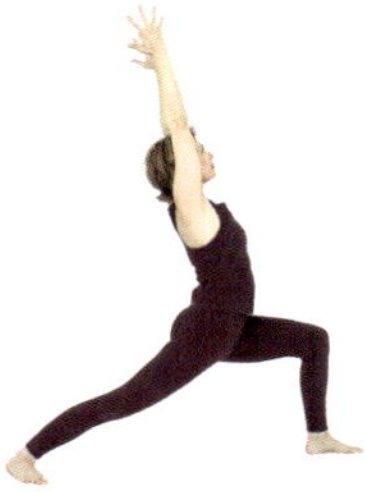

Einatmen, Krieger I Virabhadrasana I
Seite 40

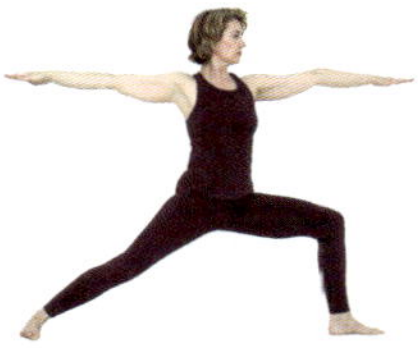

Ausatmen, Krieger II Virabhadrasana II
Seite 36

Vinyasa Yoga II

(Fortsetzung)

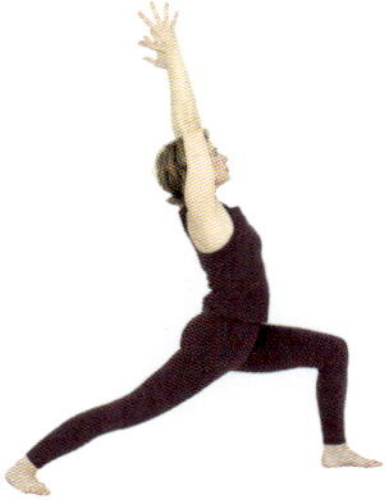

Einatmen, Krieger I
Virabhadrasana I
Seite 40

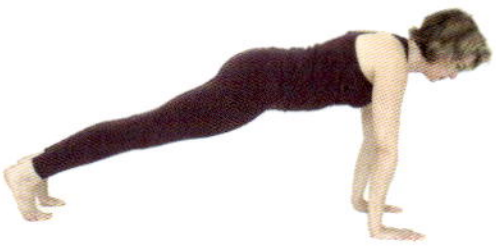

Ausatmen, Planke,
einatmen

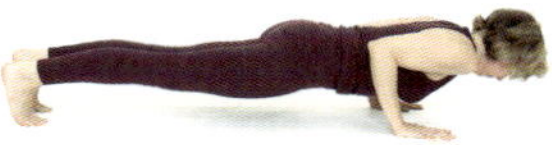

Ausatmen, Brett
Chaturanga
Dandasana
Seite 86

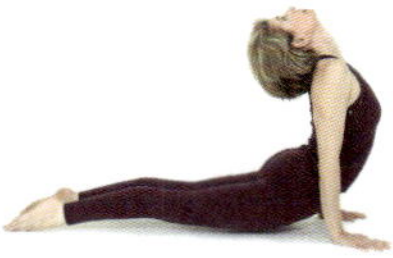

Einatmen, Nach oben
schauender Hund
Urdhva Mukha
Svanasana
Seite 102

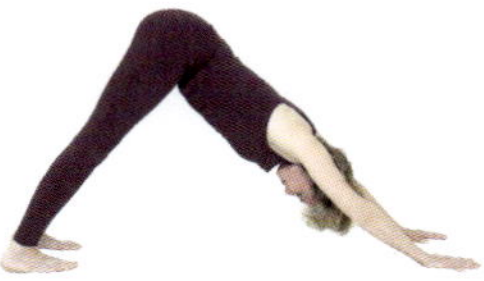

Ausatmen, Nach unten
schauender Hund
Adho Mukha
Svanasana
Seite 30

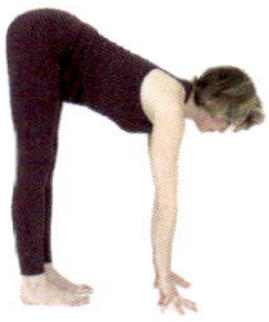

Einatmen, mit
den Füßen zu den
Händen gehen und
die Wirbelsäule
verlängern

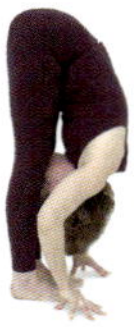

Ausatmen, Stehende
Vorwärtsbeuge
Uttanasana
Seite 138

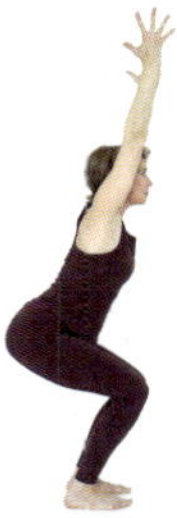

Einatmen,
Stuhlhaltung,
ausatmen
Utkatasana
Seite 46

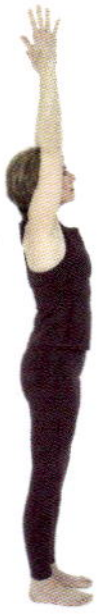

Einatmen, Berghaltung
(Arme über dem Kopf)
Tadasana
Seite 28

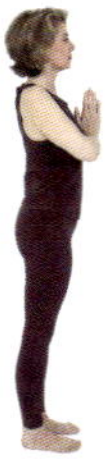

Ausatmen, Berghaltung
(Hände in Namaste)
Tadasana
Seite 28

Vinyasa Yoga III

Vinyasa Yoga III ist eine ausgezeichnete Routine, um Kraft und Ausdauer aufzubauen, wobei der Fokus auf der Drehung liegt. Konzentrieren Sie sich auf die Ujjayi-Atmung, um die Haltungen miteinander zu verbinden. Führen Sie die Sequenz erst auf der rechten Seite aus, und wiederholen Sie diese dann auf der linken Seite.

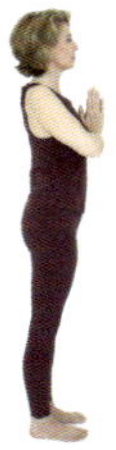

Einatmen, Berghaltung (Hände in Namaste) Tadasana Seite 28

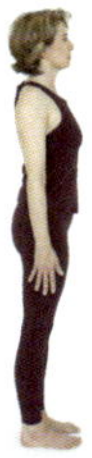

Ausatmen, Berghaltung (Arme seitlich am Körper) Tadasana Seite 28

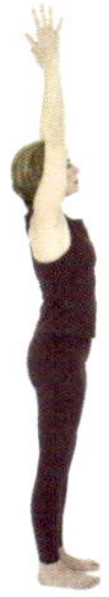

Einatmen, Berghaltung (Arme über dem Kopf) Tadasana Seite 28

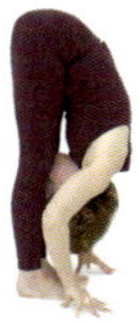

Ausatmen, Stehende Vorwärtsbeuge Uttanasana Seite 138

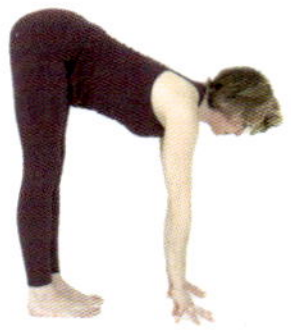

Einatmen, die Wirbelsäule verlängern

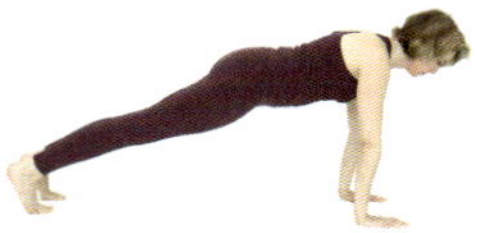

Ausatmen, Planke, einatmen

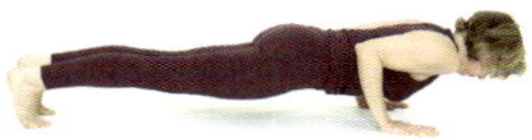

Ausatmen, Brett Chaturanga Dandasana Seite 86

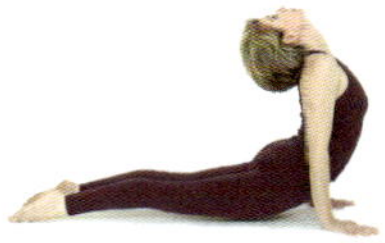

Einatmen, Nach oben schauender Hund Urdhva Mukha Svanasana Seite 102

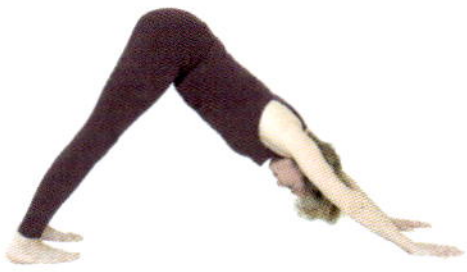

Ausatmen, Nach unten schauender Hund Adho Mukha Svanasana Seite 30

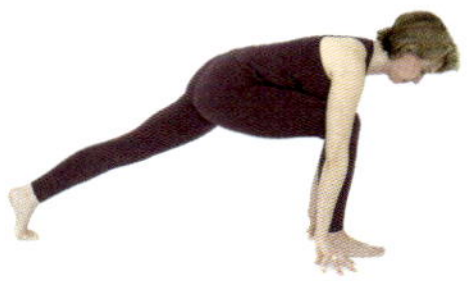

Einatmen, Ausfallschritt

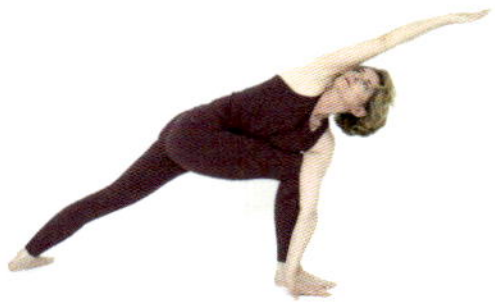

Einatmen, Seitliche intensive Dehnung Parsvakonasana Seite 54

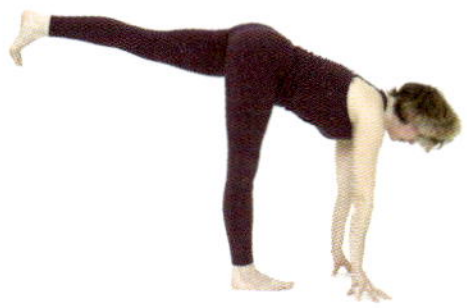

Einatmen, die Hände auf den Boden legen, Bein heben

Vinyasa Yoga III

(Fortsetzung)

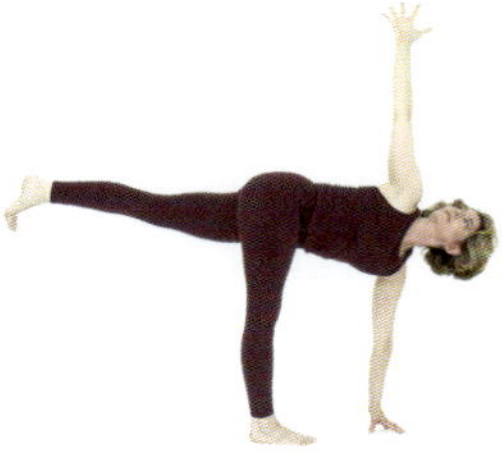

Ausatmen, einatmen, Gedrehter Halbmond Parivrtta Ardha Chandrasana Seite 66

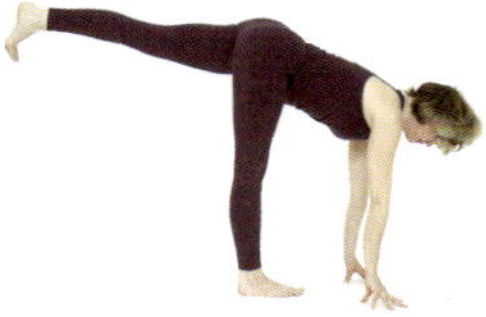

Ausatmen, beide Hände genau unter den Schultern auf den Boden bringen

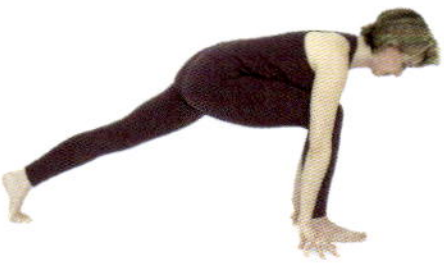

Einatmen, ausatmen, Ausfallschritt

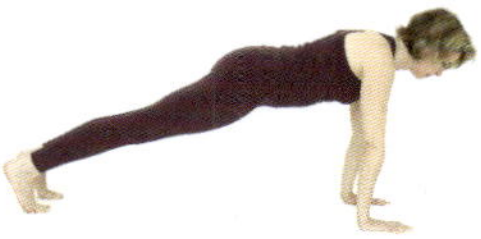

Einatmen, Planke

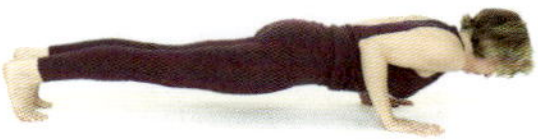

Ausatmen, Brett Chaturanga Dandasana Seite 86

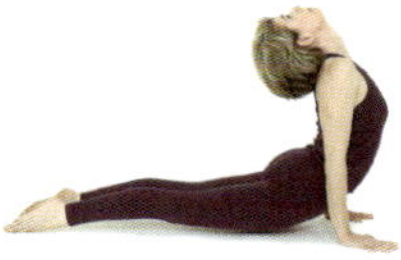

Einatmen, Nach oben schauender Hund Urdhva Mukha Svanasana Seite 102

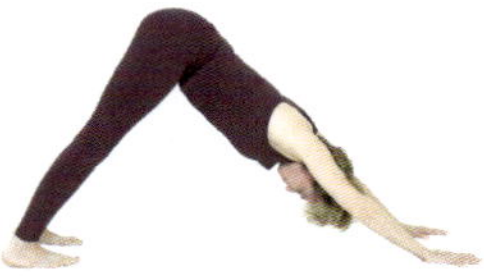

Ausatmen, Nach unten schauender Hund Adho Mukha Svanasana Seite 30

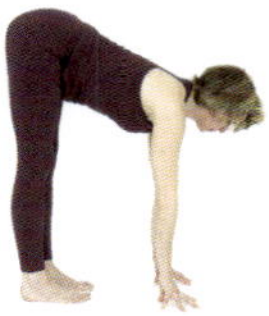

Einatmen, die Füße zu den Händen führen und die Wirbelsäule verlängern

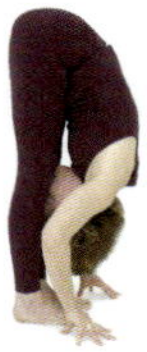

Ausatmen, Stehende Vorwärtsbeuge Uttanasana Seite 138

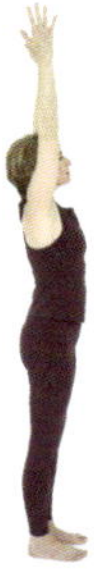

Einatmen, Berghaltung (Arme über dem Kopf) Tadasana Seite 28

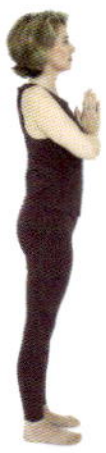

Ausatmen, Berghaltung (Hände in Namaste) Tadasana Seite 28

Sonnengruss I

Der Sonnengruß I ist eine ausgezeichnete Aufwärmroutine für die meisten Yoga-Übungen oder als Start in den Tag. Auch für sich alleine ist er eine exzellente Übungsfolge, die in etwa einer Minute ausgeführt werden kann. Konzentrieren Sie sich während der gesamten Abfolge auf Ihren Atem. Sobald Sie die Abfolge auf einem Bein ausgeführt haben, wiederholen Sie diese auf dem anderen Bein.

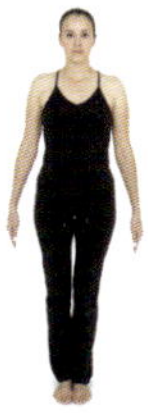

Berghaltung Tadasana Seite 28

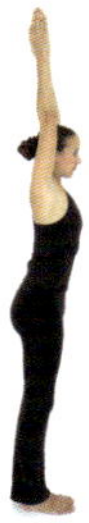

Einatmen, Berghaltung (Arme über dem Kopf) Tadasana Seite 28

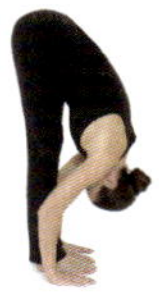

Ausatmen, Stehende Vorwärtsbeuge Uttanasana Seite 138

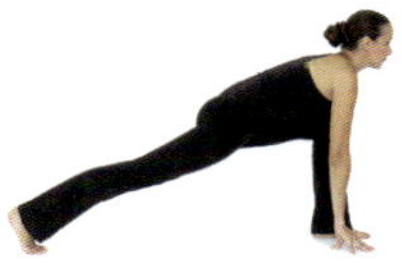

Einatmen, Planke

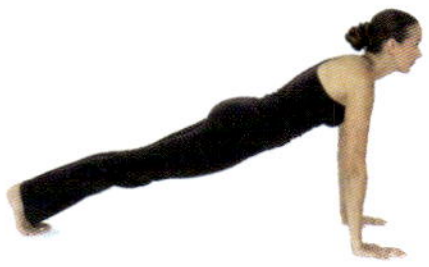

Einatmen, Planke

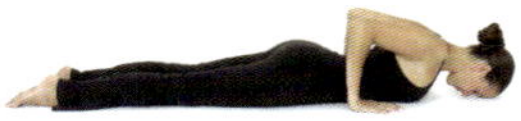

Einatmen, ausatmen, Kobra Bhujangasana Seite 100

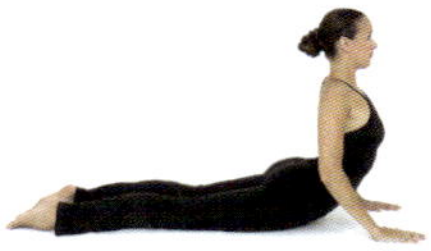

Ausatmen, Kobra Bhujangasana Seite 100

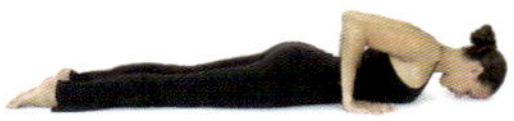

Einatmen, ausatmen, Kobra Bhujangasana Seite 100

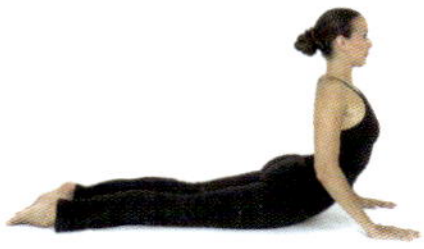

Einatmen, Kobra Bhujangasana Seite 100

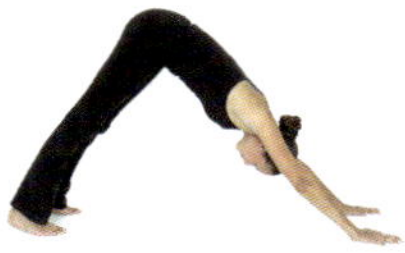

Ausatmen, Nach unten schauender Hund Adho Mukha Svanasana Seite 30

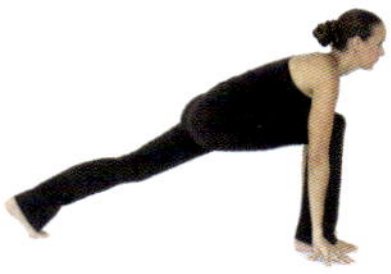

Einatmen, Ausfallschritt

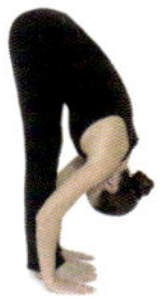

Ausatmen, Stehende Vorwärtsbeuge Uttanasana Seite 138

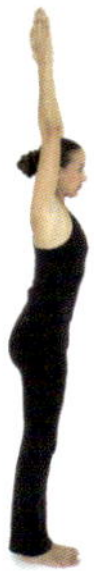

Einatmen, Berghaltung (Arme über dem Kopf) Tadasana Seite 28

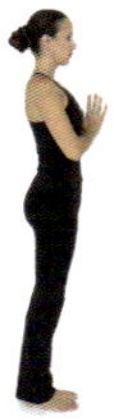

Ausatmen, Berghaltung (Hände in Namaste) Tadasana Seite 28

Sonnengruss II

Der Sonnengruß II ist ebenfalls eine ausgezeichnete Aufwärmroutine für die meisten Yoga-Übungen und dient auch als eigenständige Übungsfolge, um Ausdauer, Kraft und Beweglichkeit aufzubauen. Auch er kann in ungefähr einer Minute ausgeführt werden. Konzentrieren Sie sich auf die Ujjayi-Atmung, um die einzelnen Asanas miteinander zu verbinden.

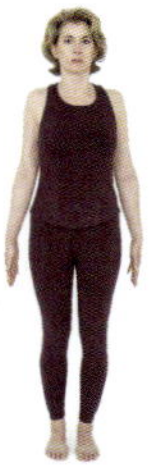

Ausatmen, Berghaltung Tadasana Seite 28

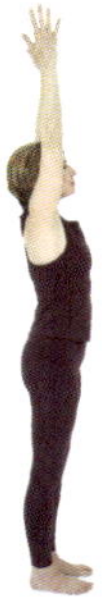

Einatmen, Berghaltung (Arme über dem Kopf) Tadasana Seite 28

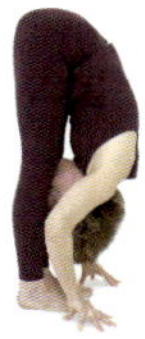

Ausatmen, Stehende Vorwärtsbeuge Uttanasana Seite 138

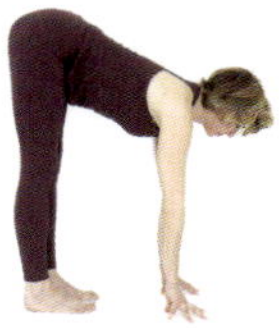

Einatmen, die Wirbelsäule verlängern

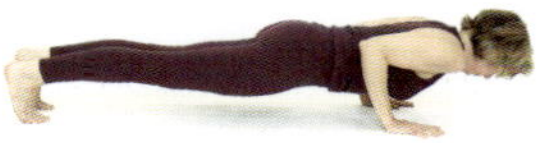

Ausatmen, Brett Chaturanga Dandasana Seite 86

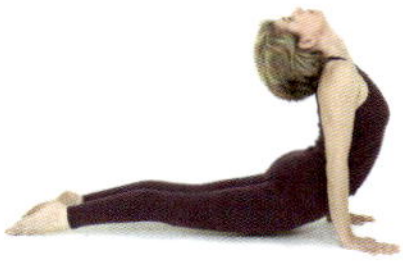

Einatmen, Nach oben schauender Hund Urdhva Mukha Svanasana Seite 102

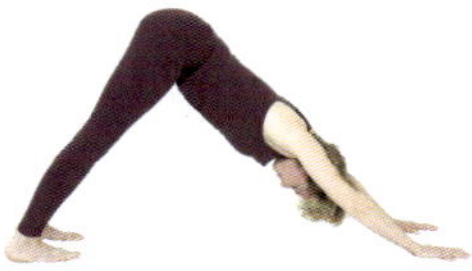

Ausatmen, Nach unten schauender Hund Adho Mukha Svanasana Seite 30

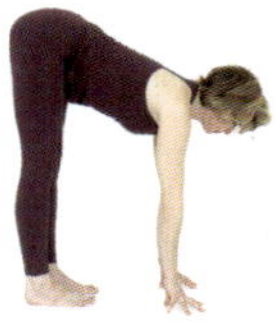

Einatmen, die Wirbelsäule verlängern

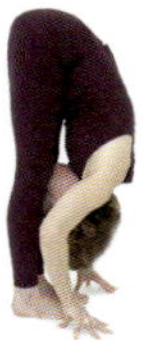

Ausatmen, Stehende Vorwärtsbeuge Uttanasana Seite 138

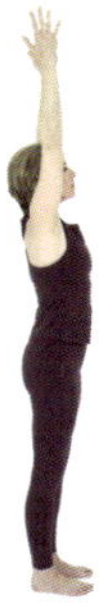

Einatmen, Berghaltung (Arme über dem Kopf) Tadasana Seite 28

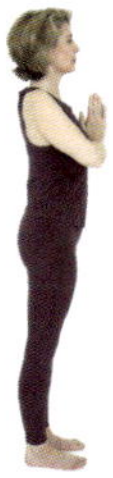

Ausatmen, Berghaltung (Hände in Namaste) Tadasana Seite 28

Mondgruss I

Dies ist in erster Linie ein Gruß in Rückbeuge. Koordinieren Sie Ihre Bewegungen mit Ihrem Atem. Wenn Sie eine Pause brauchen, bleiben Sie zehn Atemzüge lang in der Haltung des Kindes, bevor Sie mit der Routine fortfahren. Hier wird die Übungsfolge mit der rechten Seite als Führungsseite gezeigt. Führen Sie die gesamte Routine so aus, und wiederholen Sie diese dann mit der linken Seite als Führungsseite.

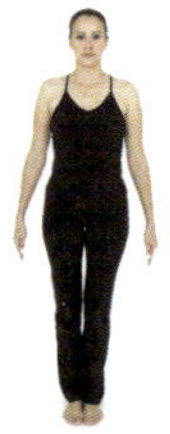

Ausatmen, Berghaltung
Tadasana
Seite 28

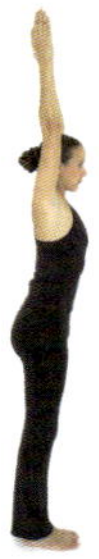

Einatmen, Berghaltung (Arme über dem Kopf)
Tadasana
Seite 28

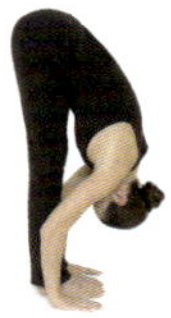

Ausatmen, Stehende Vorwärtsbeuge
Uttanasana
Seite 138

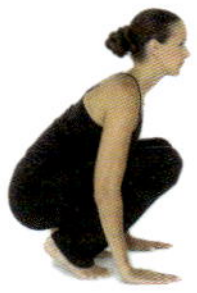

Einatmen, Tiefe Hocke (Variation)
Malasana
Seite 150

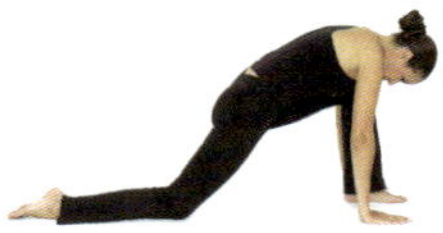

Ausatmen, Hände auf den Boden legen, Ausfallschritt

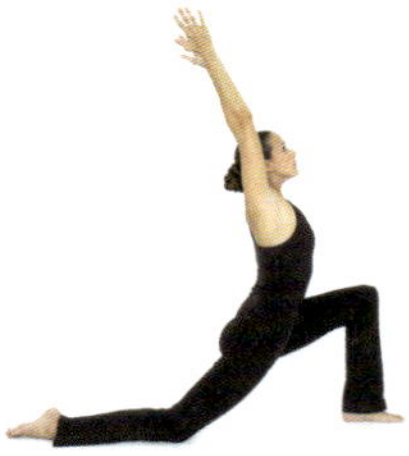

Einatmen, Halbmond-Ausfallschritt (Variation)
Ajaneyana
Seite 38

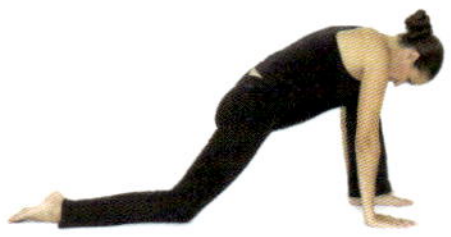

Ausatmen, Ausfallschritt

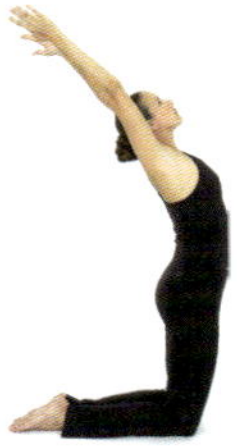

Einatmen, Kamel (Variation)
Ustrasana
Seite 104

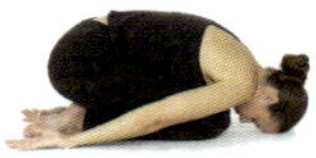

Ausatmen, Haltung des Kindes
Balasana
Seite 194

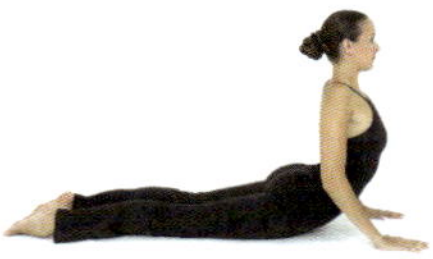

Einatmen, Kobra
Bhujangasana
Seite 100

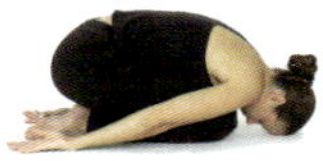

Ausatmen, Haltung des Kindes
Balasana
Seite 194

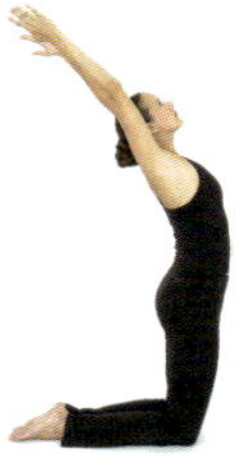

Einatmen, Kamel (Variation), ausatmen
Ustrasana
Seite 104

Mondgruss I

(Fortsetzung)

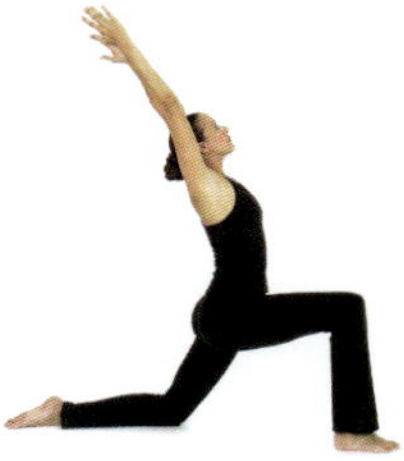

Einatmen, Halbmond-Ausfallschritt (Variation)
Anjaneya
Seite 38

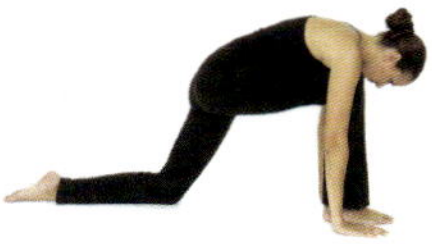

Ausatmen, Ausfallschritt

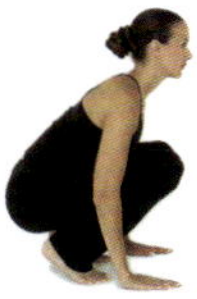

Einatmen, Tiefe Hocke (Variation)
Malasana
Seite 150

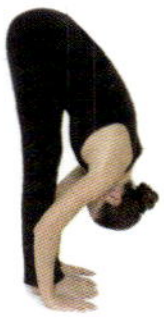

Ausatmen, Stehende Vorwärtsbeuge
Uttanasana
Seite 138

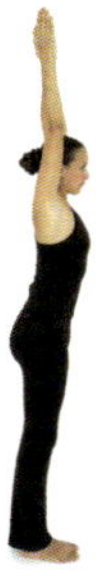

Einatmen, Berghaltung (Arme über dem Kopf)
Tadasana
Seite 28

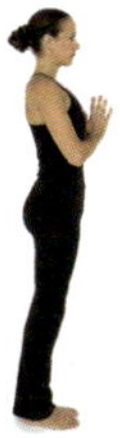

Ausatmen, Berghaltung (Hände in Namaste)
Tadasana
Seite 28

Mondgruss II

Dies ist eine vollständige Reihe mit Vorwärts-, Seit- und Rückwärtsbeugen. Koordinieren Sie Ihre Bewegungen mit der Ujjayi-Atmung. Wenn Sie eine Pause brauchen, bleiben Sie für zehn Atemzüge in der Haltung des Kindes, bevor Sie mit der Reihe fortfahren.

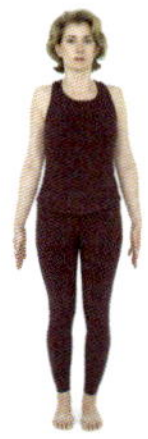

Ausatmen, Berghaltung Tadasana Seite 28

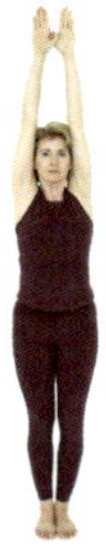

Einatmen, Berghaltung (Daumen ineinander verhakt, Arme über dem Kopf) Tadasana Seite 28

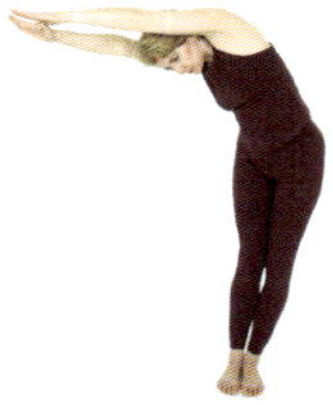

Ausatmen, zur Seite und leicht nach vorne beugen

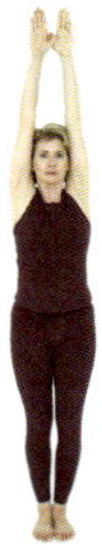

Einatmen, Berghaltung (Daumen ineinander verhakt, Arme über dem Kopf) Tadasana Seite 28

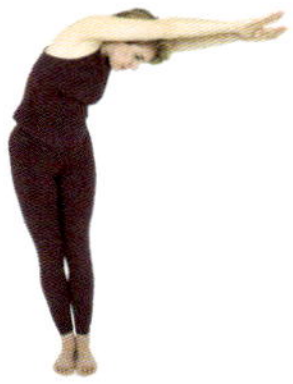

Ausatmen, zur Seite und leicht nach vorne beugen

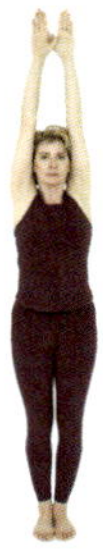

Einatmen, Berghaltung (Daumen ineinander verhakt, Arme über dem Kopf) Tadasana Seite 28

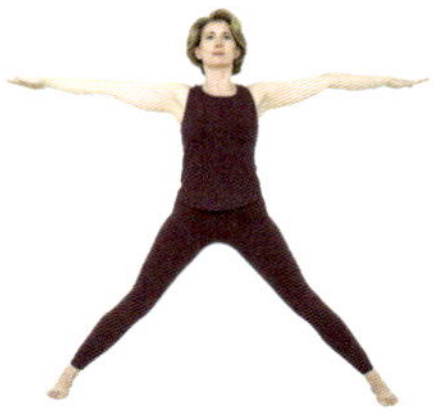

Ausatmen, Beine weit grätschen, Arme sind seitlich ausgestreckt, einatmen

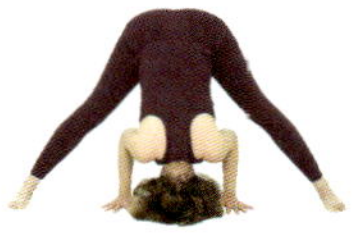

Ausatmen, Gegrätschte Vorbeuge aus dem Stand Prasarita Padottanasana Seite 48

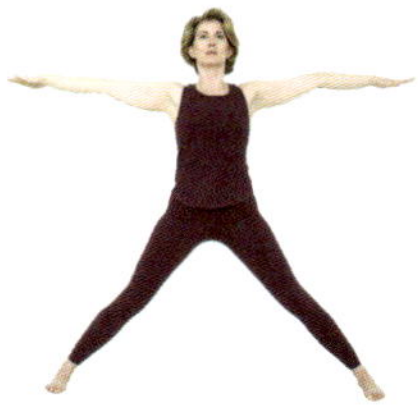

Einatmen, Oberkörper aufrichten

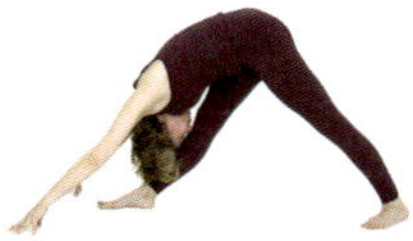

Ausatmen, Seitliche intensive Dehnung Parsvottanasana Seite 54

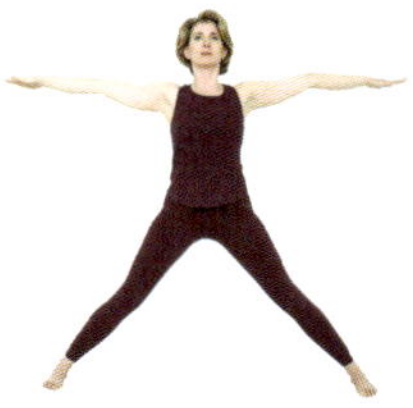

Einatmen, Oberkörper aufrichten

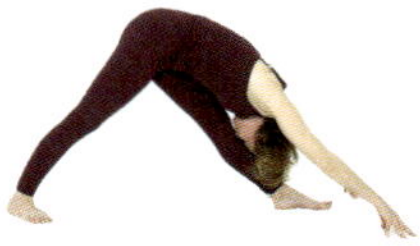

Ausatmen, Seitliche intensive Dehnung Parsvottanasana Seite 54

Mondgruss II

(Fortsetzung)

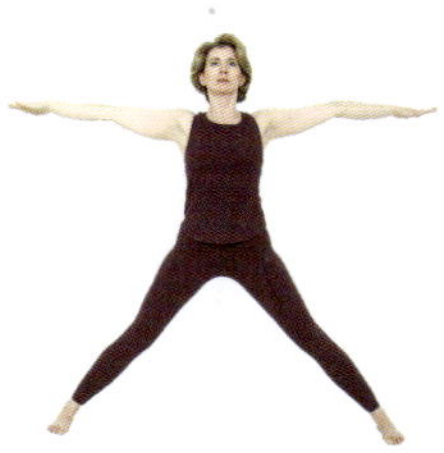

Einatmen, Oberkörper aufrichten, ausatmen

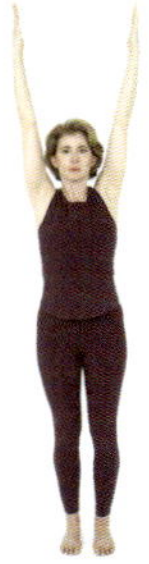

Einatmen, Berghaltung (Arme über dem Kopf)
Tadasana
Seite 28

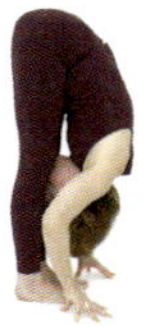

Ausatmen, Stehende Vorwärtsbeuge, einatmen
Uttanasana
Seite 138

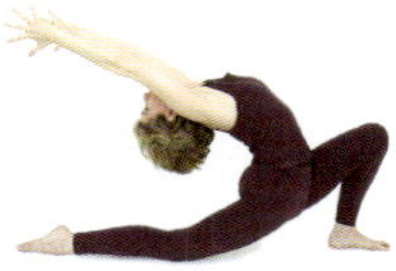

Ausatmen, gehen Sie mit einem Bein zurück, und heben Sie die Arme

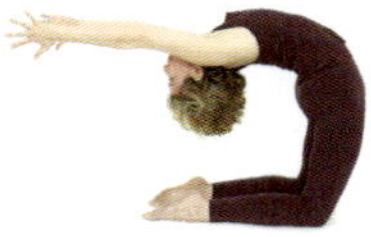

Ausatmen, das linke Knie neben das rechte Knie bringen, einatmen, Oberkörper und Arme weit nach hinten strecken, Rücken stark gekrümmt, Kamel (Variation), Ustrasana
Seite 104

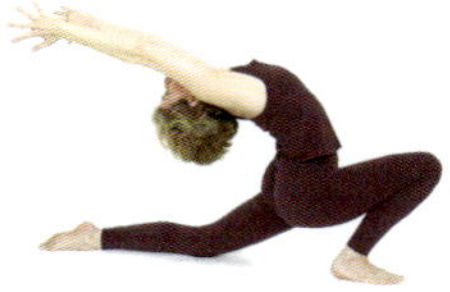

Ausatmen, den rechten Fuß nach vorne nehmen, einatmen, Arme gestreckt nach hinten

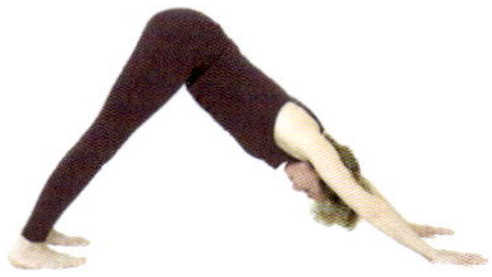

Ausatmen, Nach unten schauender Hund
Adho Mukha Svanasana
Seite 30

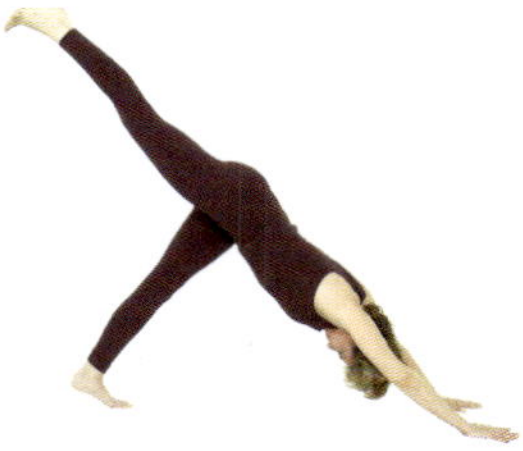

Einatmen, das rechte Bein anheben, bis es in einer Linie mit der Wirbelsäule liegt, Nach unten schauender Hund (Variation)
Adho Mukha Svanasana
Seite 30

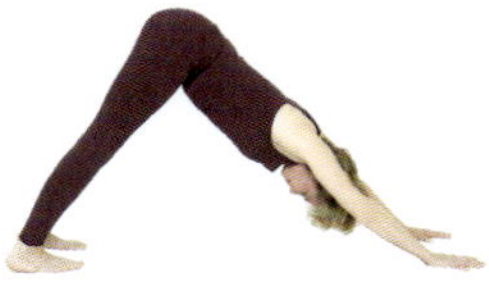

Ausatmen, Nach unten schauender Hund
Adho Mukha Svanasana
Seite 30

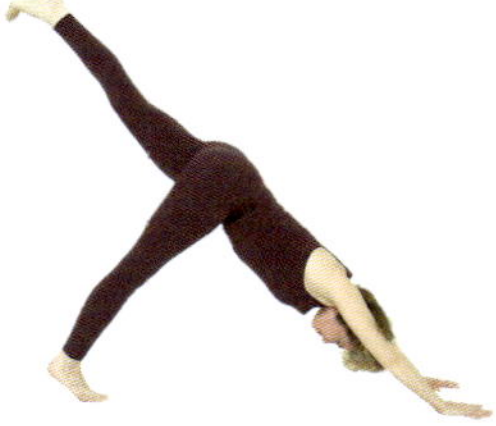

Einatmen, das linke Bein anheben, bis es in einer Linie mit der Wirbelsäule liegt, Nach unten schauender Hund (Variation)
Adho Mukha Svanasana
Seite 30

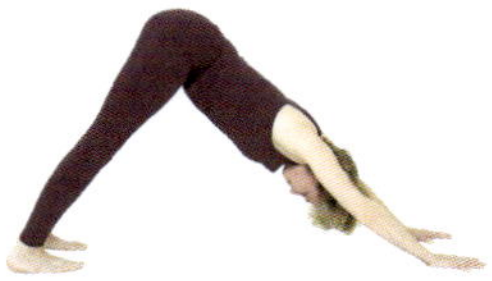

Ausatmen, Nach unten schauender Hund
Adho Mukha Svanasana
Seite 30

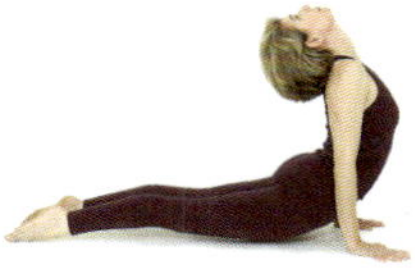

Einatmen, Nach oben schauender Hund
Urdhva Mukha Svanasana
Seite 102

Mondgruss II

(Fortsetzung)

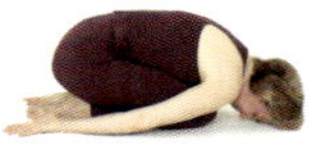

Ausatmen, Haltung des Kindes
Balasana
Seite 194

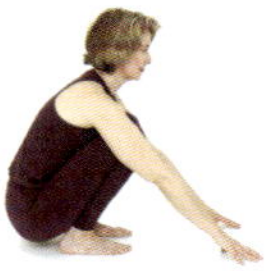

Einatmen, Tiefe Hocke (Variation), ausatmen
Malasana
Seite 150

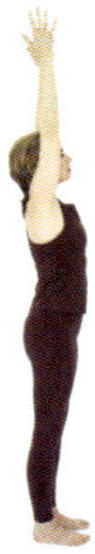

Einatmen, Berghaltung (Arme über dem Kopf)
Tadasana
Seite 28

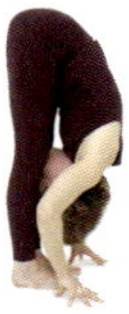

Ausatmen, Stehende Vorwärtsbeuge
Uttanasana
Seite 138

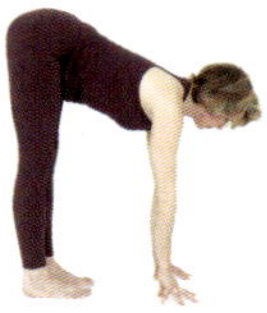

Einatmen, die Wirbelsäule verlängern

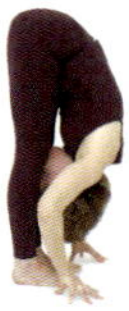

Ausatmen, Stehende Vorwärtsbeuge
Uttanasana
Seite 138

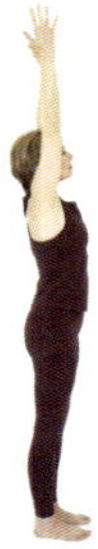

Einatmen, Berghaltung (Arme über dem Kopf)
Tadasana
Seite 28

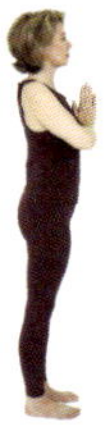

Ausatmen, Berghaltung (Hände in Namaste)
Tadasana
Seite 28

Literaturhinweise

Marcel Anders-Hoepgen, *Das Hatha Yoga Praxisbuch – Für Einsteiger und Fortgeschrittene*, Lünen 2015

Reinhard Bögle, *Praxisbuch Ayurveda Yoga. Mehr Energie durch Marma-Übungen*, München 2007

ders., *Frauen-Yoga*, München 2005

T. K. V. Desikachar, *Yoga – Tradition und Erfahrung. Die Praxis des Yoga nach dem Yoga Sutra des Patanjali*, Petersberg 2005

Eknath Easwaran, *Die Upanischaden*, München 2008

ders. Die Bhagavad Gita: Die Quelle der indischen Spiritualität, München 2012

Jack Hawley, *Bhagavadgita: Der Gesang Gottes. Eine zeitgemäße Version für westliche Leser*, München 2002

B. K. S. Iyengar, *Licht auf Yoga. Das grundlegende Lehrbuch des Hatha-Yoga*, Hamburg 2013

ders. Yoga: Der Weg zu Gesundheit und Harmonie, München 2014

Leslie Kaminoff, Amy Matthews, *Yoga-Anatomie: Ihr Begleiter durch die Asanas, Bewegungen und Atemtechniken*, München 2013

Ray Long, *Yoga-Anatomie 3D: Band 1: Die wichtigsten Muskeln*, München 2010

ders. Yoga-Anatomie 3D: Band 2: Die Haltungen, München 2011

Patanjali, *Das Yogasutra: Von der Erkenntnis zur Befreiung*, Bielefeld 2009

Edeltraud Rohnfeld, *Yoga auf dem Stuhl. Ein Übungsbuch für Beruf und Alltag*, Petersberg 2008

Lucia Nirmala Schmidt, *Atmen jetzt: Heilübungen aus dem Yoga*, München 2013

Inge Schöps, Yoga: *Das große Praxisbuch für Einsteiger & Fortgeschrittene*, Köln 2009

Ralph Skuban, *Patanjalis Yogasutra: Der Königsweg zu einem weisen Leben*, München 2011

Swami Svatmarama, *Hatha-Yoga Pradipika: Die Leuchte des Hatha-Yoga*, Hamburg 2004

Rita Trieger, *Yoga 50 plus: Heilsame Übungen gegen Rücken- und Nackenschmerzen*, München 2013

Eckard Wolz-Gottwald, *Yoga-Philosophie-Atlas*, Petersberg 2013

Adressen

Berufsverband der Yogalehrenden
in Deutschland e.V. (BDY)
Jüdenstraße 37
D-37073 Göttingen
Tel. 0551 797744-0
www.yoga.de

Berufsverband der Yogalehrenden
in Österreich (BYO)
Neustiftgasse 14/St.2/II
A-1017 Wien
Tel. 0043 1 505 3695
www.yoga.at

Yoga Schweiz
Aarbergergasse 21
CH-3011 Bern
Tel. 0041 313 110717
www.yoga.ch

Union Européenne de Yoga (EY)
En Gérardrie, 29
B-4000 Liège (Belgien)
www.yogaeurop.com

Internet

www.greenyogashop.com
www.projektyoga.com
www.yoga-aktuell.de
www.yogabox.de
www.yoga-deutschland.de
www.yogaeasy.de
www.yogamour.de
www.perfectyoga.de
www.poweryogagermany.de
www.worldofyoga.com
www.yogamehome.org
www.yogaraumonline.de
www.yogarelations.com
www.yoga-vidya.de
www.yoga-welten.de
www.yogisan-shop.com
www.yogishop.com
www.yogistar.com

Illustrierter Asanas-Index

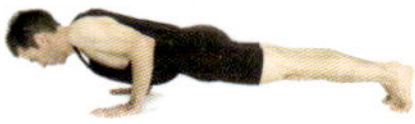

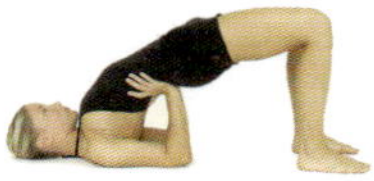

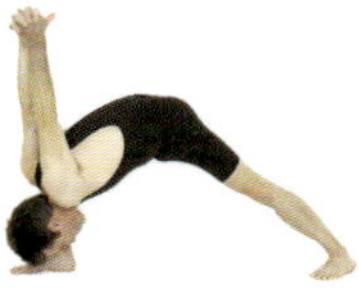

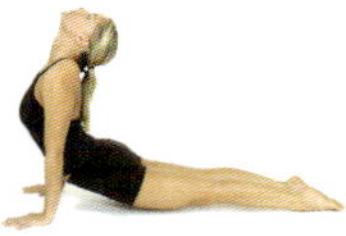

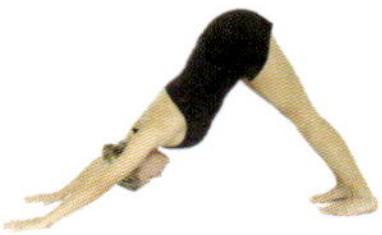

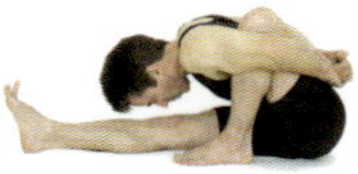

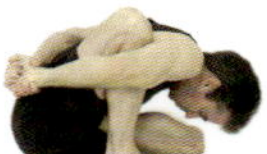

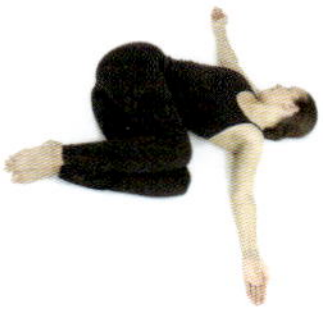

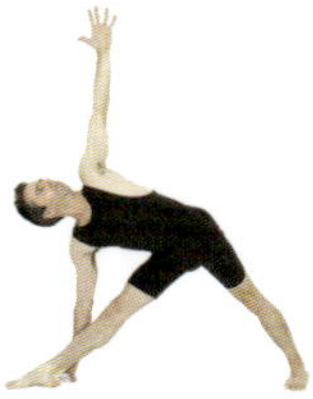

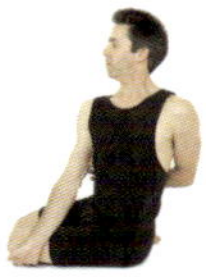

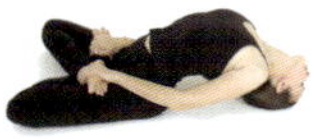

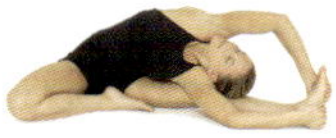

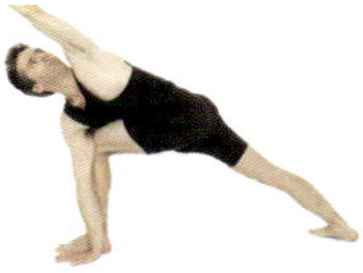

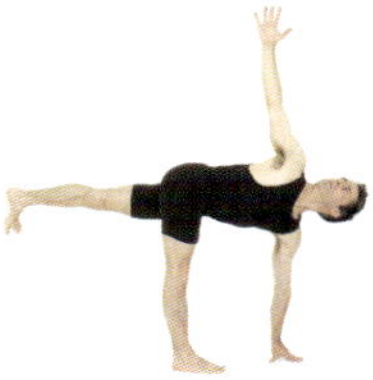

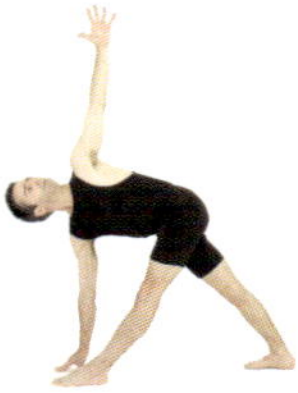

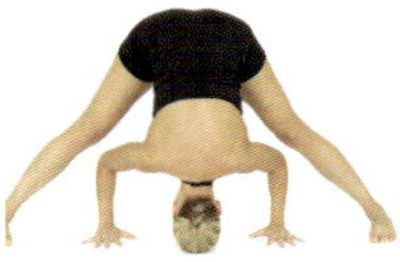

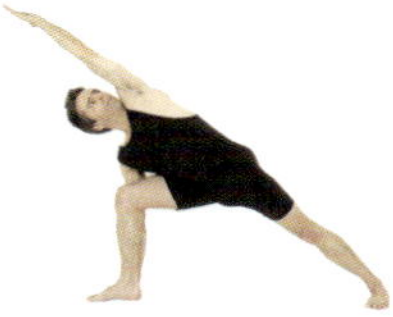

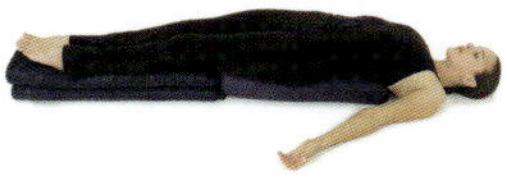

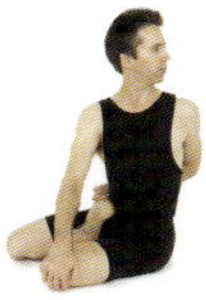

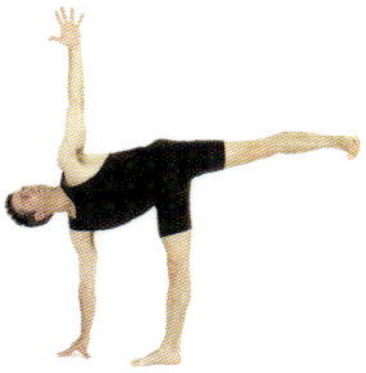

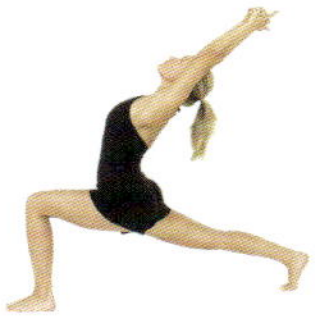

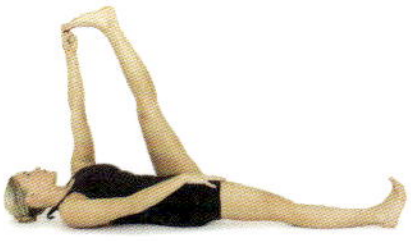

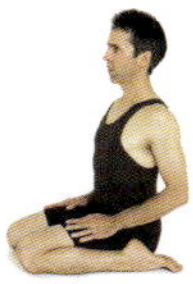

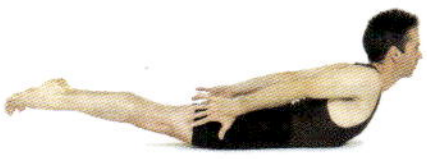

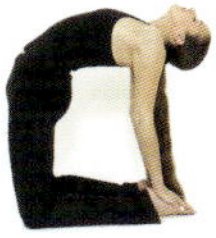

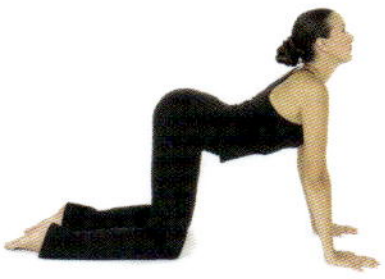

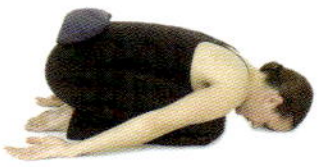

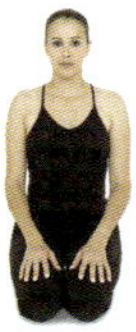

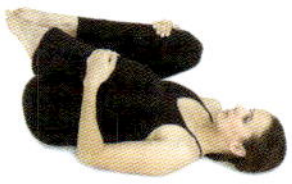

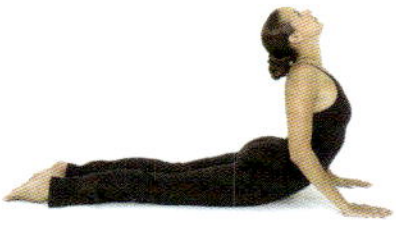

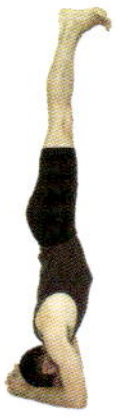

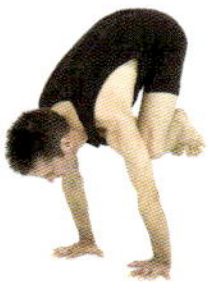

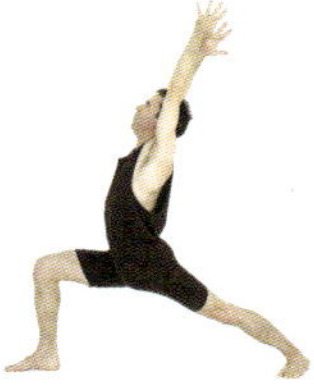

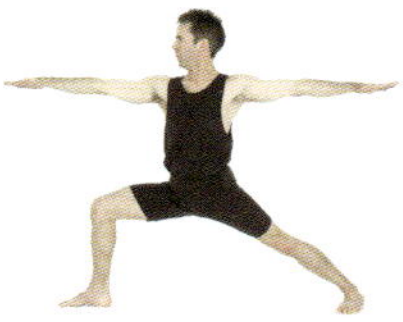

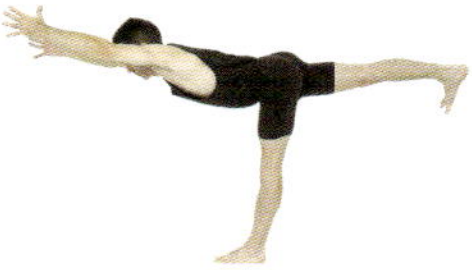

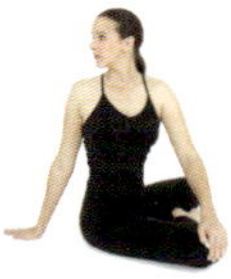

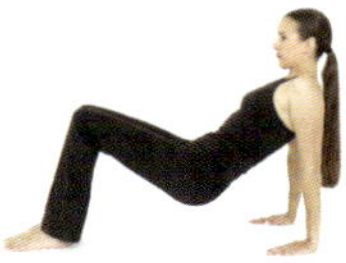

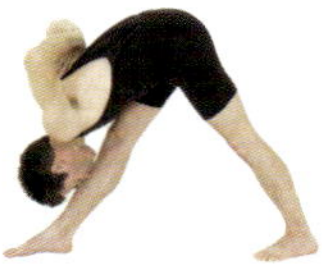

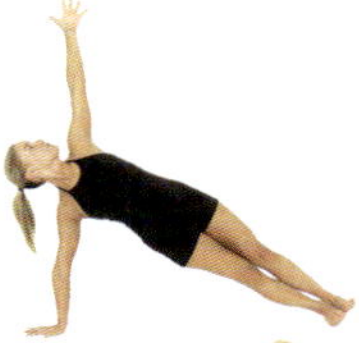

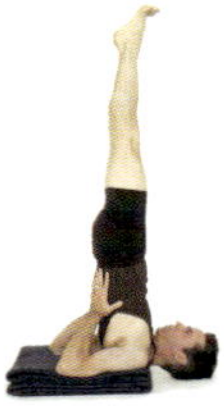

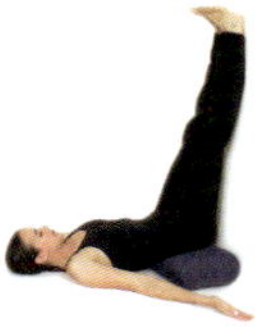

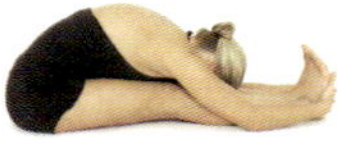

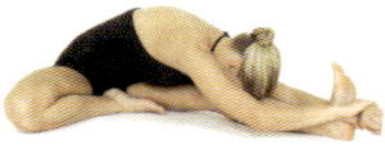

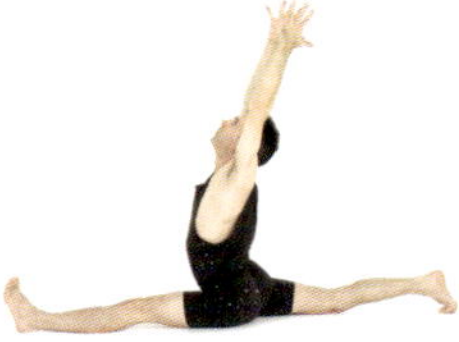

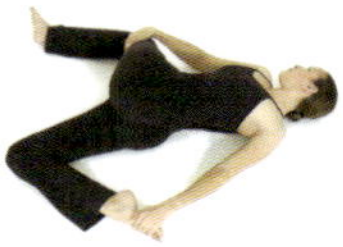

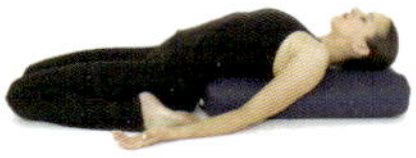

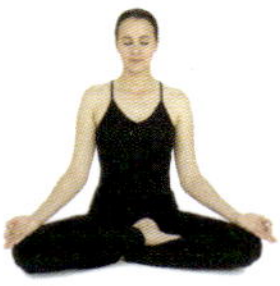

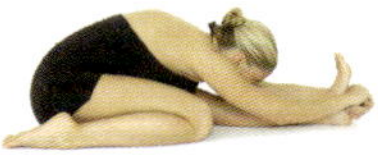

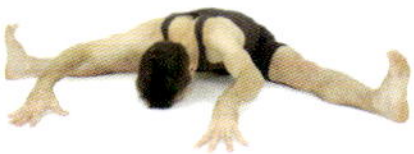

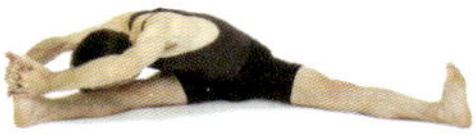

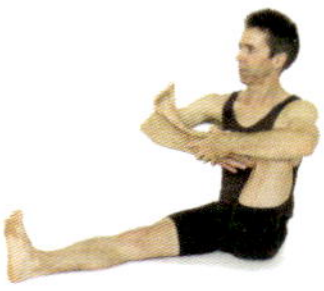

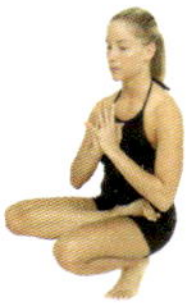

Alphabetisches Verzeichnis der Bezeichnungen in Sanskrit

Über die Autoren

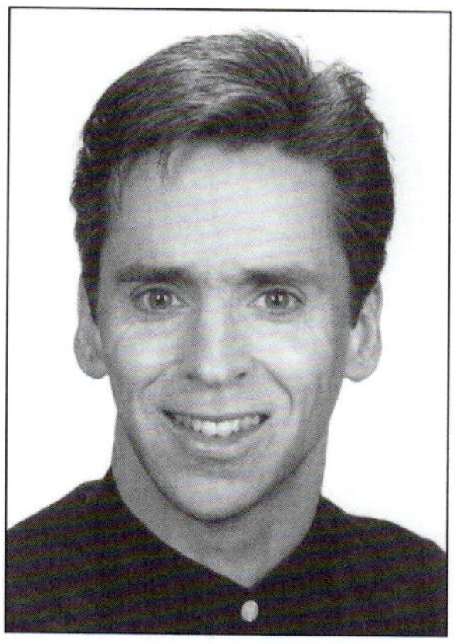

© Foto Fascination by Jorgen

Martin Kirk (www.kirkyoga.com) arbeitete 20 Jahre lang erfolgreich als Ingenieur in der Raumfahrtindustrie, ehe er sich entschloss, aus seiner Leidenschaft für das Hatha-Yoga einen Beruf zu machen. Als zertifizierter Yoga-Lehrer mit Magisterabschluss in Biomedizintechnik verbindet er anatomisches Wissen und therapeutische Kenntnisse auf eine Weise, die ihn zu einem weltweit gefragten Lehrer für Workshops und Ausbildertrainings werden ließ. Er arbeitete eng mit Professor Douglas Brooks zusammen, einem international bedeutenden Wissenschaftler auf dem Gebiet des hinduistischen Tantrismus. Mit seiner Frau Jordan und ihrem gemeinsamen Sohn Jonathan lebt er in Scottsdale, Arizona.

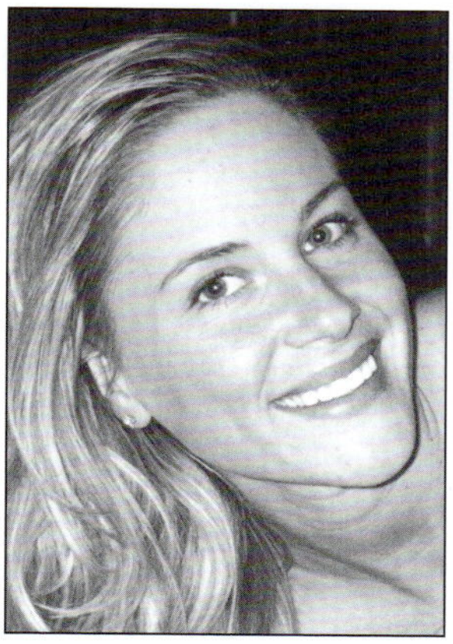

© Donna Hackney

Brooke Boon (www.holyyoga.net) ist eine zertifizierte Yoga-Lehrerin und engagiert sich als Gründerin und Programmdirektorin von Holy Yoga in der Christlichen Yoga-Bewegung der USA. Sie entwickelte ein Ausbildungsprogramm für Holy-Yoga-Lehrer. Ihr Credo lautet: »Die Liebe Gottes und Sein Wort haben dieser Ausübung ihre Kraft, ihren Flow und ihre Gnade verliehen. Es ist unvergleichlich mit allem, was ich bisher je gelehrt oder gelernt habe, eine wahre Form der Gottesverehrung.« Brooke lebt in Phoenix, Arizona, mit ihrem Mann Jarrett und ihren drei Kindern Jory, Jace und Brynn.

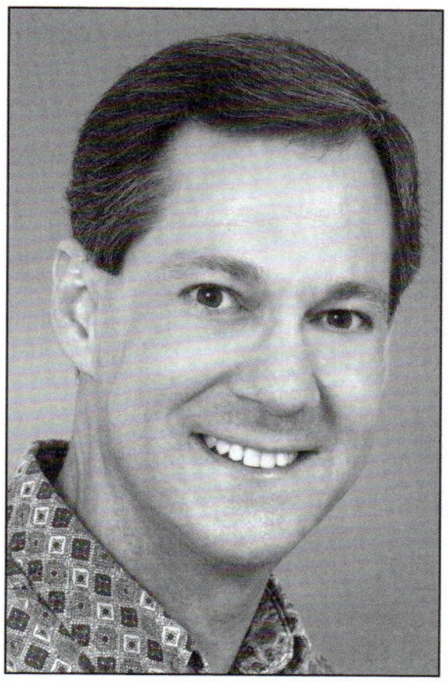

© Jim Adair

Daniel DiTuro (www.dituroproductions.com) wurde in Phoenix, Arizona, geboren und schloss sein Studium an der Arizona State University mit dem Bachelor in Maschinenbau ab. Ab 1980 arbeitete er als Maschinenbauingenieur, aber da er sich schon früh für Kunst und Fotografie interessiert hatte, wurde er 1986 ein zunächst auf Werbe- und Porträtaufnahmen spezialisierter Fotograf. Nach einer Schulterverletzung im Jahr 1999 begann er mit Hatha-Yoga. Begeistert vom therapeutischen Nutzen dieser Praxis, erarbeitete er in den folgenden Jahren verschiedene Serien von Yoga- und Meditationsfotos, aus denen sich sein »Yoga Project« entwickelte.

Danksagung

Ich danke meiner geliebten Frau und Unterrichtspartnerin Jordan, die mir den Mut gab, den kühnen Schritt vom Elektronikdesigner für Weltraumsatelliten zum Vollzeit-Yogi zu wagen. Ohne ihr unermüdliches Schreiben, Kritisieren und Bearbeiten der Asanas, das Organisieren und Leiten der Fotoshootings wäre dieses Buch nicht möglich gewesen. Sie ist für immer meine geliebte Lehrerin und Freundin.

Meinem Philosophielehrer und Mentor, Professor Douglas Brooks, der mit wissenschaftlichen Details zu diesem Buch beitrug und mich seit dem Tag, an dem wir uns zum ersten Mal begegneten, beraten und mit erstaunlicher Weisheit unterstützt hat.

Meiner Coautorin Brooke, die unsere Arbeit als Team aus ganzem Herzen unterstützt hat.

Daniel DiTuro für seine exzellente Fotografie und die hervorragende Koordination, mit der er Brooke und mir beim Schreiben half.

Vor allem aber danke ich meiner Mutter und meinem Vater dafür, dass sie immer bereit waren, alle meine Fragen zu beantworten, mich immer wieder auf neue Ideen brachten und mich stets ermutigten, meinem Herzen zu folgen.

Martin Kirk

Ich danke Gott dafür, dass er uns Yoga geschenkt hat. Ich bin eine passionierte Yoga-Lehrerin und sehr dankbar dafür, meine Kenntnisse auch in dieses Buch einbringen zu können.

Ein besonderer Dank geht an meine Coautoren Martin und Daniel für ihre Fachkompetenz, ihre Bereitwilligkeit zur gemeinsamen Anstrengung und ihre unerschütterliche Hingabe an dieses Projekt.

Ich widme diese Arbeit meinem Mann Jarrett und meinen Kindern Jory, Jace und Brynn: Ihr seid die größte Freude meines Lebens.

Brooke Boon

Dieses Buch wäre ohne die Unterstützung vieler Menschen nicht möglich gewesen, die Hunderte von Stunden dafür aufgebracht haben, eine Idee Wirklichkeit werden zu lassen. Zuerst muss ich Brenda Godfrey danken, Freundin, Model, Visagistin, Haarstylistin und Fotografin, die den Anstoß zu meinem Yoga-Projekt gab, das zur Grundlage für dieses Werk wurde.

Ein Buch dieser Größenordnung ist ohne Models nicht möglich. Brandy Maktima war eines der ersten für das Yoga-Projekt und ist nun ein Hauptmodel in diesem Buch. Ein besonderer Dank geht an Brandys Mann Tony, der sich um die Kinder kümmerte, während Mama als Model tätig war. Pamela Scott war unser Model für die Sequenz der Wechselatmung.

Ein Lehrbuch für Hatha-Yoga braucht das Wissen sehr gut trainierter und zertifizierter Yoga-Lehrer. Meine Coautoren Martin und Brooke haben ihre Fachkompetenz zum Wohl derzeitiger und künftiger Yogis beigesteuert. Ohne sie wäre dieses Buch nicht möglich gewesen.

Wayne Johnson und Debbie Forrestt trugen sehr viel zu meinem eigenen Yoga-Wissen bei. Wayne, ich bin froh, dass du dich entschlossen hast, Yoga zu unterrichten, und auch über deinen Rat, deine Kritik und Hilfe beim Fotografieren der gestützten Positionen in diesem Buch. *Om Shantih*, Wayne.

Vielen Dank Debbie, dass du mich davon überzeugt hast, dass 98 Prozent Genauigkeit nicht gut genug sind. Viele Menschen waren auch hinter den Kulissen tätig, als die Fotos für dieses Buch entstanden. Ich bin Marylove Jacobs und Ann James für ihre Hilfe bei den Fotoshootings dankbar, Jim Adair danke ich, dass er mich von der Digitalfotografie überzeugt hat. Jordan Kirk erkundete viele aktive Positionen und fungierte als Model bei den Routineübungen II und III des Vinyasa-Yoga. Ihr Wissen, ihre Zeit und ihre Arbeit als Model, bei der Auswahl vieler Fotos für dieses Buch und bei der Bearbeitung des Manuskripts verdienen große Wertschätzung. Vielen Dank an das Team von Hugger Mugger Yoga Products für die Hilfe bei der Auswahl vieler Requisiten beim Fotografieren der Asanas für dieses Buch.

Ein besonderer Dank geht an Martin Barnard, Julie Rhoda und Dan Wendt vom Verlag Human Kinetics für ihre Unterstützung, Beratung und Hilfe, aus einer Idee ein Buch werden zu lassen.

Daniel DiTuro